JN304781

実践 皮膚レーザー療法
上手な使い方と治療法のコツ

編　集
久保田　潤一郎
杏林大学医学部形成外科助教授

執　筆
(執筆順)

高山　和喜
東北大学流体科学研究所教授

久保田　潤一郎
杏林大学医学部形成外科助教授

福田　知雄
杏林大学医学部皮膚科

緒方　寿夫
慶應義塾大学医学部形成外科

松本　敏明
札幌スキンケアクリニック院長

坂東　行洋
クリアスキンケアクリニック西麻布院長

山下　理絵
湘南鎌倉総合病院形成外科医長

新橋　武
新橋形成外科クリニック院長

折原　緑
四谷見附クリニック

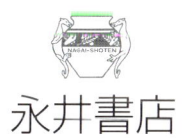

永井書店

Light Amplification by Stimulated Emission of Radiation

序

　レーザー医科学の進歩はめざましいものがある．二十数年前初めて炭酸ガスレーザー装置に触れ，その巨大な佇まいとレーザー照射までの複雑な手続きに困惑していたことを今でも鮮明に思い出す．レーザー光の熱反応を利用して母斑や血管腫をどのように治療するかと頭を悩ます日々が続いた．形成外科医にとってその結果は整容的に決して満足できるものではなく，一時レーザー治療から遠ざかっていたほどである．

　最近は皮膚のレーザー治療が一般に認知されるまでになってきた．難治であった血管腫や太田母斑，外傷性刺青などの治療が可能になってきただけでなく，美容的なシミやイボの除去，むだ毛の処理にとレーザーの応用は急速に進んでいる．また，皮膚の若返りというコンセプトで，新たなレーザー技術の応用が試みられている．

　しかし，急速に拡大する市場に対して，医療側の準備が追いついていないのが現状で，レーザー機器は用意したが，使い方が解らないという質問を受けることとなった．この分野は機器開発が先行する傾向にあり，安全な取り扱いの啓蒙が遅れていると言わざるをえない．分かりやすい実践書の出版が急務と考えられた．

　このたび，編者の願いがかなえられ永井書店より本書を出版するはこびとなった．従って本書ではレーザーの原理から安全操作，皮膚の構造，各疾患に適応する機種別の治療法，治療前後のスキンケアについて，最前線で実際に仕事をしている方々に執筆をお願いした．安全操作で良い結果を得ることが最も重要と考え，筆者には分かりやすく記述していただいた．今後ますます発展するであろう皮膚レーザー治療の入門書，実践書と捉えていただければ筆者ともども幸いと考える．

　最後に，本書の上梓にあたってご協力いただいた永井出版の関係各位に感謝する．

2001年1月吉日

杏林大学医学部形成外科
久保田 潤一郎

実践 皮膚レーザー療法 上手な使い方と治療法のコツ

CONTENTS

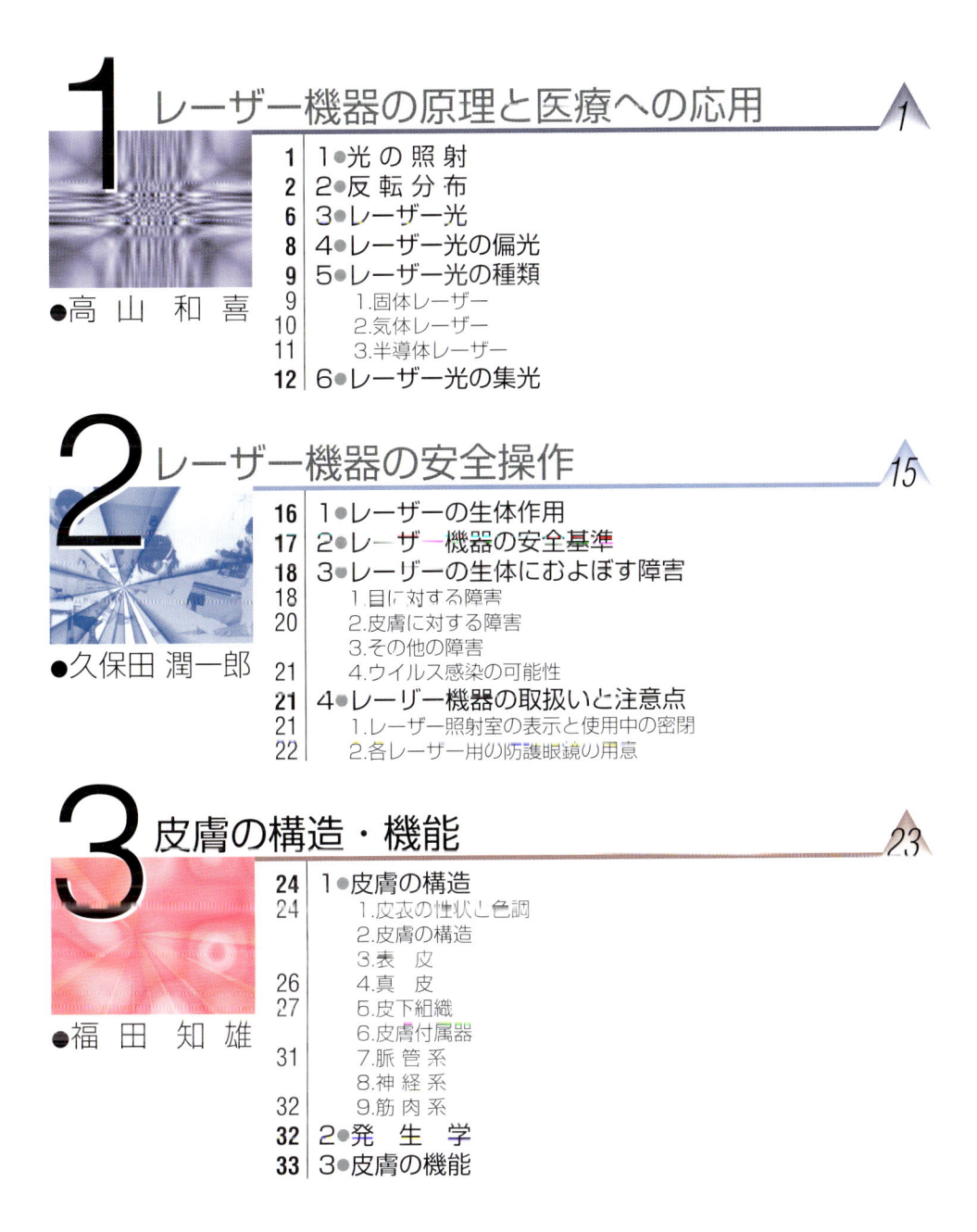

1 レーザー機器の原理と医療への応用　　1
●髙山 和喜

1	1●光の照射
2	2●反転分布
6	3●レーザー光
8	4●レーザー光の偏光
9	5●レーザー光の種類
9	1.固体レーザー
10	2.気体レーザー
11	3.半導体レーザー
12	6●レーザー光の集光

2 レーザー機器の安全操作　　15
●久保田 潤一郎

16	1●レーザーの生体作用
17	2●レーザー機器の安全基準
18	3●レーザーの生体におよぼす障害
18	1.目に対する障害
20	2.皮膚に対する障害
	3.その他の障害
21	4.ウイルス感染の可能性
21	4●レーザー機器の取扱いと注意点
21	1.レーザー照射室の表示と使用中の密閉
22	2.各レーザー用の防護眼鏡の用意

3 皮膚の構造・機能　　23
●福田 知雄

24	1●皮膚の構造
24	1.皮衣の性状と色調
	2.皮膚の構造
	3.表 皮
26	4.真 皮
27	5.皮下組織
	6.皮膚付属器
31	7.脈管系
	8.神経系
32	9.筋肉系
32	2●発生学
33	3●皮膚の機能

4 表皮色素異常症の治療　35

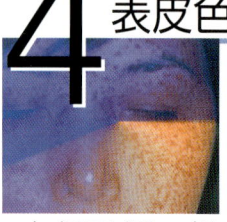

●久保田 潤一郎

36 1●表皮色素異常症の種類
- 36　1. 雀 卵 斑
- 37　2. 肝 斑
- 38　3. 老人性色素斑―光線性花弁状色素斑／摩擦黒皮症(タオル黒皮症)
- 40　4. 炎症後色素沈着症

41 2●各レーザー治療器による治療の実際
- 1. 蒸散を主としたレーザー――炭酸ガスレーザー／Er-YAGレーザー
- 42　2. メラニン吸収を主としたレーザー
  ルビーレーザー／フラッシュランプダイレーザー／
  Qスイッチルビーレーザー／Qスイッチアレキサンドライトレーザー
  ／Qスイッチ Nd-YAGレーザー

46 3●レーザー照射後の処置
- 治療前後の処置／治療が不適切なケース

5 母斑・良性皮膚腫瘍の治療　49

●久保田 潤一郎

50 1●皮膚の構造
- 51　1. 黒　子―鑑別診断／治療法／治療後処置
- 55　2. 表皮母斑(疣状母斑)―治療法
- 56　3. 老人性疣贅(脂肪漏性角化症)―鑑別診断／治療法
- 57　4. 汗　管　腫―治療法
- 　　5. アクロコルドン―治療法／治療後処置
- 58　6. 尋常性疣贅―治療／治療後処置／問題点
- 59　7. 青年性扁平疣贅―付-Er-YAGレーザー

59 2●治療後の処置―治療が不適切なケース

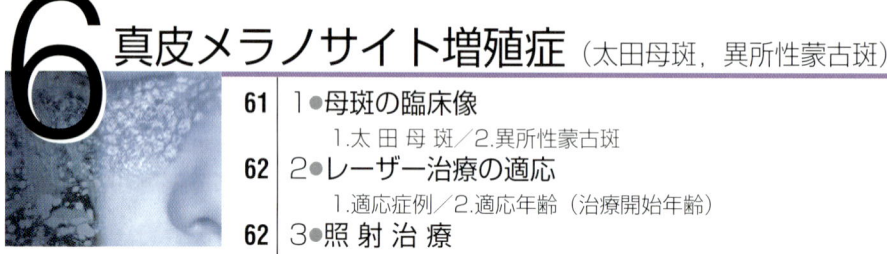

6 真皮メラノサイト増殖症（太田母斑，異所性蒙古斑）　60

●緒方 寿夫

61 1●母斑の臨床像
- 1. 太 田 母 斑／2. 異所性蒙古斑

62 2●レーザー治療の適応
- 1. 適応症例／2. 適応年齢（治療開始年齢）

62 3●照 射 治 療
- 1. 装置／2. 麻 酔／3. 眼の保護／4. 照射／5. 照射後の創管理
- 6. 治療後補助療法(スキンケア)―コ　ツ
- 7. 治 療 間 隔／8. 治 療 成 績

69 4●副作用・合併症
- 69　1. 色 素 沈 着
- 　　2. 瘢痕形成・色素脱失

71 5●太田母斑色素褪色の理論―実験動物／組織所見

7 異物沈着症（外傷性刺青，装飾刺青）　73

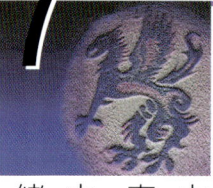

●緒方 寿夫

74 1●臨　床　像
- 74　1. 外傷性刺青
- 75　2. 装飾刺青・医療刺青

76 2●レーザー治療の適応
- 1. 適応症例―注意すること／2. 治療の時期

77 3●照 射 治 療
- 77　1. 装　置
- 　　2. 照　射―設定／手技／照射後の創管理
  　　　　　／治療後補助療法（スキンケア）／治療間隔／治療成績

8 血管腫の治療　80

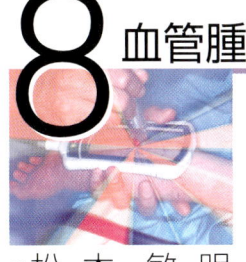

●松本　敏明

- 81　1●単純性血管腫の治療法
- 81　　1. 治療法の概要
- 81　　2. 治療の基本方針
  - 単純性血管腫の病型／治療開始年齢／
  - 治療回数および治療間隔
- 83　　3. 治療法の実際
  - 治療前の説明／麻酔法／照射前準備／
  - 照射方法／レーザー治療後の後療法
- 88　2●苺状血管腫の治療法
- 88　　1. 治療法の概要
- 88　　2. 治療法の基本方針
- 88　　3. 治療法の実際
  - 治療前の説明／麻酔法／色素レーザー照射法／
  - Nd-YAGレーザー腫瘍内照射法／レーザー治療後の後療法
- 94　　4. 副作用の予防
- 94　3●血管腫治療の展望

9 毛細血管拡張症の治療　95

●坂東　行洋

- 96　1●病態生理・成因
- 97　2●分　類
- 99　3●組　織
- 100　4●治療法の種類—照射パルス幅／発振波長／エネルギー密度
- 102　5●臨　床

10 Skin resurfacing-1 ウルトラパルス炭酸ガスレーザーの適応と実際　109

●山下　理絵

- 110　1●skin resurfacingに使用されているレーザー装置
  - —炭酸レーザー
  - —Er-YAGレーザー
  - —Qスイッチ・Nd-YAGレーザ
  - —Nd-YAGレーザー
- 111　2●ウルトラパルス炭酸ガスレーザー装置の特徴
- 114　3●適応と患者の選択
- 115　4●レーザー前療法
- 116　5●レーザー照射法
- 118　6●麻　酔
- 110　7●レーザー後治療
- 120　8●治療効果
- 121　9●症　例
- 127　10●合　併　症

11 Skin resurfacing-2 Er-YAGレーザーの適応と実際　129

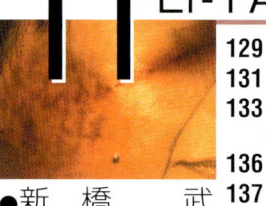

●新橋　武

- 129　1●skin resurfacingの概念
- 131　2●Er-YAGレーザーの特徴
- 133　3●適応と禁忌
  - 1. 絶対的適応／2. 相対的適応／3. 絶対的禁忌／4. 相対的禁忌
- 136　4●患者の選択
- 137　5●手術の選択
  - 1. 治療機器について／2. 照射方法―皺／にきび・瘢痕／隆起性皮膚病変
- 144　6●主な合併症とその対策
  - 紅斑／色素沈着／瘢痕形成／感染
- 146　7●インフォームドコンセントに必要な事項
- 147　8●Skin resurfacingの限界
- 147　9●他の治療法との併用療法

12 レーザー脱毛の原理と可能性　148

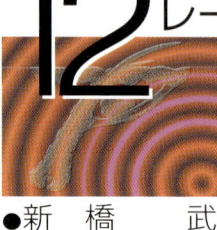

●新橋　武

- 149　1●レーザー脱毛の原理
  - 150　1. レーザー脱毛は毛包のどの部位に作用するのか？
  - 　　　2. レーザー脱毛は毛周期のどの時期に有効に作用するのか？
  - 151　3. レーザー脱毛は永久脱毛なのか？
- 151　2●レーザー脱毛の特徴
  - 151　1.高い安全性／2.短時間で治療が可能／3.治療回数が少ない
  - 　　　4.高い治療効果 ／5.美容的効果
- 153　3●主なレーザー脱毛治療機器
- 156　4●レーザー脱毛の実際
  - 156　1.患者の選択／2.前処理／3.治療の実際／4.治療の合併症
  - 　　　5.インフォームドコンセントについて
- 160　5●今後の展望

13 レーザー治療前後のスキンケア　161

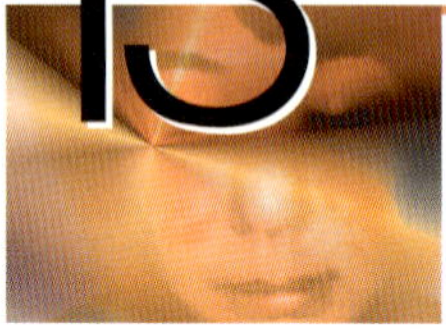

●折原　緑

- 161　1●レーザー前のスキンケアについて
  - 161　1. 日焼けをしている患者の老人性色素斑，雀卵斑の場合
  - 　　　2. 炎症を起こしている皮膚腫瘍の場合
  - 162　3. アトピー性皮膚炎や，湿疹のできている患者の場合
  - 　　　4. 血管系のあざや太田母斑のスキンケアの場合
- 164　2●レーザー治療後の皮膚の状態について
  - 165　1. サンスクリーン剤の種類と使用方法
  - 167　2. メラニン生成と美白剤について
  - 168　　1．チロシナーゼ活性阻害剤／2．メラニン合成阻害剤／
  - 　　　　3．角質剥離促進剤
  - 170　3. スキンタイプ別の日常のケアについて
  - 　　　　1．乾燥肌およびアトピー性皮膚炎のドライスキン
  - 　　　　2．脂性肌およびニキビ肌
  - 173　4. レーザー脱毛後のスキンケアおよび多汗症のスキンケア

INDEX　175

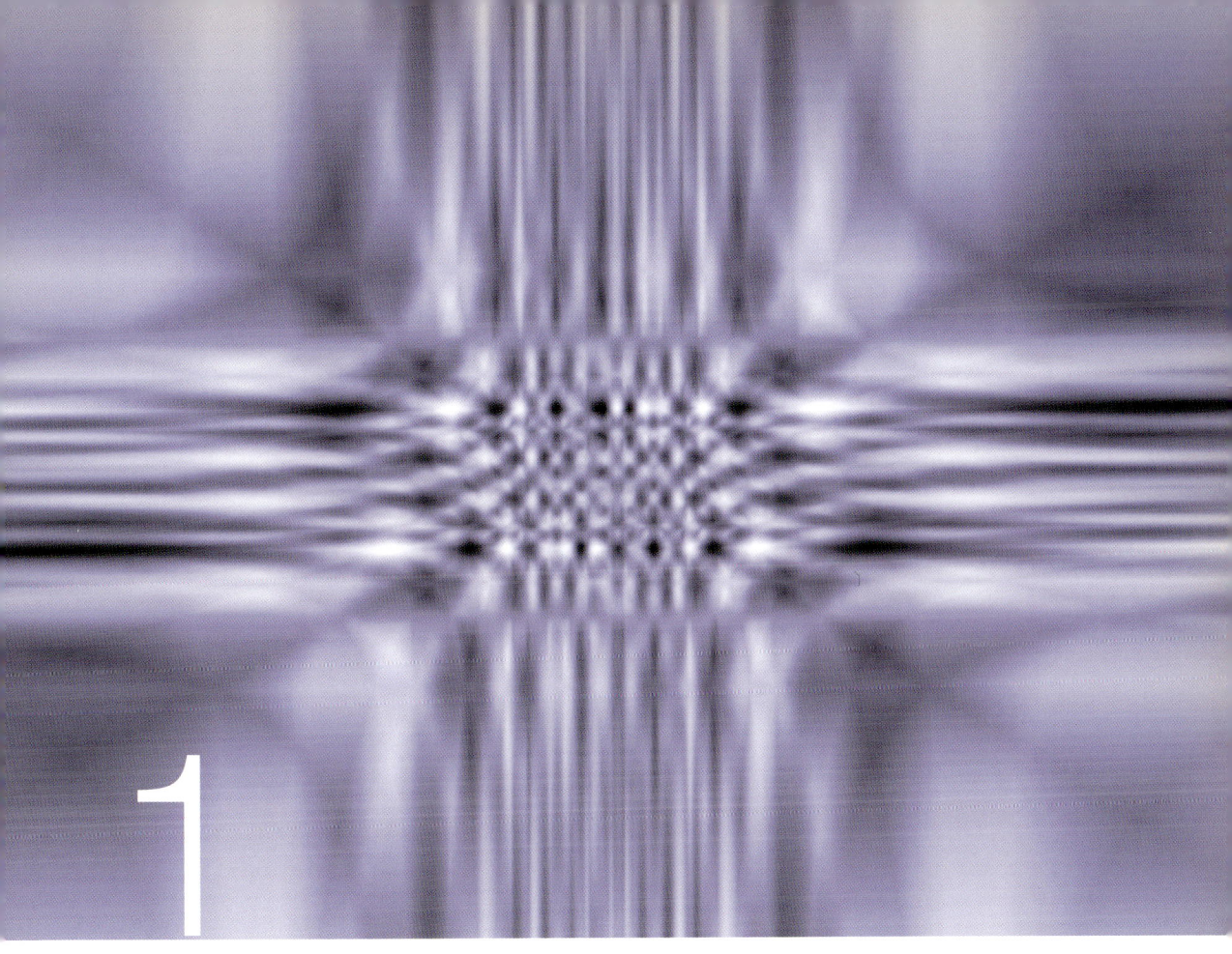

レーザーの原理と医療への応用

1. 光の照射

　光は電磁波なので光の輻射(radiation)は物質と電磁波との相互干渉結果の現れです．光は粒子の性質を持ち同時に伝播方向に垂直な波動を伴います．光の最小単位は光子(photon)なので言い換えると輻射は物質を構成する原子の周りを周回する電子と光子との相互作用です．原子の内部エネルギーは電子にも配分されていて電子は配分されたエネルギーに対応して原子核の周りをちょうど蚊柱の蚊のように旋回しています．しかしその軌道は勝手にとられる訳ではありません．

電子エネルギーの最小状態は基底準位と呼ばれ，電子は基底準位から配分されたエネルギーに応じたエネルギー準位に励起されます．それぞれの準位に対応して電子の軌道が定められています．原子に光を当てると電子は光子のエネルギーを吸収して低エネルギー準位E_1から高エネルギー準位E_2に励起されます．また与えられたエネルギ準位の電子を持つ原子数は統計力学により求められ，熱的に平衡な系ではエネルギーは安定に配分されていて低いエネルギー準位の原子数はより多く，基底準位の原子数が最大になります．

　光の周波数をνとするとこのとき吸収される光子のエネルギーは

$$E_2 - E_1 = h\nu \qquad (1)$$

と表されます．ここにhはプランク定数と呼ばれ一個の光子が作用するエネルギーの最小単位を表し6.626×10^{-34}Jsです．

　また高いエネルギー準位E_2にある電子が低いエネルギー準位E_1に移動することを失活と呼びます．電子が失活してより安定な状態に戻るときにはエネルギー差$E_2 - E_1 = h\nu$に見合った周波数ν波長$\lambda = c/\nu$の光子を放出します．これを自然輻射 (spontaneous radiation)と呼びます．

　一方エネルギー準位E_2の電子に波長$\lambda = c/\nu$の光子を入射すると$h\nu$の光子が放出され電子はエネルギー準位E_1に移動します．この現象を誘導輻射 (stimulated radiation)と呼びます．複数の原子に誘導輻射が起こるとき同じ偏光面を持ち位相がそろった光子が同じ方向に放出されます．図1に自然輻射と誘導輻射のエネルギー準位の関係を示します．

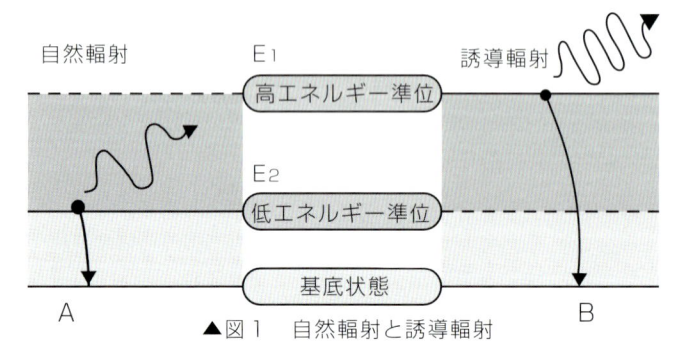

▲図1　自然輻射と誘導輻射

2.反転分布

　エネルギーを人間社会の所得に対比すれば標準的な人間社会では高所得者の数よりも低所得者の数がより多い構造を示しています．熱力学的に平衡な系のエネルギー配分でも高エネルギー準位の原子数よりも低エネルギー準位の原子数が多くなり原子に入射した光は必ず吸収されます．しかし高エネルギー準位の原子数が低いエネルギー準位の原子数を上まわる状態が出現すれば金持ち

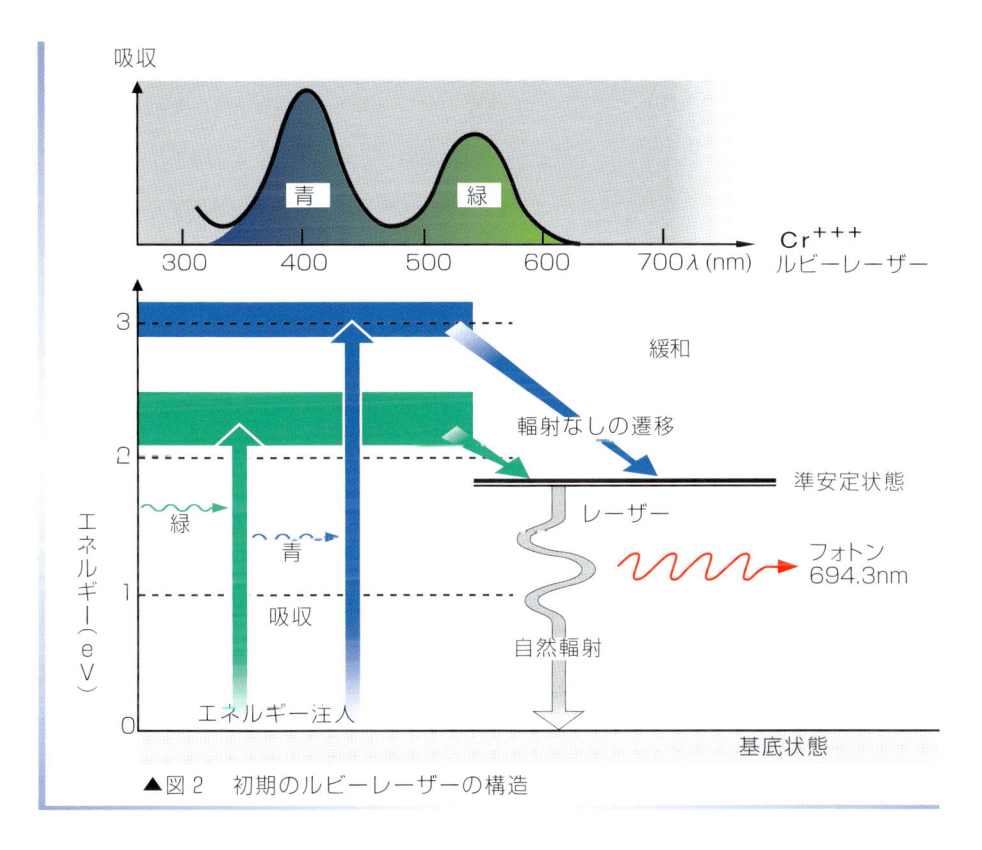

▲図2　初期のルビーレーザーの構造

が貧乏人の数より多い社会が安定に留まることがないように，この準位差に見合った光を入射させるとエネルギー差に等しい光子を放出します．また，光子数は連鎖反応的に増えて放出される光は増幅されます．

高エネルギー準位の原子数が低エネルギー準位の原子数を上回るエネルギー分布は反転分布(population inversion)と呼ばれます．

反転分布を持つ媒体に光が入射されると放出される光は伝播とともに誘導輻射によって次第に増幅されます．これは通常の媒体中で光が吸収されて減衰する過程とは逆の現象です．レーザー(laser)は誘導輻射で増幅作用した光を意味するLight Amplification by Simultaneous Emissionの頭文字からできた造語です．このような性質を示す物質をレーザー媒体(laser medium)と呼びます．

宝石のルビーは酸化アルミニウム(Al_2O_3)に約0.05%の酸化クロム(Cr_2O_3)が不純物として混合した結晶で緑や青の短波長の光を吸収して赤の蛍光を放出するという性質を持つレーザー媒体です．ルビーの吸収する光の波長帯は比較的広いのですが放出される赤い光の波長帯は狭くその波長の準位が持続する時間は比較的長いと言う特徴を持ちます．1985年TownesとSchawlowは

レーザーの概念を提唱し，1960年Maimanはルビーをレーザー媒体にするレーザーを試作しました．図2に初期のルビーレーザーの構造を示します．

　ルビーは容易に反転分布の性質を現すので円筒形のルビーの両端を軸に垂直に研磨し一端を全反射鏡となるように金属膜を蒸着しもう一端を半透明の反射鏡とします．

　このように処理した棒状のルビーを図2のようにらせん状のキセノンフラッシュランプで取り巻き短波長の光を照射すると誘導輻射で放出された光子の数は二枚の鏡の間を往復するにつれて増え光は増幅されます．放出される光子数が連鎖反応的に増えると高エネルギー準位の原子数が減少するのでレーザー光は最大強度となり減衰します．

　しかしエネルギー準位の差が単にE_1とE_2だけの系では強い光で電子励起しても高エネルギー準位E_2の電子はすぐに誘導輻射で光子を放出して低エネルギー準位E_1に失活するので例えば反転分布を長時間保つことはできません．図3に示すようにフラッシュランプで数百分の一秒間ルビーに緑あるいは青の光を照射すると大部分の光は熱エネルギーとなって失われますが，クロムイオンは光を吸収して基底準位E_1からそれぞれの波長に対応するエネルギー準位

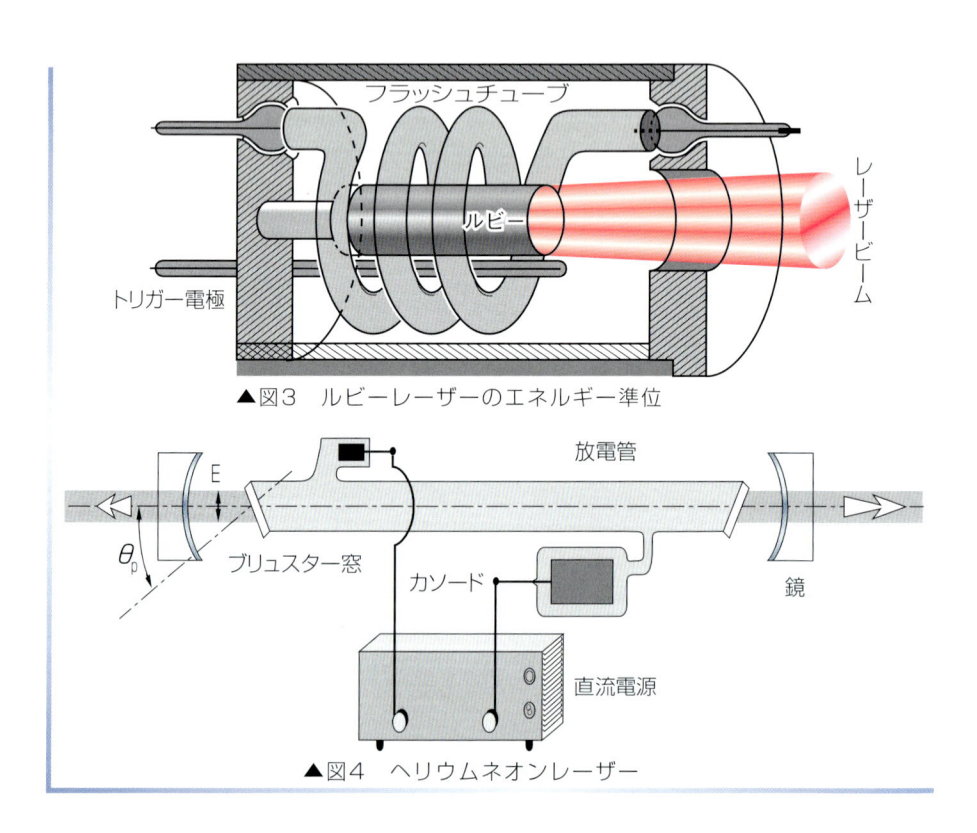

▲図3　ルビーレーザーのエネルギー準位

▲図4　ヘリウムネオンレーザー

E₃に電子励起されます．さらに電子励起されたクロムイオンの一部は基底準位に戻りますが大部分は約100ns(千万分の一秒)間に光子を放出することなく準位E₂に遷移します．準位E₂は準安定で電子はこの準位に約3msの間とどまり基底準位の原子数よりも準位E₂の原子数が多くなるので反転分布が現れます．次の瞬間誘導輻射により波長694.3nmを中心にした赤色のレーザー光が増幅されて放出されます．これは三準位レーザー(three level laser)と呼ばれ図3に模式的に示されます．

　1961年Javanとその共同研究者Bennett Herriottはヘリウムとネオンの混合気中の放電で1,152.3nmのレーザー発振に成功しました．

　図4は当時のヘリウムネオンレーザー(Helium Neon Laser)の構造を示します．放電管の両端は反射損失をさけるためにある偏光角ブリュースター角に傾けた窓からなりその外側に誘電多層膜の鏡をおいています．ヘリウムネオンレーザー開発の初期段階では放電管の外側においた鏡の位置を正確に合わせることは大変に難しいことでしたが，金属にガラスを直接接着する技術が確立されたのでヘリウムネオンレーザーの構造は単純になり信頼性も向上しました．現在ヘリウムネオンレーザーは数mWから数十mWの出力範囲で最も普及している気体レーザーを代表しています．

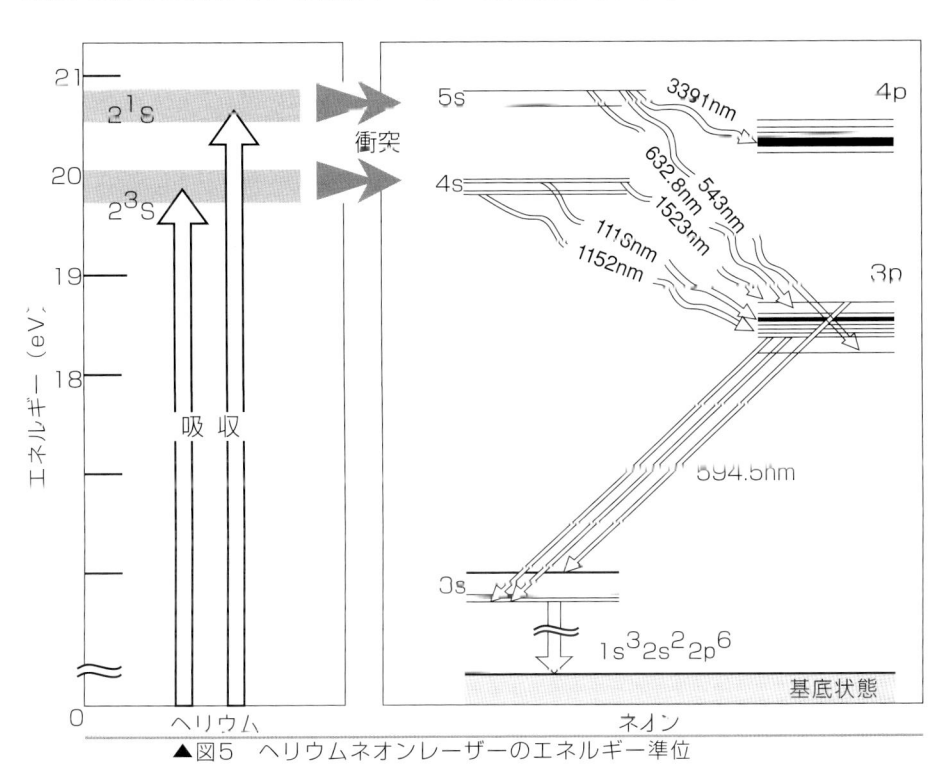

▲図5　ヘリウムネオンレーザーのエネルギー準位

放電管に圧力105Paのヘリウムと圧力11Paのネオンの混合気を充たし放電すると自由電子とヘリウムとネオンのイオンが発生します．図5はヘリウムネオンレーザーのエネルギー準位を示します．イオンと電子は放電管に沿って加速され衝突を繰り返してヘリウムはさらに電子励起されます．励起されたヘリウムは基底準位のネオンと衝突して分光学で5s,4s準位と呼ばれる高エネルギー準位に電子励起されます．5sおよび4s準位と4pおよび3p準位との間に反転分布が現れるので連鎖反応的に各準位間の微細構造に対応した波長の誘導輻射が現れます．特に赤外域の波長1,152.3nmの光と可視光域の632.8nmの光が知られよく利用されています．一方3p準位の電子は少しずつ3s準位に移行し，また3s準位は準安定で放電管の壁を通して基底状態に移行するのでヘリウムイオンとの衝突でエネルギーが供給される限りネオンイオンは励起されて誘導輻射を持続して連続的にレーザー発振します．

3. レーザー光

　図6はレーザー光と普通の白色光の違いを模式的に示しています．普通の光は自然輻射で放出される光からなり様々の波長の光が混合してまた様々の位相で四方に伝播します．単色光源の自然輻射ではそれぞれの原子が独立に0.1から1.0ns（百億分の一秒〜十億分の一秒）の間に光子を放出するので光波は波長長30〜300mm程度の位相の異なる不規則な波の集合です．さらに原子は様々の速度で運動して相互に影響しあっているので放出される光の波長も非常にわずか異なります．

　一方レーザー光は時間的・空間的に位相のそろった長く続く正弦波となって伝わります．その結果一つのレーザー光を二つに分けて干渉させると非常によく干渉します．干渉性の高い光をコヒーレント(coherent)な光と呼びます．またレーザー光は非常に強い指向性を持ちます．比較するとレーザー光束は光の回折によって拡大しますが，その程度は普通の光に対して僅かなので非常に遠くまで伝わります．

　実際のレーザー光は僅かに自然輻射の光を含んでいるのでレーザー光のスペクトル線にも非常に僅かの幅が認められます．周波数安定させたレーザーでも光の波長の千兆分の一程度の幅を持ちます．しかし実用上レーザーは完全な単色光源と考えられます．

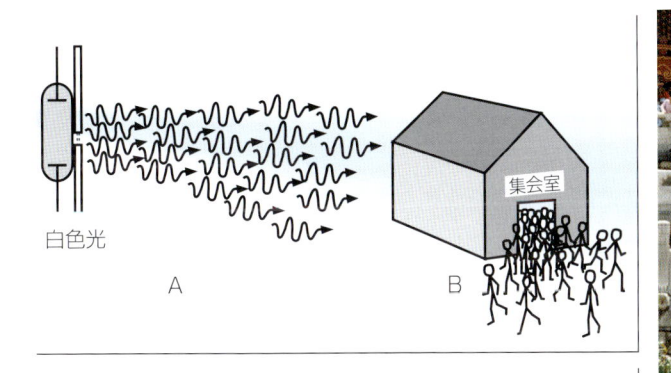

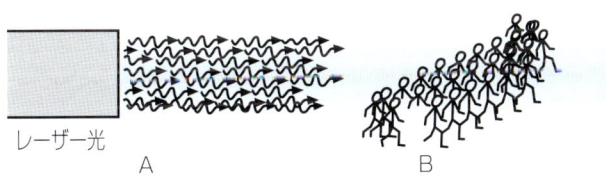

▲図6　レーザー光と白色光

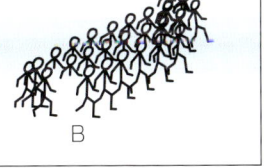

▼図7a　▲図7b

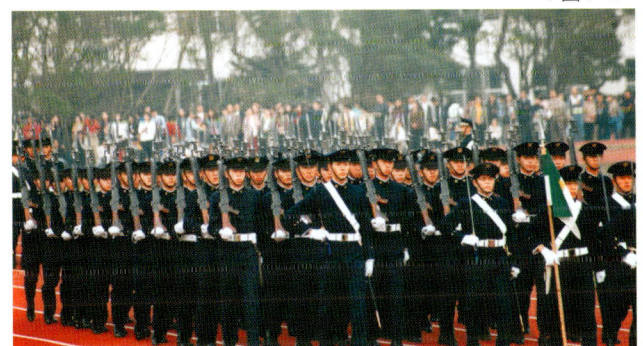

▲図7　レーザー光と白色光の類似性

　レーザー光は体格のそろった人が整然と間隔を保って行う分列行進を連想させます．図7aに見るようにこの隊列は単一波長で位相がそろった光束に相当します．隊列が交差するときには整然と人の組み替えが行われ整った干渉が起こります．また図7bのような子供や大人の人混みの流れは様々な波長と位相を持つ白色光束に比較できこの光には規則正しい干渉は起こりません．

4. レーザー光の偏光

　光波は電磁波なので進行方向に振動します．自然輻射で原子が0.1から1.0ns (百億分の一秒〜十億分の一秒) 間に放出する光子の列，光波はちょうど長さ30〜300mmのロープに例えられます．このロープは光速で移動すると同時に三次元的に進行方向を軸に振動しています．この振動面は必ずしも平面ではなく曲面を示します．振動をx方向とy方向とのベクトル成分に分けて表示しその合ベクトルの先端の軌跡を進行方向から見るとその軌跡はある偏りを示します．この偏りを偏光(polarization)と呼びます．衝撃波(shock wave)は気体や液体中を進行方向に直交する面に一様な密度あるいは圧力分布を持ちまた進行方向に変化する波動で縦波(longitudinal wave)と呼ばれます．一方光波は進行方向を軸に振動する性質を持っています．この波動は電磁波の特徴の一つで横波(transversel wave)呼ばれます．

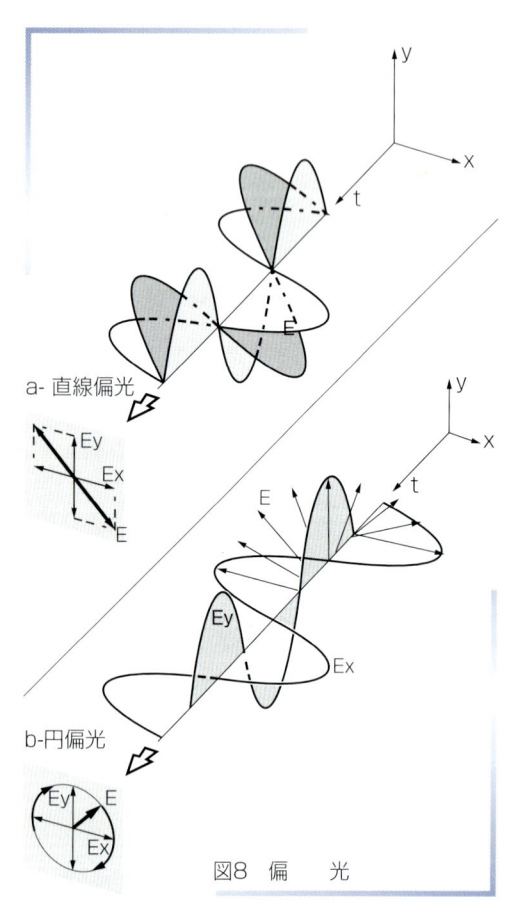

　光波のx, y方向成分の振幅が時間とともに変化しなければ光波の振幅とその方向はx, y方向成分の合ベクトルの絶対値とその方向に対応するので，合ベクトルの先端の軌跡は時間に無関係に進行方向にある角度傾いて見えます．これを直線偏光(linearly polarized light)と呼び図8aに直線偏光を示します．一般に光波のx, y方向成分はそれぞれ異なる振幅の正弦波と余弦波で表示されるのでその合ベクトルの先端の軌道は楕円になります．これを光の伝播方向から見ると楕円形になるので楕円偏光(elliptically polarized light)と呼ばれます．

　特に直線偏光のx, y成分に1/4波長($\pi/2$)に相当する位相差を与えれば合ベクトルの先端は円の一部となり円偏光(circularly polarized wave)と呼ばれます．図8bに円偏光を示します．電球の光や太陽光線は光はすべての方向の偏光を含んでいますがレーザー光は特定方向に直線偏光しています．

図8　偏　光

a- 直線偏光

b- 円偏光

5. レーザー光の種類

　レーザー媒体にある強度以下の光を照射してもレーザー発振は起こりません．しかしあるしきい値を超えた強度の光で励起するとほぼ光度に比例したレーザー発振が起こります．レーザー発振はヘリウムネオンレーザーのような連続発振(continuous wave oscillation)とルビーレーザーのようなパルス発振(pulsed oscillation)とに大別されます．連続発振は時間的に連続した発振ですが光の強度も周波数も僅かに変動し波形もやや不規則です．これに対し単一モード発振(single mode oscillation)ではほぼ正弦波で振動する直線偏光の光を発生します．

　フラッシュランプでしきい値を超える光エネルギーを与えるとレーザー発振が起こり供給するエネルギーが減少すると発振が止まります．しかしこのようなパルス発振とは異なった非常に短時間に大出力のレーザー発振を得る方法があります．これはQスイッチ発振(Q switched oscillation)と呼ばれています．この方法ではレーザー媒体を励起して反転分布を発生してもレーザー発振は保留されます．回転鏡を用いるQスイッチ法では図2に示すようにルビー端面を研磨してできた二枚の鏡が平行でないときにはレーザー発振は起こらないので端面の鏡のもう一枚をルビー端面と切り離して高速回転させます．反転分布の原子数が多くなった瞬間に同期して二枚の鏡が平行になるようにして誘導輻射を起し10～100ns間に非常に強いレーザー発振を起こします．この二枚の鏡を共振器と呼び共振器の光損失は鏡が平行になった瞬間に最小になってレーザー発振が起こるのでこのような方式をQスイッチと呼びます．回転鏡を使うほかに電気光学的な変調器(electro-optic modulator)や音響光学的な変調器(acoustico-optic modulator)を共振器に組み込んで光損失を切り替える方式が実用化されています．

1　固体レーザー

　ルビーはレーザー媒体の特性を持つことが知られレーザー発振に成功した最初の物質でした．フラッシュランプで励起して波長694.3nmのレーザー光を尖頭値で数kWで発振しました．その後Qスイッチ発振で約20～30ns間数MWの出力を得ています．Qスイッチ発振をジャイアントパルス発振と呼ぶことがあります．

現在固体レーザーはYAGレーザー(YAG laser)がよく知られています．これはイットリウム・アルミニウム・ガーネット(Y3Al5O12)にネオジウムイオ(Nodium Nd+3)を不純物として混合した結晶です．近赤外域1,060nmの光を発振します．フラッシュランプで光励起のYAGレーザーはパルス発振とQスイッチ発振が可能です．また連続光で励起すれば連続発振もできます．現在YAGレーザーのネオジウムNdの代わりにトリウム(Trium Tm+3)あるいはホロミウム(Holmium Ho+3)などの希土類元素を微量混合したレーザー媒体も開発されています．波長範囲も170nmから3,900nmになっています．

　ホロミウムYAGレーザーは2.09μmの光を発振しこの波長域の光は水によく吸収されるので医療に利用されています．

2　気体レーザー

　気体レーザーには前にも述べたようにレーザー媒体は希ガスの中性原子を用いるものまたイオン金属蒸気あるいは気体分子を用いるものなどが知られています．これらのレーザー媒体に高電圧放電で励起されますが，他のレーザー光を照射する光励起化学反応や電子線，放射線で励起する方法などが知られています．

　レーザー発振に利用できるで分子は比較的単純な構造の分子，二原子分子では水素窒素一酸化炭素など，三原子分子では二酸化炭素水シアン酸などに限られています．ヘリウムネオンレーザーについては先に述べました．アルゴンイオンレーザー(argon ion laser)は緑515nm青緑488nmまたクリプトンイオンレーザー(krypton ion laser)は赤647nm橙568nm青413nmの光を大出力で連続発振します．これらのイオンレーザーは気体レーザーに比べられる程度の高い指向性と収束性を持ち安定です．放電管を水冷する装置では10Wを超える出力が得られ小型の空冷方式では10～100mWの出力が得られています．イオンレーザーは科学計測ばかりでなくて医療にも応用されています．

　金属蒸気レーザーは水銀，カドミウム，亜鉛などの低融点金属をヘリウムと放電管に封入し放電するとヘリウムイオンや電子との衝突で金属原子蒸気が発生し原子レーザーになります．また融点の高い銅では放電管を高温に保って銅蒸気を発生してレーザー発振を起こします．銅蒸気レーザー(cupper vapour laser)は緑511nm橙578nmの光を1kW以上の大出力で発振できます．しかし光の質はヘリウムネオンレーザーに比べると劣ります．

分子レーザーの代表的なものに炭酸ガスレーザーがあります．炭酸ガスとヘリウム窒素との混合気中で直流放電して連続発振します．使用中に炭酸ガスが劣化するのでガス交換装置が必要ですが高圧の混合気を用いると1GW(十億ワット)をこえるパルス発振ができます．

3　半導体レーザー

発光半導体(light emitting laser)は遷移型半導体のpn接合にp型を正にn型を負にして電流を流し自然輻射で発光させる素子です．この光で光励起して誘導輻射を増幅するものが半導体レーザー(laserdiode LD)です．図9はレーザー半導体を示します．pn接合面の両端を鏡面に研磨しレーザー光を反射させこの鏡面から発光する構造です．半導体レーザーではエネルギー準位の幅が広く広い高エネルギー準位の伝導帯と低いエネルギー準位の価電子帯との間で発光と吸収が起こります．

製造技術の発展に支援されて$1mm^3$以下の非常に狭い空間に複雑な構造のレーザー半導体が作られるようになっています．現在レーザー媒体に適当な非常に広範な材料が知られています．1962年ガリウム砒素(GaAs)で始めて840nmの近赤外レーザー半導体が実現し1982年赤1991年青緑のレーザー半導体が実現されました．レーザー半導体は小型低電圧・低出力・低価格という特長を生かして，CDプレーヤーに代表される様々の応用に利用されています．またレーザー半導体の高出力化も研究されていて，将来複数のレーザー半導体を組み合わせて固体レーザーに匹敵する大出力発振の可能性が検討されています．医療に有効な経済性が高く小型大出力のレーザー半導体が現れることが期待されています．

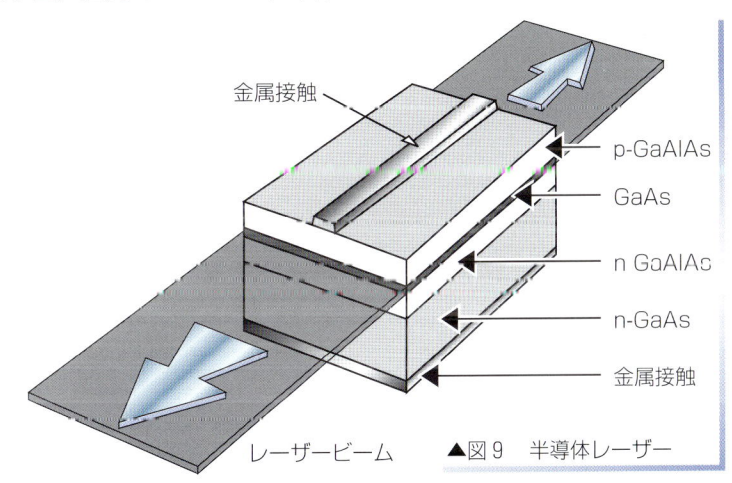

▲図9　半導体レーザー

6. レーザー光の集光

　レーザー光は非常に指向性がよいのでパルスレーザー光を集光させれば非常に限局された空間に大きなエネルギーを集中させることができます．エネルギー1Jのルビーレーザーをパルス幅25nsでQスイッチ発振させるとき40MWのパルス出力が得られ，これを面積1mm^{2}に集光すれば40TW/m^2（四十兆ワット/m^2）エネルギー密度を得ることになります．

　空気中でパルスレーザー光を収束させるとパルスレーザーの発光時間に酸素や窒素分子は非常に高温になるので分子は直ちに解離して酸素や窒素原子になり酸素や窒素原子は電離して酸素窒素イオンと電子からなるプラズマを作ります．このプラズマ雲は音速を超えてやや球状に膨張するのでちょうど球形に膨張するピストンのように作用して周りの空気中には球状衝撃波が現れます．

　ルビーレーザー光束をQスイッチ発振させてレンズ系で集光させるとパチッと炸裂音が聞こえます．これはレーザー光の収束で微小尺度の衝撃波が発生してそれが伝播と共に減衰してできた音です．ガラスレーザー光をエネルギー3.6JでQスイッチ発振して空気中に収束させた瞬間に発生した球状衝撃波をホログラフィー干渉計法で写真撮影した結果を図10に示します．球状に広がる衝撃波と中心部で膨張するプラズマ雲が分かります．
また爆発的に膨張するプラズマ雲はレーザー光のエネルギー供給が途絶えると直ちに減速しやや時間経過後に収縮し始めます．このとき最初に伝播する衝撃波背後の流れとプラズマ雲との干渉で弱い二次衝撃波が形成されます．

　また壁の至近距離でレーザー光を収束させると球状衝撃波は壁で反射します．図11にその観察の例を示します．衝撃波の反射は光波や音波の反射と異なり衝撃波の入射角と反射角が異なること，またマッハ反射と呼ばれる特別な反射形態が現れることなどが分かります．

　パルスレーザー光を金属面に照射するとレーザー光を吸収した金属面は瞬間的に非常に高温になって溶けた金属はレーザー光の照射方向にジェットとなって飛び散ります．このとき金属の中にはジェットの出現の反作用として微小尺度の衝撃波が発生します．また発生した衝撃波は減衰して直ちに応力波になります．この現象はレーザーアブレージョン (laser ablation) と呼ばれます．レーザーの医療応用で皮膚にパルスレーザーを照射するとき多少の痛みを感じます．これはレーザー光の蓄積で皮膚が瞬間的な高温にさらされたこと，

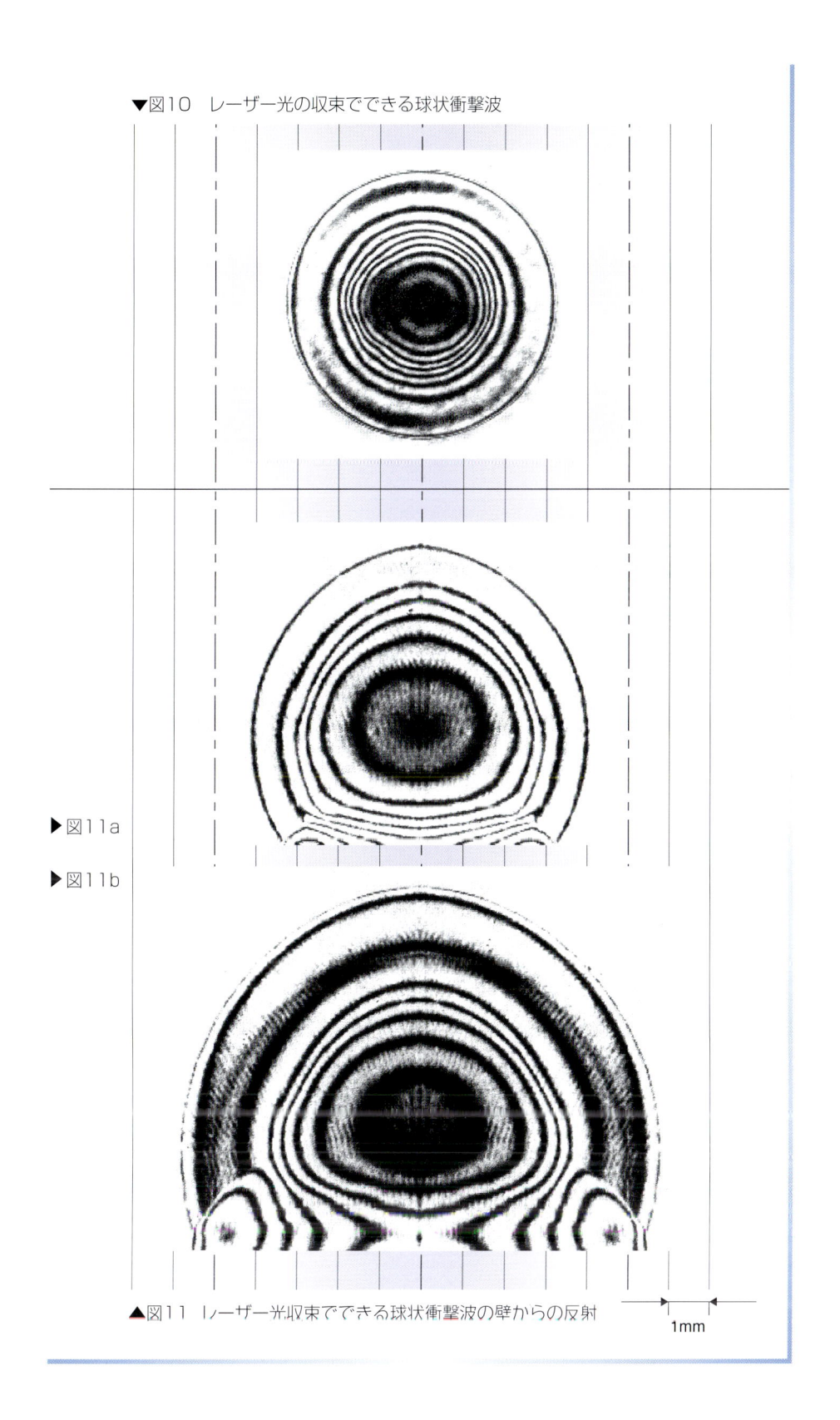

▼図10　レーザー光の収束でできる球状衝撃波

▶図11a

▶図11b

▲図11　レーザー光収束でできる球状衝撃波の壁からの反射　　1mm

また瞬間的な圧縮波の出現に痛覚が反応した結果と考えられます．しかし神経の伝播速度は遅いのでパルス発振するレーザー光照射に直ちに応答することはできません．痛覚は時間遅れを伴って現れます．

　現在対外衝撃波結石術は完成した治療法として認められています．この装置の開発段階で，水中でQスイッチレーザー光をフォーカスして衝撃波を作り，その衝撃波を人体に導いて収束させると瞬間的に高圧が発生します．この高圧を結石に作用させて破砕しようとする方法が提唱されました．しかし治療に必要な高圧が発生できなかったことと，正確に定められた位置にレーザー光を収束する技術が非常に難しかったので，この方法は臨床装置の開発には結びつきませんでした．もしこのアイデアがさらに開発研究されていたら，興味ある結果につながったかもしれません．またレーザーアブレージョンを利用した様々の医療応用が進行中で，将来の臨床応用が期待されています．

[高山　和喜]

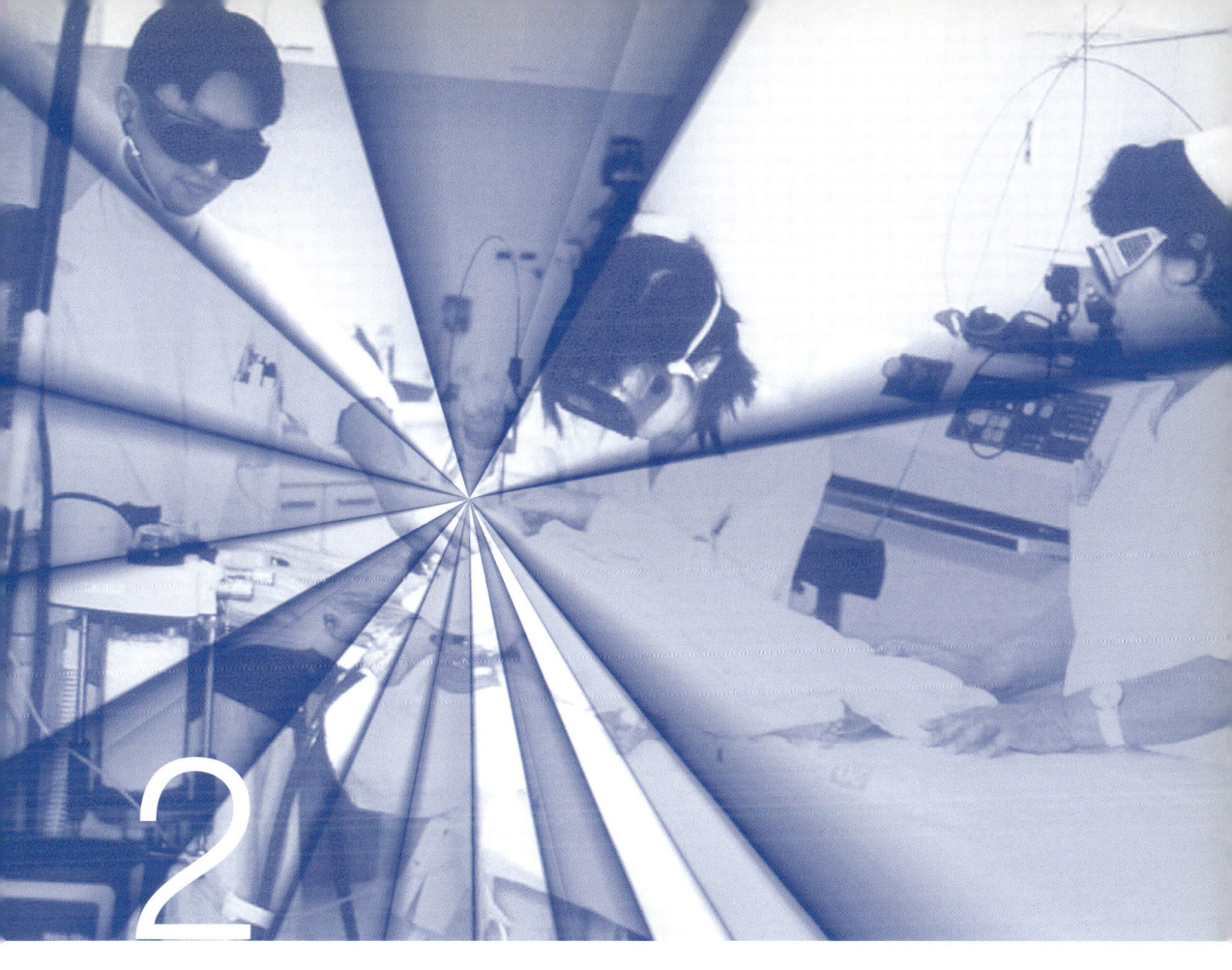

レーザー機器の安全操作

　昨今，レーザー光を応用した機器は日常生活の中で数多く見られる．光通信，測定機器，工作機器，等々あらゆる分野に応用されていると言っても過言ではない．身近な例では，レーザーポインターやレーザープリンターが挙げられる．

　診療の場でも多くの医療機器にレーザー光が組み込まれている．皮膚のレーザー治療器には次項に示す安全操作上の注意点がある．眼に対する影響，治療部位から発生する煙，病変組織の飛沫の処理等々である．それでは具体的に事例を挙げながらその対処法を述べる．

1. レーザーの生体作用

　表1に示す事項が，一般的に生体に対するレーザーの反応だが，各種レーザーによって生体作用が異なる．光には紫外，可視，赤外光のような波長依存特性があり，さらに連続波とパルスレーザーでは生体作用が異なる．例えば，紫外線レーザーであるエキシマレーザーは光量子エネルギーが大きいので，熱作用によらないで生体組織の切除ができる．可視光の各種レーザーは生体の各色素に対する吸収光度の差によって選択的治療に応用されている．近赤外光のNd-YAGレーザーは生体組織に深く入り，散乱するので，凝固・止血能に優れる．

　遠赤外光の炭酸ガスレーザーは水に強く吸収されるので，生体組織のように含水量の多い組織が気化・蒸散される．また，連続波でも熱上昇の生じない程度の低出力レーザーを長時間照射すると，紫外線による角膜障害や可視光による眼底視細胞の障害のような光化学反応による障害を起こす．パルスレーザーでは衝撃波により組織は爆発的に破壊される．

▼表1　生体に対するレーザー反応

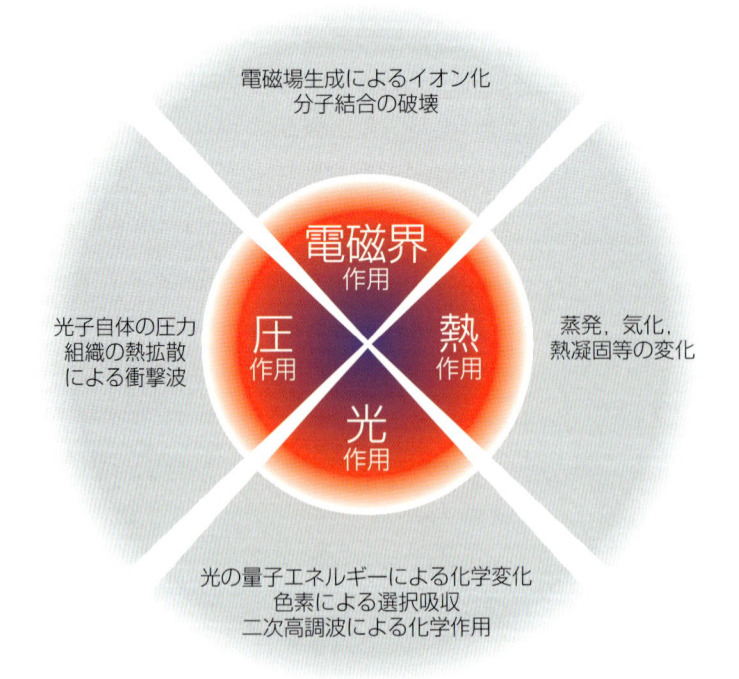

電磁場生成によるイオン化
分子結合の破壊

電磁界作用

熱作用　蒸発，気化，熱凝固等の変化

圧作用　光子自体の圧力　組織の熱拡散による衝撃波

光作用

光の量子エネルギーによる化学変化
色素による選択吸収
二次高調波による化学作用

2.レーザー機器の安全基準

　レーザー光は目に対して最も障害が大きいことから眼を対象に安全基準が規定されている．一般的に考えても，光治療器取り扱い上の注意は目に対する影響をどのように防ぐかということが常識と思われる．
　JIS規格では眼障害を生じない限界値，MPE(最大許容露出量)が定められ，レーザー機器の安全度をクラス分けしている(表2)．
　医療レーザーの大部分がクラス4に属するため，さらに表3のように分類する．表3のようにレーザー装置は出力によってクラス分けがされている．クラス1では問題ない．クラス2では可視光の場合問題なるが，瞬目反射や直視しない等の回避行動で障害を防止できる．例えばレーザーポインターはクラス2に入るので，直接目に光線を向けなければ問題ないと考えて良い．クラス3，4が問題となる．特にクラス4は眼球への障害が非常に大きくなる．

表3

クラス4 拡散反射によるレーザーの曝露でも眼の障害を生じる可能性のある出力(0.5Wを越える)のもの	クラス4C 先端出力　30W以上
	クラス4B 先端出力　5W以上30W未満
	クラス4A 先端出力　0.5W以上5W未満

表2

クラス3B	直接または鏡面反射によるレーザーの曝露により眼の障害を生じる可能性があるが，拡散反射によるレーザー光に曝露しても，眼の障害が生じる可能性のない出力(0.5W以下)のもの
クラス3A	光学的手段でのビーム内観察は危険で放出レベルがクラス2出力の5倍以下(5mW以下)のもの
クラス2	可視光(波長400nm〜700nm)で，人体の防御反応により障害を回避し得る(瞬目など)程度の出力以下(連続波で1mW以下)のもの
クラス1	人体に障害を与えない低出力のもの

3. レーザーの生体におよぼす障害

レーザー光の障害は第一に目に対する障害，次に皮膚の障害と考えて良い（図1）．

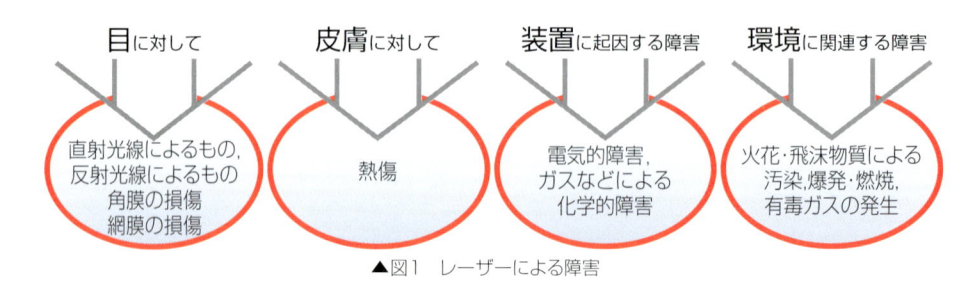

目に対して	皮膚に対して	装置に起因する障害	環境に関連する障害
直射光線によるもの，反射光線によるもの 角膜の損傷 網膜の損傷	熱傷	電気的障害，ガスなどによる化学的障害	火花・飛沫物質による汚染，爆発・燃焼，有毒ガスの発生

▲図1　レーザーによる障害

1　目に対する障害

　皮膚病変用のレーザーは主に可視光領域から近赤外・遠赤外線領域の波長のレーザー機器が医療用に開発され実際に使われている．低出力レーザー，ソフトレーザーなどと言われている機種も含めてすべてクラス4のレーザー機器の中に入ることは既に述べた．この中でも連続波に比較してパルスレーザーの危険度が高い．特にQスイッチレーザーのように非常に短いパルスのレーザーは，瞬目反射などでは避けることができず危険である．低いエネルギーでも網膜出血を起こすと言われ，また衝撃波も無視できない．

　視点を変えて，診療中の状態を思い出していただきたい．波長約400nm～800nmの可視光領域のレーザー照射時は，目が眩しいので防護眼鏡をかけるけれど，炭酸ガスレーザーでは眩しくないと感じていないだろうか．もう一度確認してほしいことは，遠赤外領域の炭酸ガスレーザー光を人の目ははっきり見ることができないが，角膜を損傷するに十分なエネルギーのレーザー光が照射されているという事実である．また，Qスイッチレーザー（特に波長1,064nmのQスイッチNd-YAGレーザー）はあまり眩しくないと感じていないだろうか．先にも述べたように照射時間が非常に短いために，人の視機能では認識できないだけであり，照射出力は非常に高いので，眼底出血などの障害を起こすことを忘れてはならない．

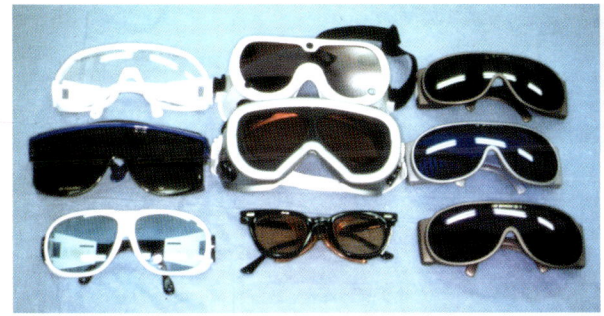

◀図2 ゴーグル各種

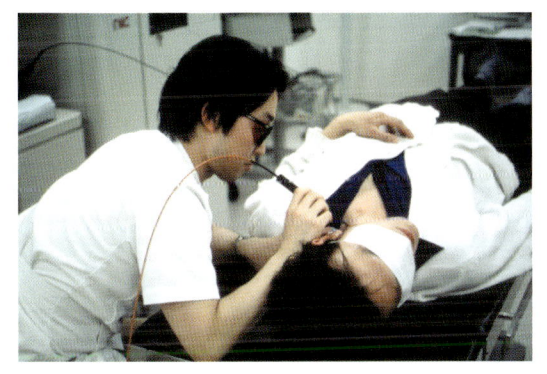

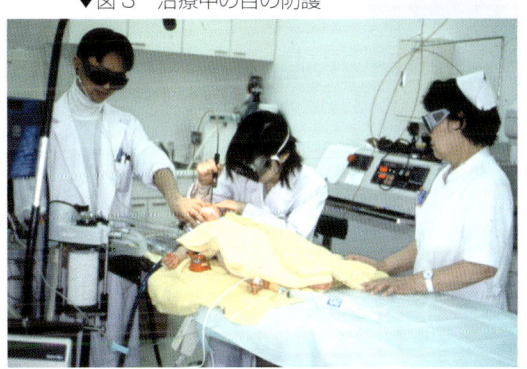

▼図3 治療中の目の防護

　対策として，患者，医療従事者共に目の保護を第一に考える．レーザー治療室に入る人は，必ず使用中のレーザー光を防護するのに適した防護眼鏡を着用する必要がある．防護眼鏡の記載を参照されたい（図2）．

　また，レーザー用の防護眼鏡をサングラスとして使用してはならない．紫外領域をカットできないため，長時間使用すると角膜障害（いわゆる雪眼）を起こす．顔面を治療する患者は閉瞼だけでは不十分でアイマスク（金属蓋，その他）を使用する（図3）．眼瞼やその周囲を治療する場合，眼球角膜・結膜上に専用のアイガードシールドを装着する（図4）．

　次に各レーザーの目の損傷を紹介する．

▼図4 アイガードシールド

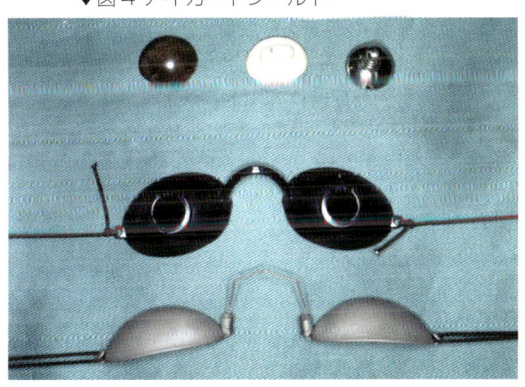

角膜・水晶体損傷	炭酸ガスレーザー
	Er-YAGレーザー
	その他
網膜損傷	ルビーレーザー
	アレキサンドライトレーザー
	Nd-YAGレーザー
	フラッシュランプダイレーザー
	その他

レーザー機器の安全操作

2 皮膚に対する障害

　レーザー光は焦点におけるパワー密度が非常に高いので，皮膚においては吸収した熱作用によって熱傷を生じやすい(図5)．障害の程度は様々で，紅斑，水疱形成，壊死等がある．重要なことは各々のレーザー治療機器の特性を理解し，使用法を誤らないことである．特に，効果を期待しすぎて無闇にエネルギーを上げることは厳に慎まなければならない．この件に関しては各病変の治療の項に詳しいので，参照されたい．また，熱傷治療の経験のない医師はトレーニングを受ける必要がある．

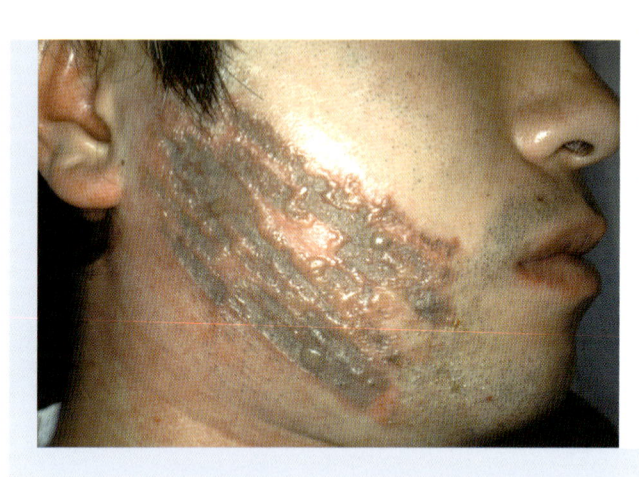

◀図5　熱　　傷

3 その他の障害

　▶飛沫物質による汚染
　▶有毒ガスの発生

　レーザー光の作用によって組織が蒸散されたり，衝撃波によって組織が剥脱したことによって煙霧（レーザースモーク）が発生する．これらは有害で悪臭を伴う生体燃焼物や病原体，発癌物質などを含有する危険性がある．今まであまり問題にされていなかった事項であるが，米国では既に米国国家規格協会がレーザーを健康管理施設で安全に使用するためのアメリカ国家規格のなかで，「大部分のクラス4レーザー手術において組織の蒸散は流涙，悪心を引き起こす有害な空中浮遊汚染物を発生させる．これらは適切な排煙物質等で処分し，交換可能なフィルターを定期的にチェックすべきである」と規定している．現在，我々の施設でも煙は手元で吸引してなるべく分散させないようにすべきであるという方向で，整備している．その他に米国手術看護協会や国立職業研究所などで安全基準が作られている．

4. ウイルス感染の可能性

　現在までに，炭酸ガスレーザー蒸散時のヒトパピローマウイルスの感染とレーザースモークの中にHIVのDNAを認めたとの報告がある．自験例に尋常性疣贅蒸散時に鼻孔内に感染したと思われる例がある．また未知のウイルス感染も考慮しなければならない．現状においての防止法は，煙吸引機の使用（図6），治療室の換気，マスクの着用，ゴーグルの着用等が考えられる．

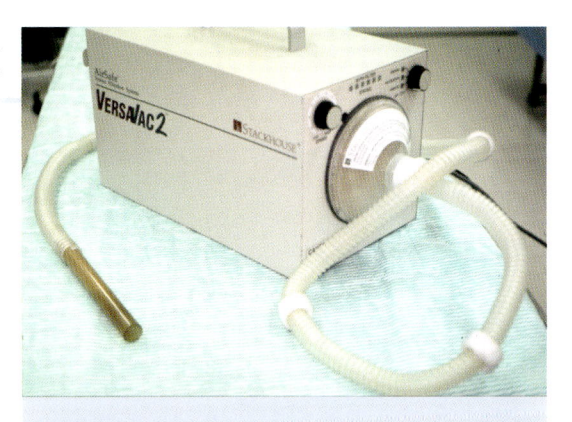

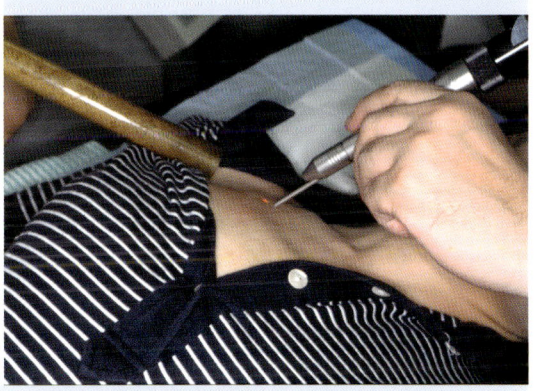

▶図6　煙吸引機

4. レーザー機器の取扱いと注意点

1. レーザー照射室の表示と使用中の密閉（図7）

▶電源電圧，許容電流の確認
　　それぞれのレーザー機器によって異なる．
▶アースを正しくとる．
▶冷却方法の確認
　　水冷か空冷かによって水温，
　　室温の管理が必要な機器がある．
▶各スイッチの作動確認

▶図7　レーザー照射室の表示とドアロック

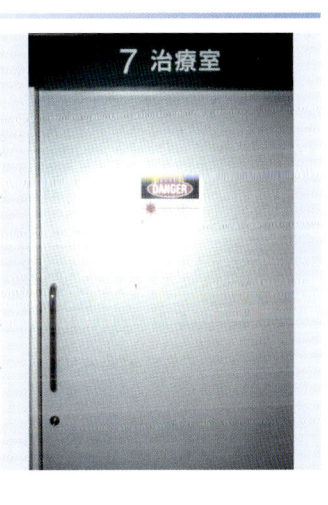

2 各レーザー用の防護眼鏡の用意

1 ■術者の注意点

- ▶患者の眼の防護
- ▶患部以外にレーザー照射口を向けない
- ▶煙霧の吸引，排気を十分に行う
- ▶手術器具は光反射のないものを用いる
- ▶可燃性ガス，可燃物にレーザーを照射しない
- ▶照射時以外はハンドスイッチ・フットスイッチから手足を離す

2 ■一般的な注意事項

▶禁　　忌
- ▶妊娠中の患者
- ▶可視光および赤外光に感受性の高い患者
  （光感受性の高まる薬を内服している患者）
- ▶出血傾向または血液の抗凝固作用を有する薬を内服している場合

▶注　　意
- ▶日焼けしている場合
- ▶皮膚に外傷，炎症のある場合
- ▶原因不明の皮膚疾患がある場合
- ▶ケロイド・肥厚性瘢痕の既往のある場合
  糖尿病，アルコール中毒などで創傷治癒の遷延が予想できる場合
- ▶皮膚に外傷，炎症のある場合
- ▶原因不明の皮膚疾患がある場合
- ▶ケロイド・肥厚性瘢痕の既往のある場合
- ▶糖尿病，アルコール中毒などで創傷治癒の遷延が予想できる場合

　以上は他の光治療または電磁波等の発生する領域での作業上必要な注意事項であるが，書き添える．現在，レーザー機器取り扱いによる事故は大学の実験室や研究所がほとんどであるが，最近の急速な普及に伴なって一般の診療所などでの事故が懸念される．今後，レーザー機器の安全な取り扱いについての基準作りや啓蒙活動が必要と考える．

［久保田 潤一郎］

3 皮膚の構造・機能

はじめに

　皮膚は人体と外界との間の一種のバリアとして存在し，種々の重要な機能をはたしています．

　皮膚の面積は成人で約1.6m²，厚さ（皮下組織を除く）は1.5〜4mm，重量は3kg弱（皮下組織も加えると約9kg）と，皮膚は人体の最も大きな臓器のひとつと言えます．

1. 皮膚の構造

1 皮表の性状と色調

　皮膚の表面には大小の溝（皮溝）や隆起（皮丘）があり，太い溝により区画された三角形，菱形，多角形の領域を皮野といいます．指紋，掌紋は，この特殊なものです．皮膚にはまた一定の伸展方向があり，その長軸方向をLanger割線といいます．皮膚には部位により特有な配列と形態をもって毛孔と汗孔が開口していて，それらの孔からは皮脂，汗が分泌されています．

　皮膚の色調に関与する因子としては，メラニン，カロチン，ヘモグロビン，角層の性状などがあり，これらの要素によって光が分散，反射して，皮膚色となります．

2 皮膚の構造

　皮膚は①表皮，②真皮，③皮下組織の3層構造よりなり，真皮表面では乳頭が表皮下面に向かって突出し，逆に表皮突起（または網突起）が真皮に向かって突出して，表皮真皮境界の波形をつくっています（図1）．

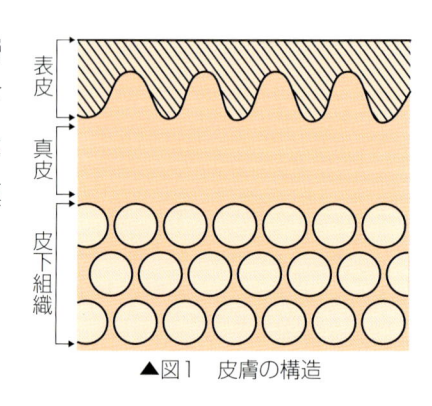

▲図1　皮膚の構造

3 表皮

　表皮の細胞の大部分は角化細胞（ケラチノサイト）で，これにメラノサイト，ランゲルハンス細胞，α-樹枝状細胞，メルケル細胞が混在します．表皮の構成はさらに5層に分かれ，下から順に基底層，有棘層，顆粒層，透明層，角層と呼ばれています（図2）．

▲図2　表皮の構造

1. 基底層

　表皮の最下層で1層の基底細胞からなります．基底細胞は縦に長い円柱状細胞で，3～5％が有糸分裂し，上方に向かい有棘細胞を産生しています．約10個の基底細胞に対して1個のメラノサイトがあります．

　メラノサイトより基底細胞に移行したメラニン顆粒は，核の上部に密集し核帽を形成，これにより核が紫外線より保護されます．

2. 有棘層

　基底層と顆粒層の間の有棘細胞の層で，表皮の大部分を占めます．下方では多角形で上昇するに従って扁平になります．

3. 顆粒層

　ケラトヒアリン顆粒を有する1～数層の扁平な顆粒細胞からなります．

4. 透明層

　手掌，足底など角層の厚い部分にのみあります．角化が不完全なため基質より線維の電子密度が高く，光顕的に光を強く屈折する層としてみられます．

5. 角層

　核や細胞内小器官が自己消化により失われ，角質細胞にケラチン模様がみられます．光顕的には好酸性の重層する薄膜状構造となります

6. 表皮真皮境界部

　基底層直下にPAS染色陽性の基底膜があります．これは表皮と真皮を結合するとともに，細胞や高分子物質を通さない役割をもっています．電顕的にみると膜ではなく，図3のような複雑な構造を有しています．

7. 表皮細胞間の接着

　表皮細胞は光顕でいうところの細胞間橋に相当するデスモゾームや隣接する2枚の細胞膜が20～30の裂隙を隔てて相接する裂隙接合（gap junction）により接合されています．基底細胞の表皮基底膜側にはハーフデスモゾームがあります．この他に密着接合（tight junction），インテグリン，カドヘリンによる接着もあります

▲図3　表皮真皮境界部

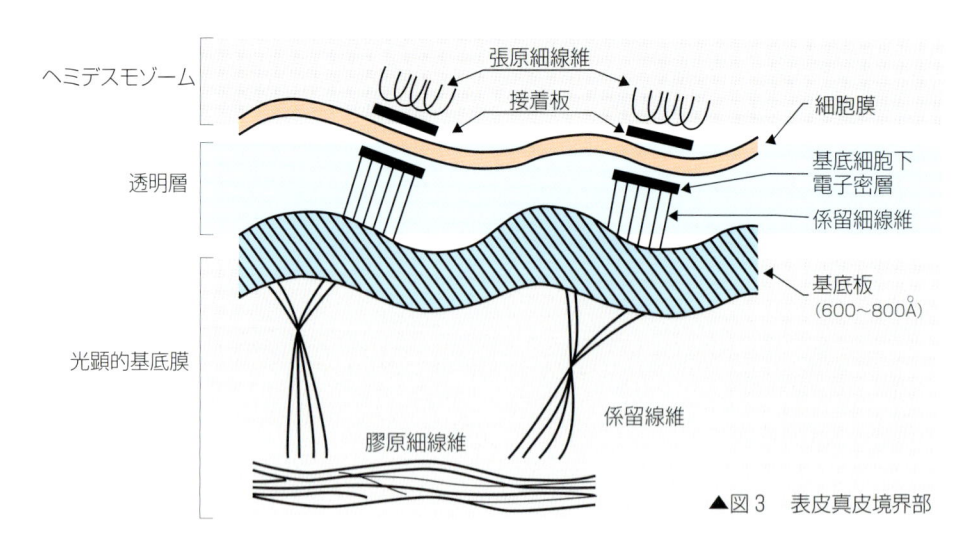

8　メラノサイト

色素産生細胞で，表皮では基底細胞間に存在して角化細胞の間に樹枝状突起をのばしています．数と分布は人種間で差はありません．人では平均1,500個/mm²存在し，部位によって密度に違いがみられ，陰部や顔面で多くみられます．

9　ランゲルハンス細胞

基底層より上層に存在する樹枝状細胞で，表皮細胞全体の2～5％を占めています．抗原提示能を有し，免疫，貪食に関係する組織球系細胞と解されています．

4　真　皮

1　構　造

次の3層からなっています（図4）．

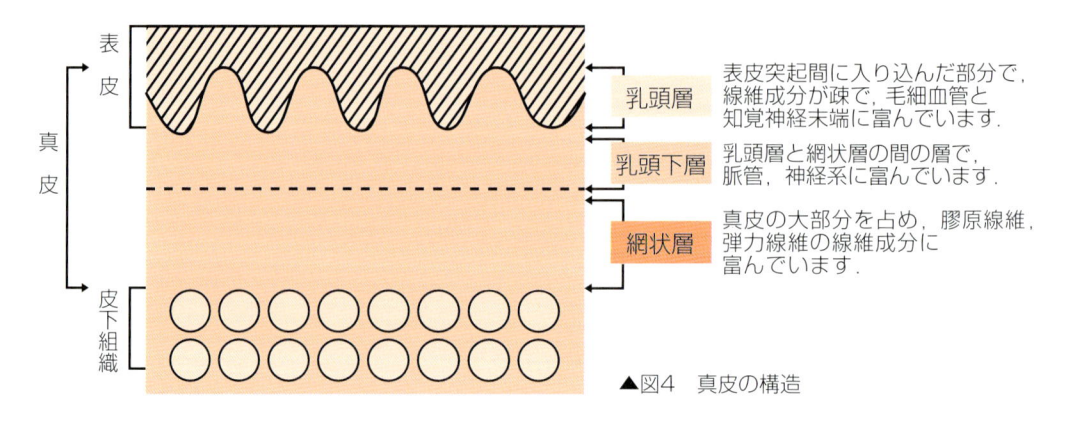

乳頭層：表皮突起間に入り込んだ部分で，線維成分が疎で，毛細血管と知覚神経末端に富んでいます．

乳頭下層：乳頭層と網状層の間の層で，脈管，神経系に富んでいます．

網状層：真皮の大部分を占め，膠原線維，弾力線維の線維成分に富んでいます．

▲図4　真皮の構造

2 線　　維

i) 膠原線維

真皮の線維の90％を占めるコラーゲンという線維性蛋白よりなる強靭な線維です．

ii) 弾力線維

エラスチンを含む伸展性のある線維です．

iii) 細網線維

レクチリンという蛋白からなる細い線維で乳頭層，毛包，血管周囲などに認められます．

3 基　　質

線維および細胞間を満たす無定形物質で，有機物質，血漿蛋白，電解質，水から構成されます．有機物質はムコ多糖類，糖蛋白を主とし，酸性ムコ多糖類ではヒアルロン酸，デルマタン硫酸，コンドロイチン-6-硫酸，ヘパラン硫酸およびヘパリンが分離されています．糖蛋白のうち細胞と結合組織線維の親和性を有するものを細胞接着因子と呼んでおり，線維芽細胞由来のフィブロネクチン，上皮細胞由来のラミニン，軟骨細胞由来のコンドロネクチンが知られています．

4 細胞成分

i) 線維芽細胞

膠原線維，弾力線維，基質を産生する紡錘形の細胞です．

ii) 組　織　球

血管周囲に少数存在する貪食能，T細胞への抗原提示能，IL-1，PGE2，CSF(colony stimulating factor)などのサイトカイン産生能をもつ細胞です．円形，楕円形，星形と形は一定しません．

iii) 肥満細胞

真皮および皮下組織の血管周囲に存在するヒスタミン，ヘパリンを含む顆粒を有する細胞です．種々の刺激でこれらを脱顆粒して放出します．

5 皮下組織

　脂肪細胞の集団で，線維性隔壁に囲まれ，あるいは境され，大小の脂肪葉，小葉に区画されています．皮下組織の厚さは性，年齢，部位によって異なります．女性が厚く，中年にピークがあり，部位的には腹部が最も厚くなります．
　機能としては脂肪の貯蔵以外に，体温の遮蔽層，外力に対してのクッションの役割をもっています．

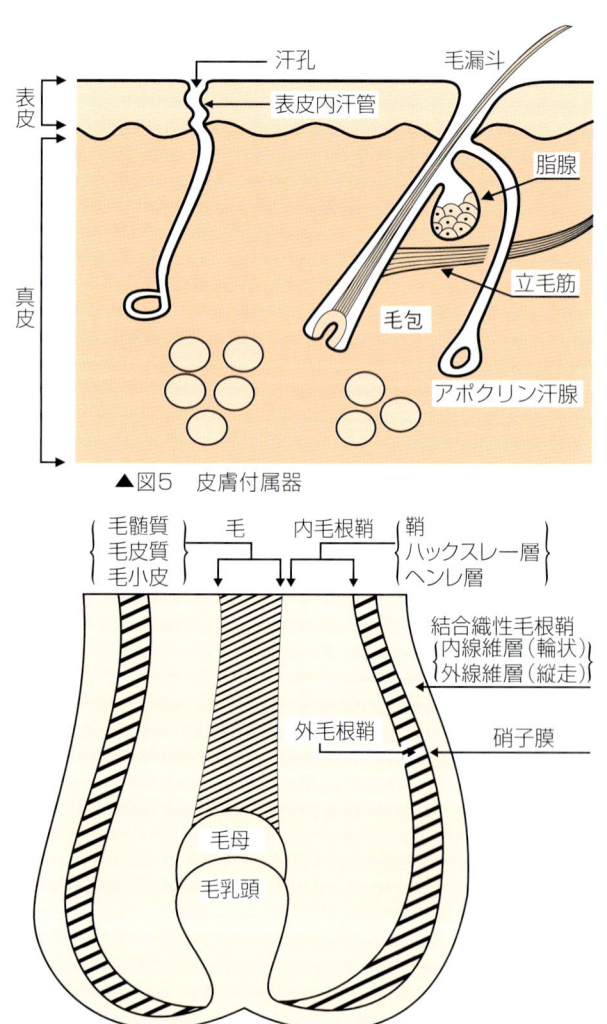

6 皮膚付属器（図5）

▲図5　皮膚付属器

▲図6　毛包の構造

1 毛と毛包（図6）

1 毛

　毛は外側より毛小皮，毛皮質，毛髄質の3層構造となっています．また，毛はその性状から軟毛と終毛に分けられます．軟毛は毛髄質を欠く色素が少ない細く短い毛で，終毛は毛髄質と色素をもつ太く長い毛です．毛は手掌，足底，指趾末端背側，口唇，亀頭，包皮内板，陰核，粘膜には欠如しています．
　毛色は，毛皮質と毛髄質に存在しているメラニンによって規定されています．黒毛はメラノゾームが大きくかつ多く，赤毛では鉄を含む色素が存在しています．

2 毛包

　毛包は，上皮性毛根鞘と結合織性毛根鞘からなり，両者間は硝子膜で介されています．上皮性毛根鞘はさらに外毛根鞘と内毛根鞘に大別され，結合織性毛根鞘も縦走する外線維層と輪状の内線維層に分けられます．外毛根鞘は毛包の全長にわたって存在し，表皮と

連絡しています．内毛根鞘はさらに鞘小皮，ハックスレー層，ヘンレ層の3層に分けられ，表皮に近づくにつれ角化します．

3 毛周期

成長期，退行期，休止期の3周期を繰り返しています（図7）．退行期には，毛包は約1/3まで短縮して上方にあがり，休止期に入ります．部位により周期の長さが異なります．例えば，頭毛では，成長期が数年，退行期が2～3週，休止期が数ヵ月となっています．

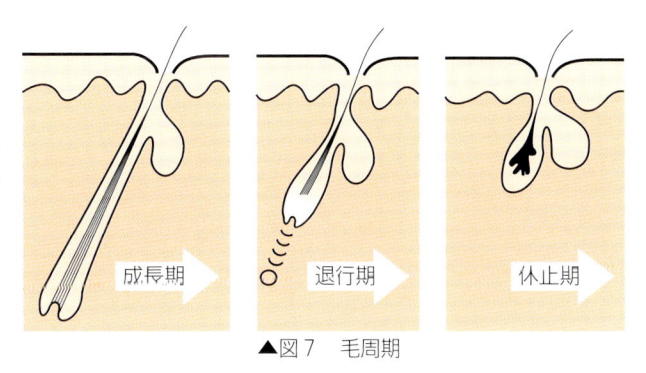

▲図7 毛周期

2 脂腺

毛包と脂腺は密接な関連を有し，毛包脂腺系という単位を形成しています．毛漏斗部基部に1～数個の分葉があり，導管は漏斗部に開口しています．脂腺細胞は成熟すると，脂肪化して死滅し，排泄されます．この排泄物を皮脂といいます．

毛包に付属しない脂腺（独立脂腺）は直接表皮に開口するもので，口唇，頬粘膜，乳暈，小陰唇，腟，亀頭にあります．独立脂腺の増殖した状態がいわゆるフォアダイス状態です．脂腺が豊富で大きく発達している部分を脂漏部位といい，頭，前額，眉間，鼻翼，鼻唇溝，頤，胸骨部，肩甲間部，外陰部，臍囲，腋窩がこれにあたります．皮脂の分泌はホルモンの支配を受け，男性ホルモンで増加し，女性ホルモンで抑制されます．

3 エクリン汗腺

亀頭，包皮内板，小陰唇，陰核，口唇，爪床を除くほぼ全身の皮膚に分布し，体温調節，皮表への水分補給の役割を担っています．交感神経節後神経が分布し，コリン作動性に機能しています．分泌部（汗腺）と導管部（汗管）に分かれ，後者はさらに真皮内導管および表皮内導管とに

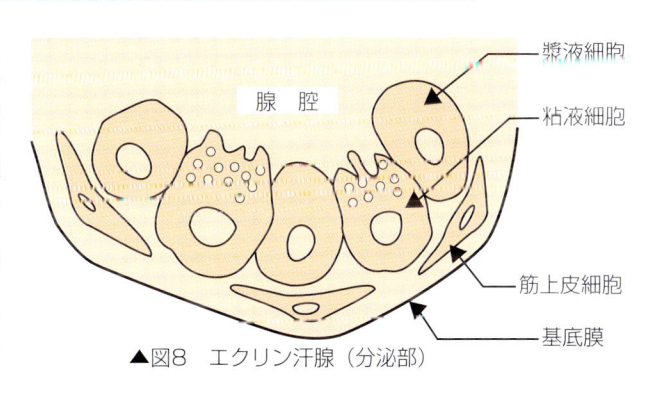

▲図8 エクリン汗腺（分泌部）

漿液細胞
腺腔
粘液細胞
筋上皮細胞
基底膜

分けられます．分泌部は腺腔を明暗2種の細胞(漿液細胞と粘液細胞)が囲み，その外側に筋上皮細胞が，さらにその外側を基底膜が取り囲んでいます(図8)．汗の生成は分泌部で等張性の前駆汗がつくられ，導管でNa，Cl，水などが再吸収され，酸性の最終汗となります．

4　アポクリン汗腺

　腋窩，乳房，乳暈，外陰，会陰，肛囲に存在し，思春期とともに急激に発達します．乳腺，外耳道腺，睫毛腺(Moll腺)もこれに属します．分泌部は皮下組織中にあり，1層の分泌細胞が規則正しく並んで，腺腔を取り囲んでいます．その外側には筋上皮細胞，さらに外側に基底膜があります(図9)．導管部は，エクリン汗管と同じく2層の細胞からなり，毛漏斗部に開口しています．分泌様式には，分泌細胞の一部がちぎれる断頭分泌のほか，エクリン様式，全分泌様式などが推定されています．体臭の原因となる臭気を発し，その刺激は性的刺激にもなります．アドレナリン作動性の可能性が高いと考えられています．

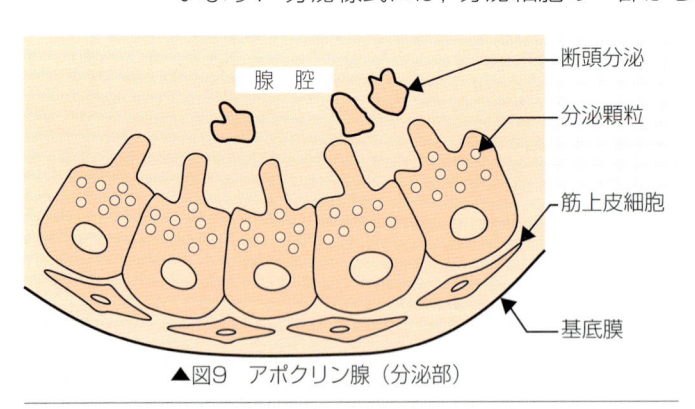

▲図9　アポクリン腺(分泌部)

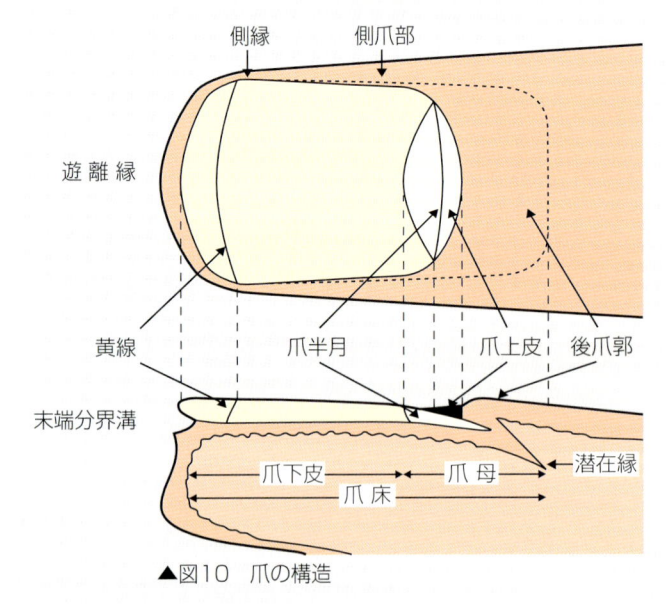

5　爪

　表皮の角層に相当する部分が特殊分化したもので，爪甲，爪郭，爪床，爪母からなります(図10)．爪母細胞の角化で爪甲は主につくられ，1日に約0.1〜0.15mm伸びます．爪甲根部に爪半月と呼ばれる半月状の白色部があり，それより前方は爪下血管が透見され淡紅色を呈しています．

▲図10　爪の構造

7 脈管系

1 血管

　皮膚の血管の走行は中動脈から小動脈が分岐し，真皮皮下脂肪組織境界部で小動脈血管叢を形成，細動脈になり，さらに上行して，真皮乳頭下層で細小動脈よりなる乳頭下血管叢を形成しています．これより乳頭層へ動脈側毛細血管が上行し，毛細血管係蹄を形成したのち静脈側毛細血管となって下行します．以下，再び，乳頭下血管叢，真皮皮下脂肪組織境界部の小静脈血管叢を経て，皮静脈へと戻っていきます．

　特殊な部位として，指趾，爪下部では毛細血管を介さずに細小動脈と細小静脈が皮膚糸球（グロムス）を通して直接動静脈吻合を形成しています．

2 リンパ管

　リンパ管の走行は毛細リンパ管が真皮乳頭層で盲管で始まり，乳頭下叢で浅層毛細リンパ管網を形成，毛細リンパ管は真皮を下行し，小リンパ管に移行しつつ真皮皮下脂肪組織境界部で深層リンパ管網をつくっています．そして，さらに下行して集合リンパ管となり，所属リンパ節へとつながっていきます．血管とリンパ管の走行は，毛細リンパ管では伴走せず，小リンパ管では伴走しています．

8 神経系

　知覚神経（求心性）と自律神経（遠心性）に分けられます．

1 知覚神経

　知覚神経は，真皮深層で深在性神経叢を，乳頭下層で浅在性神経叢を形成しています．自由神経終末は真皮上層，乳頭層，毛包周囲に分布し，痛覚，痒覚に関与しています．終末小体には，メルケル細胞（触・圧覚），マイスネル小体（触・圧覚），ファーター・パチニ小体（変形・振動感覚），クラウゼ終末棍（冷覚），陰部小体，ルフィニ小体などがあります．

2 自律神経

　交感神経の節後神経で，汗腺，立毛筋，血管，陰嚢肉様筋に分布しています．

立毛筋，血管，陰嚢肉様筋は交感性（アドレナリン作動性），エクリン汗腺は副交感性（コリン作動性）に分けられます．

9 筋肉系

皮膚の筋肉としては，毛隆起に付着する立毛筋（収縮により鵞皮となる），陰嚢・乳腺の乳頭などに分布する肉様筋，表情筋（真皮内の横紋筋）などが含まれます．

2. 発生学

1 表皮

外胚葉由来の上皮が徐々に増殖し，1層（胎生5～9週）から2層，そして周皮，中間層，胚芽層の3層（10～14週）になります．周皮は胎生後半に剥離して羊水に脱落，胚芽層からは毛原基・初期上皮原基，エクリン原基が下方に伸び，それぞれ毛・脂腺・アポクリン腺，エクリン腺が形成されていきます．

2 メラノサイト

胎生10週頃に間葉中を遊走し，胎生の後半になると間葉より表皮，毛嚢などに定着します．しかし，手足背部，仙骨部，頭皮深層などには残存し，一部は出生後も残存して蒙古斑となります．

3 毛

一般に毛は頭部から尾部に向かって発生します．まず胎生9～14週にかけて眉毛が発生，同時期に上唇，下顎部に毛芽の発生を認めます．毛芽は前毛芽期，毛芽期，毛杭期，毛球性毛杭期の各時期をへて発育していきます．

4 爪

胎生7週頃，指趾の背側部で指端に近い部分に表皮細胞が密に集合しはじめることにより爪の発生は開始されます．

5 真皮・皮下組織

胎生3ヵ月で細網線維，ついで膠原線維，さらに胎生6ヵ月より弾力線維が

生じます．皮下組織の脂肪細胞は胎生5～6ヵ月より生じてきます．

6 汗 腺

1 エクリン汗腺

　胎生12週頃，手掌足底の表皮下面に胚芽細胞の集合がおこり，この部分がエクリン汗腺芽となって下方に垂直に伸び始め，皮下組織に達するとコイル状になって分泌部を形成します．表皮内汗管は，エクリン汗腺芽の発芽した部分の中間層から別に生じ，後に下方の管腔と連絡します．

2 アポクリン汗腺

　胎生15～20週に毛球性毛抗の後面でアポクリン汗腺芽が出現し，下方に垂直に伸び，6ヵ月で先端が丸味を帯びてコイル状になり，9ヵ月で分泌部が完成します．

7 脂 腺

　毛球性毛抗の後面でアポクリン汗腺の分化したすぐ下方に脂腺原基が発生，導管は毛管に近接した部分の細胞の崩壊によって形成されます．

8 血管・神経

　胎生4，5ヵ月より神経叢，血管系が形成されていきます．

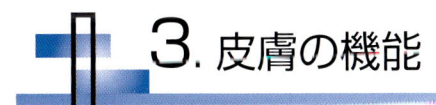

3. 皮膚の機能

1 保護機能

皮膚の柔軟性により，外力から内部を保護します．
角質蛋白は物理的，化学的侵襲に抵抗します．
皮膚の表面は酸性（pH5.5～7.0）で細菌，真菌の侵入を防いでいます．
また，反射，散乱，吸収により光線の防御の役割も果たしています．

2 体温調節機能

　熱の不良導体としての存在とともに，血管の収縮・拡張，立毛筋収縮，発汗などにより体温調節を行っています．

3 分泌・排泄機能

1 皮脂の分泌

16～30歳での分泌が最も多く認められます．この機能の亢進が脂漏であり，低下している状態を皮脂欠乏症といいます．

2 エクリン汗腺

感知性発汗と不感知性発汗があります．前者は温熱と精神的刺激により起こり，後者は意識しない水分の蒸発で，1日500ml以上が放散されます．その他，味覚刺激で起こる味覚性発汗があります．

3 アポクリン汗腺

分泌されたアポクリン汗は無臭ですが，細菌の分解を受け一定の臭気を生じるようになります．

4 合成機能

表皮細胞でコレステロール，プロビタミンD3(7-デヒドロコレステロール)が合成されます．後者は紫外線の照射によりビタミンD3となります．

5 吸収機能

毛包脂腺経路と表皮経路の2種類があります．しかし，角層顆粒層間阻止柵のため，大部分の吸収は毛包脂腺系を通して行われています．重金属，色素，ビタミンAなどが吸収されます．

6 知覚機能

知覚神経終末が触角，痛覚，温覚，冷覚を感覚し，それらは中枢へと伝えられます．

7 呼吸機能

グルコースの代謝に関係して，わずかに外気とガス交換を行っています．

8 免疫機能

ランゲルハンス細胞，組織球の存在，各種サイトカインの分泌など，免疫反応に関与しています．

[福田　知雄]

文献

1) 山村雄一ほか編：皮膚の構造と機能Ⅰ．現代皮膚科学大系，第3A．中山書店，東京，1982．
2) 佐藤良夫ほか編：標準皮膚科学．医学書院，東京，1987．
3) 上野賢一：皮膚科学．金芳堂，京都，1997．
4) 朝田康夫ほか編：皮膚科専門医テキスト．南江堂，東京，1992．

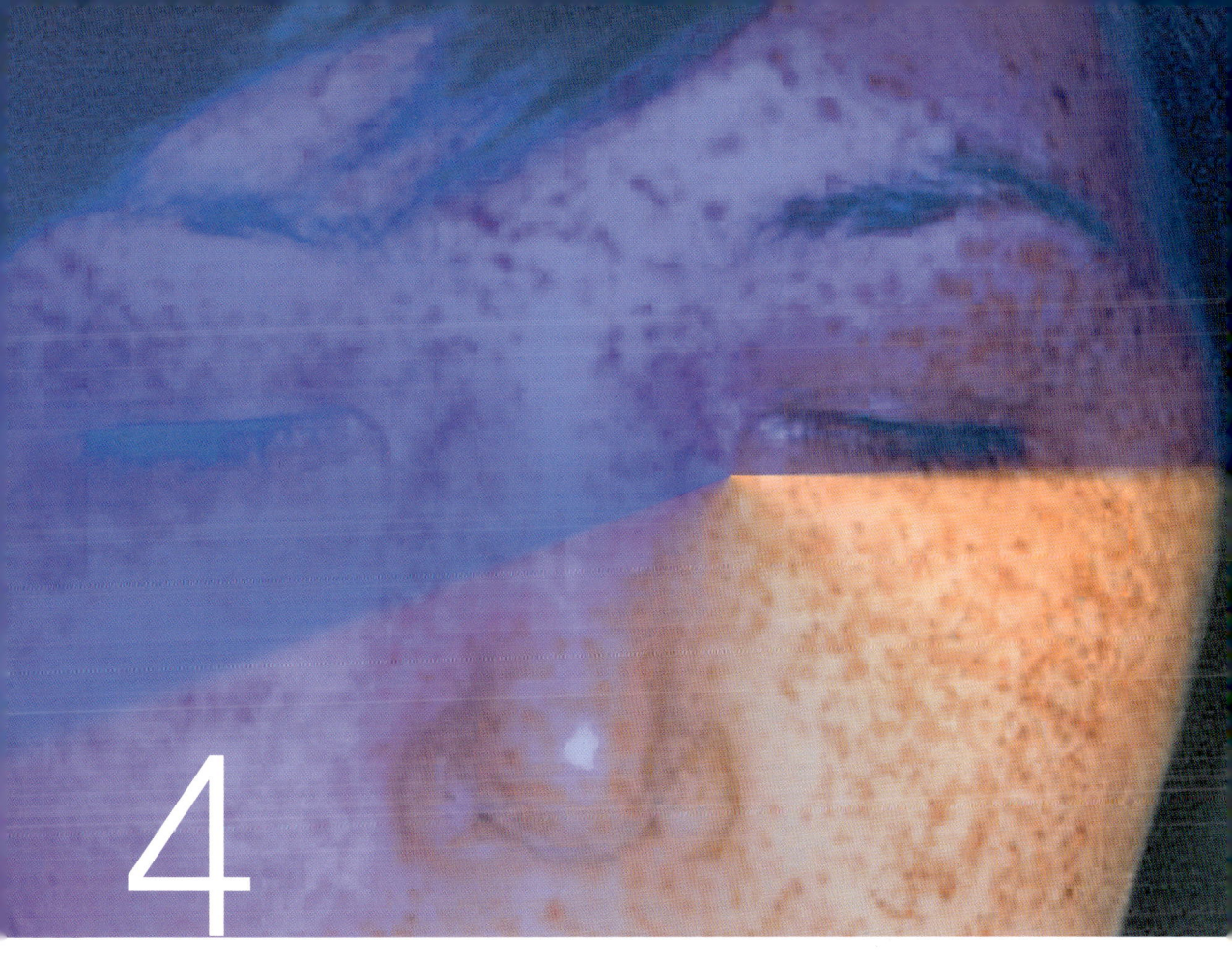

4 表皮色素異常症の治療

　シミ（表皮色素異常症）は日常診療においてよく遭遇する疾患である．従来，遮光，美白剤の外用，美白効果のある薬剤の内服が行われてきた．また，より積極的な方法として液体窒素による凍結療法，薬剤による腐蝕などが行われてきたが，その結果は治療部位の色素沈着，瘢痕，再発などの問題が多かった．

　最近，レーザー光の応用が試みられ，よい成績を出すことができるようになったので治療について概説する．

1. 表皮色素異常症の種類

いわゆる「シミ」は表皮色素異常症に属する疾患で，一般的には先天性と言われる雀卵斑（そばかす），後天性の肝斑，老人性色素斑，摩擦黒皮症，炎症後色素沈着症（Riehl黒皮症，その他）などを含んでいる．

1 雀卵斑（そばかす）

遺伝性・先天性で顔面正中部から両頬に多発することが多いが，手背・前腕・肩などの露出部にも生ずる．幼少児期に出現し思春期まで増加する．直径数mmまでの色素斑で紫外線照射で悪化する．メラノサイトの数は正常色部と同じだが，メラニン産生能の亢進がみられ，基底層の色素沈着が増強している．

治療
日光照射を避ける．美白剤の使用．レーザー治療で軽快する．

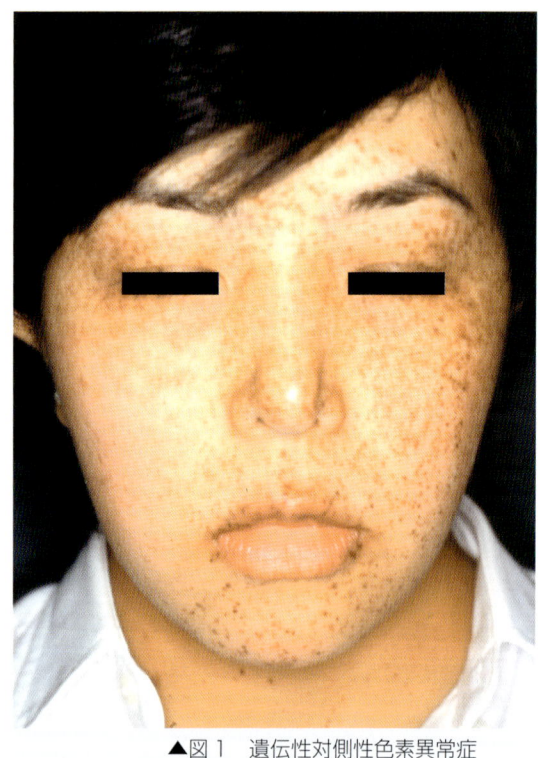

症例
遺伝性対側性色素異常症と思われる治療途中の図1である．右頬レーザー治療後，左頬治療前，雀卵斑も同様に軽快する．

▲図1　遺伝性対側性色素異常症　右頬のみ治療後

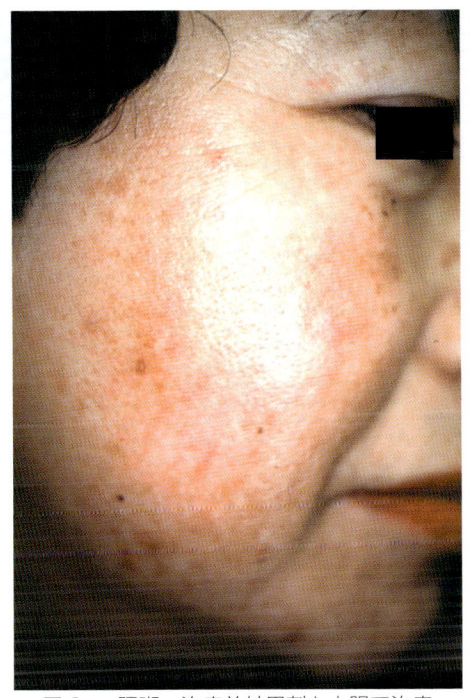

▲図2a 肝斑．治療前外用剤と内服で治療　　▲図2b 治療後

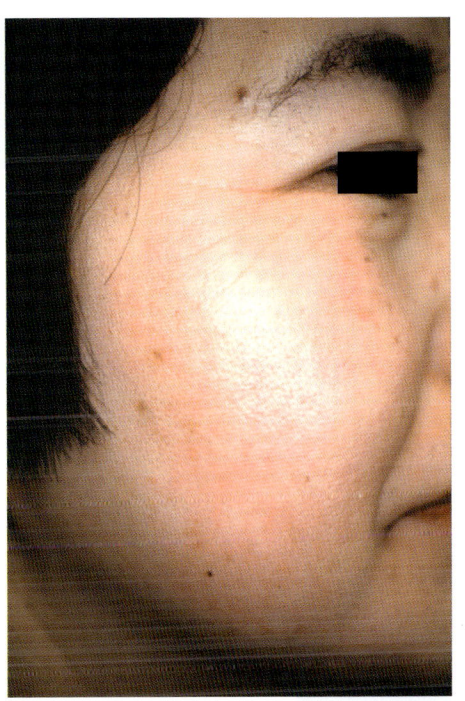

2 肝　斑

　主に30歳以降の女性の顔面，特に頰・前額・上口唇部に左右対称性に生ずる．色素斑は境界明瞭で淡褐色，形・大きさ様々．内分泌変調（ホルモン異常）が基礎にあると考えられ，日光照射で色調は増強する．不適切な化粧品や過度の摩擦などの外的刺激も発症・悪化の誘因となる．表皮メラノサイトの分布は正常色部と同じ．メラニン産生能の亢進を認め，表皮基底層のメラニン色素の増加がある（図2a, b, c）．

治　療

　日光照射を避ける．誘因の除去．美白効果のある薬剤の外用・内服．レーザー治療は適さない．

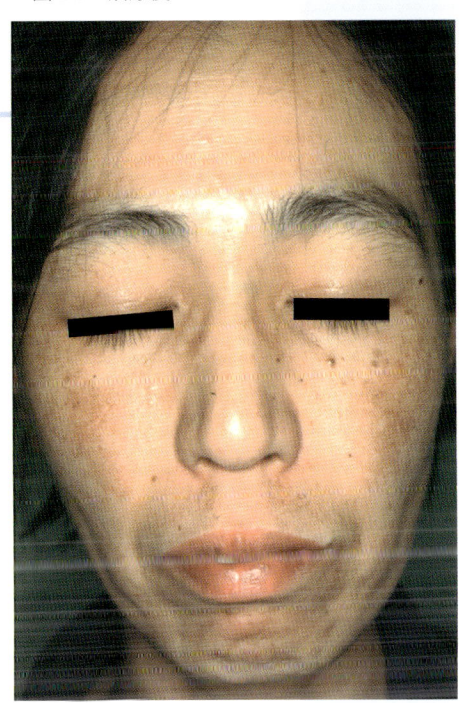

▲図2c 肝斑．

一時的に軽快したように見えるものの，再発・増悪することがほとんどである．内服，ケミカルピーリング等の他の方法も治療を中止すると再発する．

3　老人性色素斑

　老人性という言葉がついているが年をとった人のしみというよりも，日光（紫外線）にどれほどあたってきたかによって生じる色素斑である．主に中年以降に顔面・手背・前腕伸側に発症する褐色色素斑．大きさは大小さまざまであるが，ときに一部が隆起して老人性疣贅（脂漏性角化症）への移行を示すこともある（図3a, b）．

鑑別診断
悪性黒子，老人性角化症

治療
　日光照射を避ける．レーザー治療が最適である．治療法については後述する．

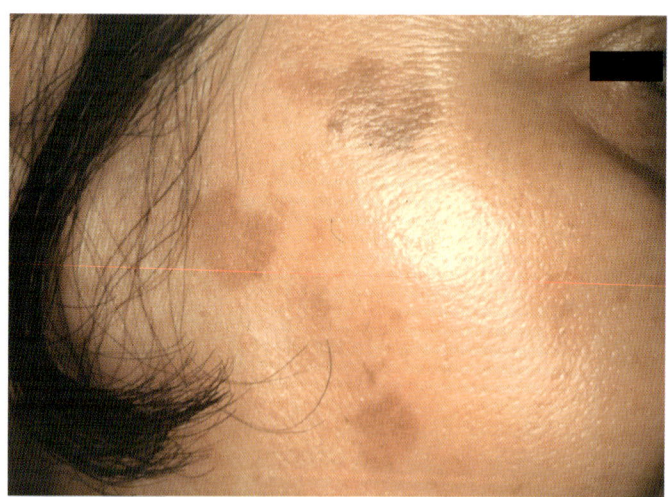

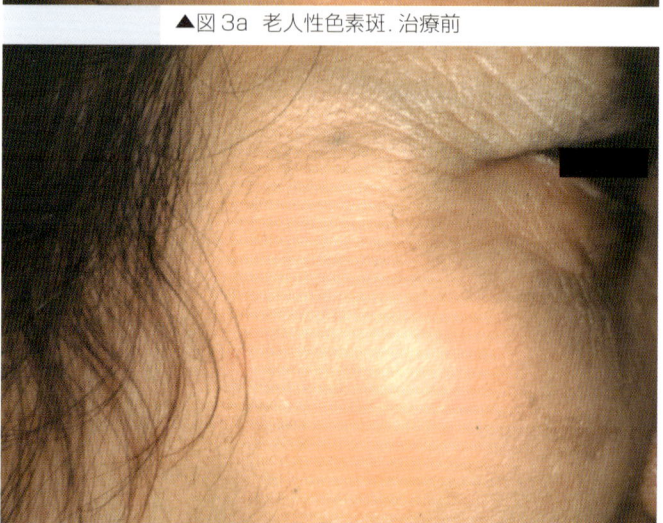

▲図3a　老人性色素斑．治療前

▲図3b　治療後

症例　光線性花弁状色素斑

　肩から背部，前胸部にかけ，大豆大の花弁状に多発する色素斑で，強い日焼けあとに生じやすい．メラノサイトの増加，メラニン沈着の増強を認める（図4a, b）．

治　療

　日光照射を避ける．
　炭酸ガスレーザー，ルビーレーザーなど各種のレーザー治療で軽快する．

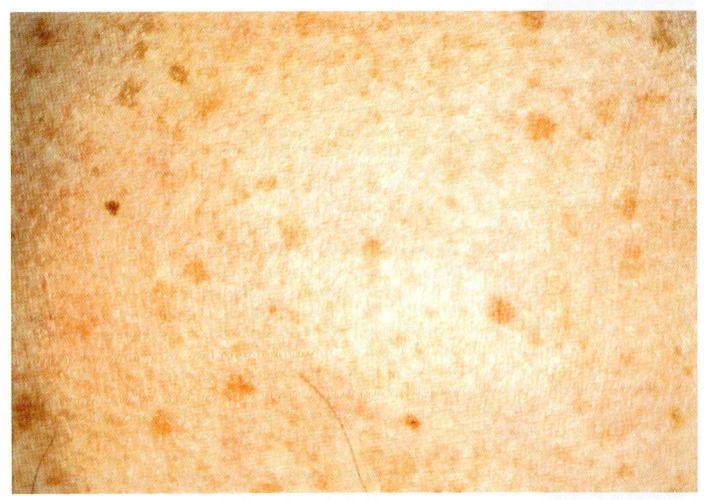

▲図4a　光線性花弁状色素斑．治療前

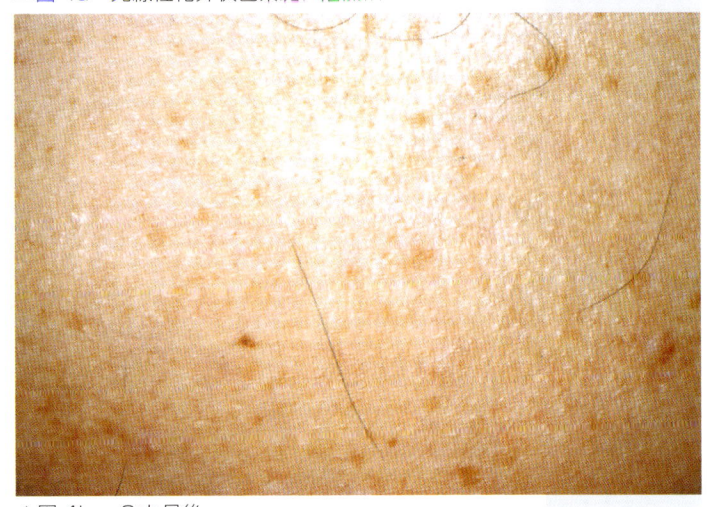

▲図4b　3カ月後

症例　摩擦黒皮症（タオル黒皮症）

　ナイロンタオルやナイロンブラシを長年使用することによって生じる色素沈着である．主に頚部，鎖骨部，肩甲骨部に見られる「黒ずみ」である．掻痒感はない．

治　療

　ナイロンタオル等の使用を中止することで徐々に軽快する．レーザー治療は必要ない．

4 炎症後色素沈着症

　湿疹や擦過創や化粧品，衣類の染料などによる接触性皮膚炎後に生ずる色素沈着である．原因を同定，除去することが大切で，ステロイドの外用は慎まなければならない．一般的に徐々に消退するので，増悪因子である日光（紫外線）照射を避けることで軽快する（図5a, b）．

治　療

　レーザー治療は必要ない．但し，擦過創治癒後に黒色の色素を残す場合は砂粒やアスファルト粉などによる外傷性刺青（外傷性真皮異物沈着症）であるから，Qスイッチレーザーで瘢痕等を残さずに治療可能である．本件は7項（73頁）に詳述されているので参照されたい．

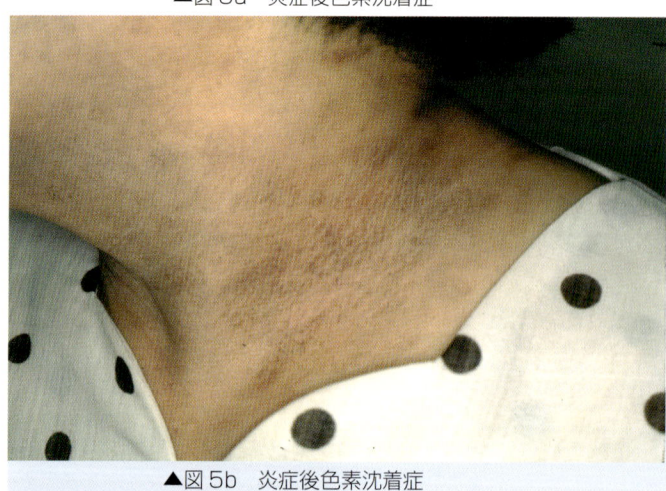

▲図5a　炎症後色素沈着症

▲図5b　炎症後色素沈着症

2.各レーザー治療器による治療の実際

　レーザー治療の適する病変についてその方法を詳述する．レーザーの作用機序から考えて大きく二つに分けることができる．一つは組織蒸散作用を主とするいわゆるスキンリサーフェシングレーザー，もう一方はメラニン吸収作用を主とするレーザーである．

1　蒸散を主としたレーザー

1　炭酸ガスレーザー

　炭酸ガスレーザーは，波長が10,600nmで吸光度合いの標的が水であるため生体組織に吸収されやすい．

　従来の連続波炭酸ガスレーザーと高エネルギー・短パルスレーザーが蒸散用レーザーとして普及している．組織選択性がないので皮膚色の濃い人種では色素沈着，瘢痕等の合併症を生じやすいので厳重な注意と熟練を要することを知らなければならない．

治　　療

　処置に先立ち，局所麻酔を施行する．

　炭酸ガスレーザーの機種によって異なるが，一般的な連続波のレーザーでは出力2～3W，照射時間0.1秒に設定し，ハンドピース先端を皮膚面より3～5cm離して焦点をぼかした状態（defocused beam）で全体に均一に照射する．ウルトラパルス炭酸ガスレーザーではエネルギー密度200～300mJ，繰り返し周波数20～30Hzの設定で照射する．変性した組織は乾ガーゼなどで拭き取ることで簡単に除去できる．しかし，組織の選択性がないために，正常部，病変部の差が無くほぼ同一の深さに影響を与える．過度の照射は真皮の熱変性を生じ，治癒が遷延することがある．その結果，後述のQスイッチレーザーシステムに比較して炎症反応が強く，上皮化後の一過性の発赤と色素沈着がQスイッチレーザーシステムの治療例に比較して長期間持続するので，その説明を治療前に行う必要がある．

2   Er-YAGレーザー

　炭酸ガスレーザーの他に組織蒸散用レーザーとしてEr-YAGレーザー（波長2,940nm）がある．このレーザーは水に対する吸収率が炭酸ガスレーザーの10倍以上のために，ほとんど炭化層なく組織を蒸散できる．正確に表皮を蒸散でき，創傷治癒も速い．しかし，蒸散される組織が極薄いので蒸散と拭き取りを繰り返すことが必要になる．また凝固能がほとんどないので創面よりの出血が若干認められる．炭酸ガスレーザーと同様に組織選択性はないので，炭酸ガスレーザー治療例より発赤は少ないものの，やはり長期間持続するので，その説明を治療前に行う必要がある．

治　　療

　局所麻酔の必要はほとんどない．
　レーザー機器の設定は機種によって異なるので使用マニュアルを参照されたいが，AESCULA社 MCL30 Dermabrateについて解説する．エネルギー密度を300mJ，繰り返し照射10Hz/sec.に設定し均一に照射する．その際蒸散された組織が煙状に浮遊するので，煙吸引機などで吸引する．次に創面を拭き取り，色素の遺残がある場合は照射を繰り返す．

2　メラニン吸収を主としたレーザー

1   ルビーレーザー

　波長694nmのレーザーで，長い期間母斑のレーザー治療器の主流を成してきた．この波長はメラニンへの吸収が良く，それに比較して膠原線維やヘモグロビンへの吸収が少ないことを利用して，メラニンを主体とする病変の治療に応用されている．問題点は照射時間が長いために，吸収された光エネルギーが熱に換わる際に病変の周囲まで熱影響を及ぼすことから，潰瘍形成や，発赤，色素沈着が多かった．そこで各社のレーザー機器は照射時間を200μsec.〜450μsec.くらいに短く設定してきている．最近は後述するQスイッチルビーレーザーに市場は移行しているが，使い方さえ誤らなければ十分に効果を発揮する．

適応疾患

　老人性色素斑，光線性花弁状色素斑

■ 治　　療

　照射時間200μsec.〜450μsec.(レーザー機器により異なる)，エネルギー密度20〜30J/cm²で照射することが多い．同一部位に何度も照射することは，厳に慎まなければならない．吸収する光エネルギーが過剰となり，熱傷潰瘍を生ずる．レーザー照射後，熱変性層を除去する．

2　フラッシュランプダイレーザー

　表皮色素異常症や扁平母斑用に波長510nm，照射時間約300nsec.のフラッシュランプダイレーザーが開発され，真皮への影響が少なく効果を上げている．

3　Qスイッチルビーレーザー

　本来，刺青除去用に開発されたレーザーであるが，本邦では太田母斑や異所性蒙古斑等の真皮メラノサイト増殖症の治療に応用されており，良い結果を出している．これを表皮色素異常症に応用する．当然表皮メラニンにも吸収され熱変換するが照射時間が非常に短い(20〜25nsec.)ために，真皮に異常色素が存在しない場合は，真皮への影響はほとんどないものと考えられる．しかし，本来必要な出力よりも著しく高い出力でレーザー照射が行われるために，治療後一過性の色素脱失や色素沈着が他にQスイッチレーザー機器に比較して多い傾向にあるので注意を要する．

■ 治　　療

　通常，3J/cm²程度のエネルギー密度で十分に効果を発揮する．全体に均一に照射する．熱変性部を除去する必要はない．その後，後述の方法で被覆する．5日後にガーゼを除去する．

4　Qスイッチアレキサンドライトレーザ

　波長は755nmでルビーレーザーと後述のNd-YAGレーザーの間にあり，照射時間は45〜100nsec.でQスイッチルビーレーザーとQスイッチNd-YAGレーザーより長い．刺青用に開発されている．勿論メラニン含有細胞を破壊できるので表皮色素異常症にも有効である．

5　QスイッチNd-YAGレーザー（図6）

　本機器はQスイッチルビーレーザーおよびQスイッチアレキサンドライトレーザーと同様に刺青，真皮メラノサイト増殖症（太田母斑，異所性蒙古斑など）治療用に設計されている．

　波長1,064nmでは黒色を，またその半波長532nmでは赤色の刺青を除去できる．このレーザーも照射時間が5～7nsec.と非常に短いため，周囲への熱影響はほとんどない．波長532nmの光深達度は浅いので老人性色素斑，光線性花弁状色素斑の治療に応用し，良好な結果を得ている．合併症は認められない．最近は専らこのレーザー装置を頻用している．

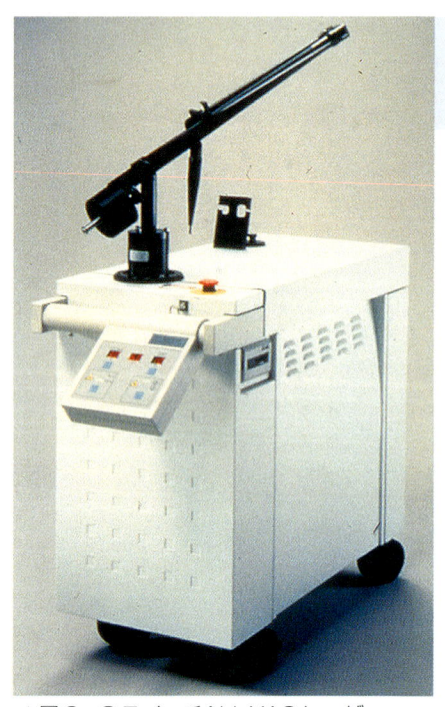

▲図6　QスイッチNd-YAGレーザー

治　療

　波長：532nm，エネルギー密度：0.6～1.2J/cm^{2}で，色素斑の表面が白変する程度に全体に照射する（図7a, b, c）．

　レーザー照射後，熱変性部を除去せずに，フィルム付きガーゼで被覆する．メラニン過剰部のみを選択的に治療が可能である．真皮への影響は臨床的にほとんどない．

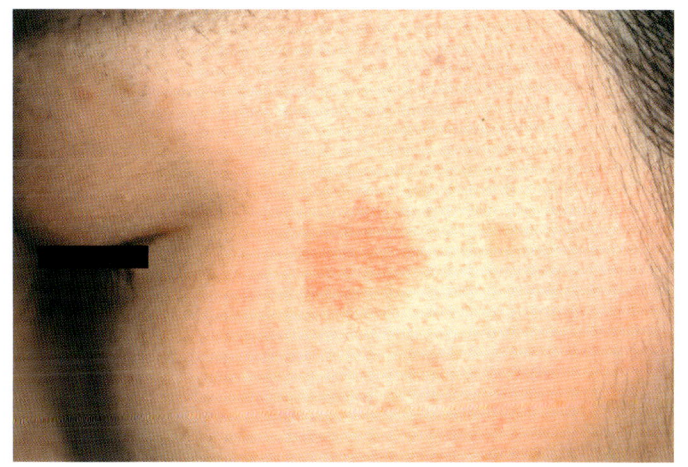

▲図7a 術前

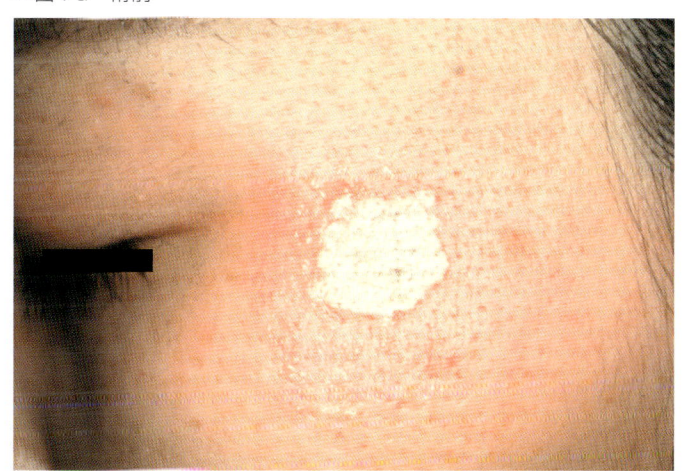

▲図7b 術直後

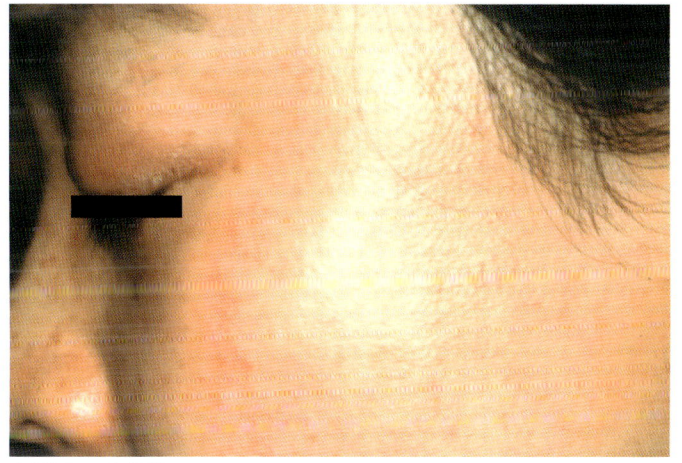

▲図7c 1年後

▲図7 QスイッチNd-YAGレーザーによる治療

表皮色素異常症の治療

3.レーザー照射後の処置

　レーザー照射が終了したらフィルム付きガーゼで被覆する．基本的に軟膏やクリームは接触性皮膚炎を惹起する可能性があるので使用しない．約5〜6日後に来院させ，ガーゼを除去すると極く薄い痂皮を伴って上皮化は完了している（図8a, b）．痂皮は簡単に除去できるので，洗顔・入浴を許可する（図8c, d）．マッサージは禁止する．2次性色素沈着の対策について説明する．その後は1カ月に一度程度の来院を指示することで十分である．

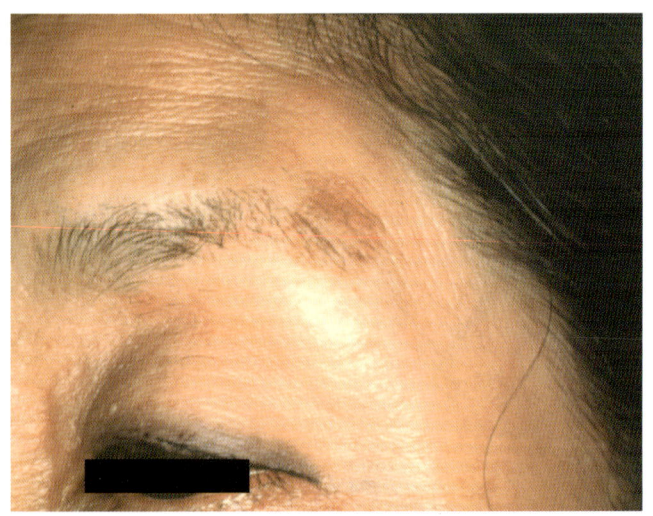

▲図8a　術前

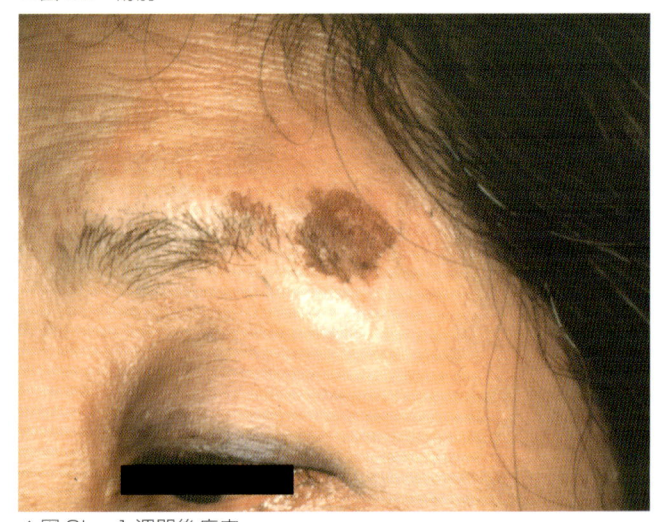

▲図8b　1週間後痂皮

療後上皮化した後は色素沈着を起こしやすい状態である．日中はサンスクリーン剤で遮光をこころがける．また，美白剤や5％ハイドロキノン軟膏の使用を勧めている．どの軟膏・クリームも接触性皮膚炎を起こす可能性があるので，使用開始から1〜2週は注意深く観察する必要がある．一過性の色素沈着は1〜3カ月続くのが一般的な経過である．

症　例

治療前後の処置

　紫外線によって増悪する疾患のため，治療前から遮光することが必要である．美白剤としては，アルブチン，コウジ酸，ビタミンCおよびその誘導体，プラセンタエキスが厚生省から認可されている．筆者は5％ハイドロキノン軟膏を作り使用している．

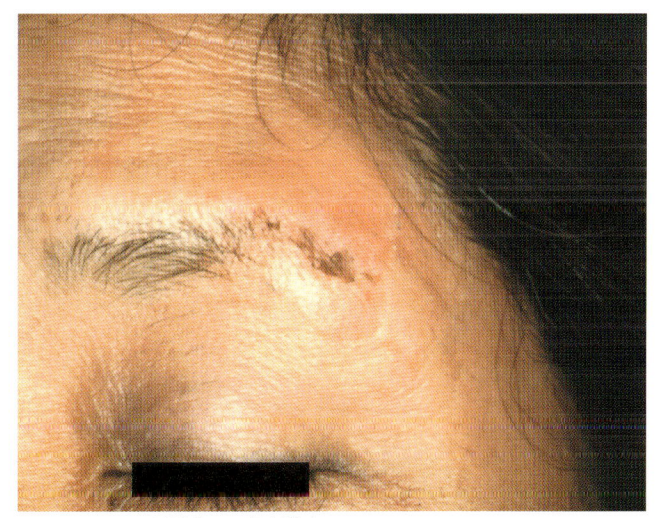

▲図8c　痂皮除去

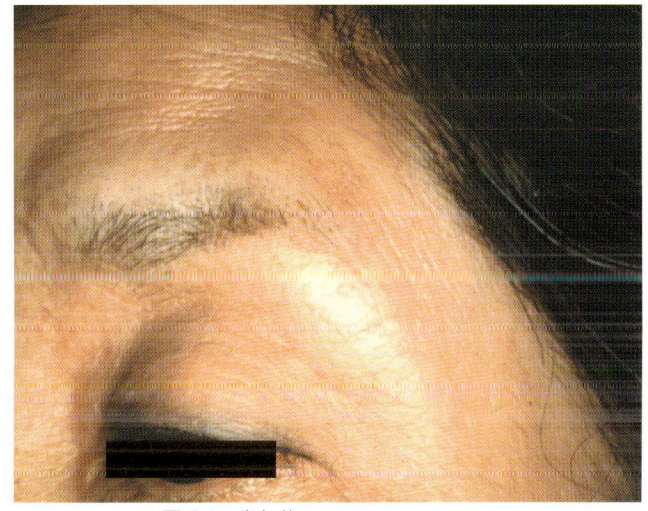

▲図8d　半年後

治療が不適切なケース

色素斑の治療において注意を要することは以下の場合である.

- a 前癌状態が考えられる場合, またはその判断ができない場合
- b 極端に日焼けした肌
- c 治療後日焼けする可能性のある場合

表皮色素異常症は日光（紫外線）照射で悪化することが明らかなので, 過度の日焼けは勿論, 普段の生活においてもできるだけ日焼けしないように指導する.

[久保田潤一郎]

文献

1) Mitchel P Goldman, Rchad E Fitzpatrick : Cutaneus Laser Srugery, Second edition. Mosby, 2000.
2) Tina S, Alster David B Apfelberg : Cosmetic Laser Surgery, Second edition. WILEY-LISS, 2000
3) 波利井清紀（監修）：レーザー治療最近の進歩. 形成外科 ADVANCE シリーズ II-2. 克誠堂出版株式会社, 2000
4) 久保田潤一郎, 小林美貴子, ほか：多機能レーザーによる皮膚病変の治療. 日本美容外科学会報 21：38-49, 1999.

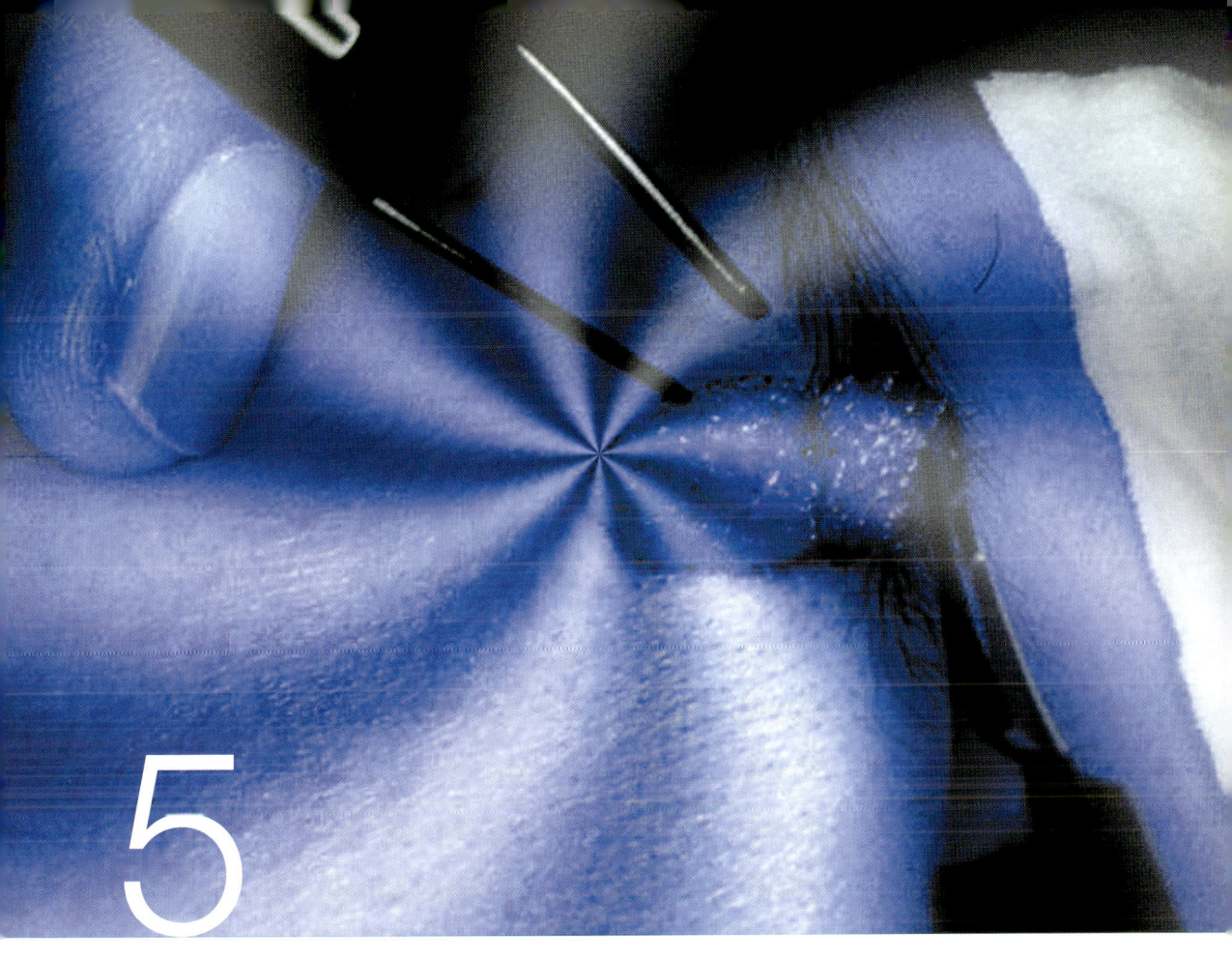

5 母斑・良性皮膚腫瘍の治療

　いわゆる「いぼ」や「ほくろ」は日常診療においてよく遭遇する疾患である．従来，液体窒素による凍結療法，薬剤による腐蝕，電気メスによる切除などが外来で行われてきたが，その結果は治療部位の色素沈着，瘢痕，取り残しによる再発などの問題が多かった．ところで，レーザー機器の中でも普及している炭酸ガスレーザーではどうであろうか．やはり取り扱いの誤りによって，肥厚性瘢痕，色素沈着など同様の結果であった．
　本項では著者の工夫した方法と結果を示したいと思う．

1. 皮膚の構造

炭酸ガスレーザー

　炭酸ガスレーザーは，波長が10,600nmで吸光度合いの標的が水であるため生体組織に吸収されやすい．そのため組織の切開能に優れ，切開面の熱変性層がごくわずかであるため，創傷治癒は明らかに電気メスと比較して早い．また，金属メスに比較して出血が少ない．しかし，メラニン，ヘモグロビン等の組織選択的治療として考えると，生体においては選択性がないことになる．

　最近はいぼ・黒子などの小腫瘤の切除・蒸散用に小型・軽量で低価格な機器が普及している（図1）．

　また，従来の連続波炭酸ガスレーザーを一歩進めた高エネルギー・短パルスレーザーも蒸散用レーザーとして普及してきた（図2）．

　以下に各疾患別の治療法を従来法と比較して述べる．

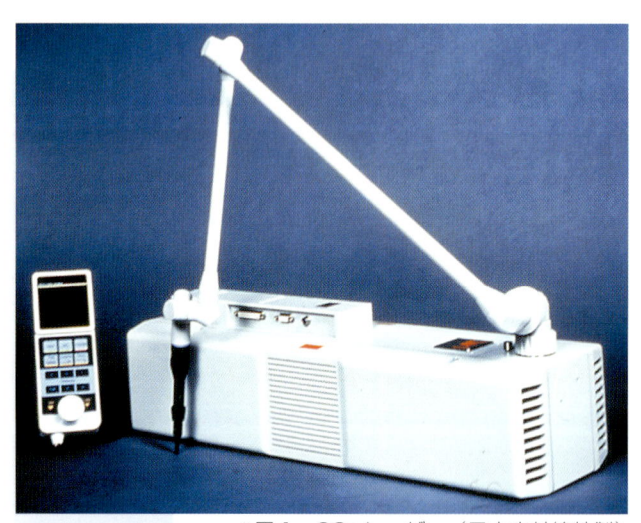

▲図1　CO₂レーザー（日本赤外線社製）

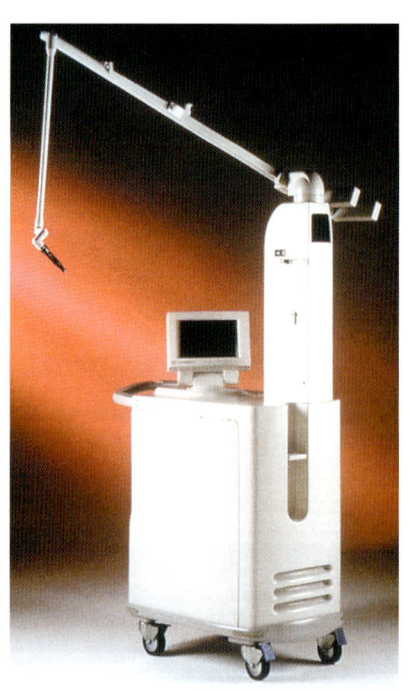

▲図2　ウルトラパルス CO₂レーザー（コヒーレント社製）

1 黒 子

　幼小児期から出現する色素性母斑の帽針頭大から小豆大までの比較的小さいものを「黒子」と称している．色調は褐色から黒色を呈し，形態は円形のものが多く皮膚面と同高のものと，半球状に隆起したタイプがある．組織所見では，表皮真皮境界部，真皮に母斑細胞が腫瘍性に増殖している．

　病巣の位置によって境界母斑，複合母斑，真皮母斑に分けられる．

鑑別診断

　悪性黒色腫，dysplastic nevus，青色母斑，基底細胞腫

治療法（図3）

　原則的に黒子は炭酸ガスレーザーで切除することとしているが，直径1mm以下の黒子は炭酸ガスレーザーの出力を2または3W，一回照射時間を0.1秒に設定し蒸散する．ほとんどの場合局所麻酔は必要としない．それでは直径1mm以上の黒子ではどうするか．顔面では直径約10mmまでの黒子は，炭酸ガスレーザーによる切開・切除法で治療する．

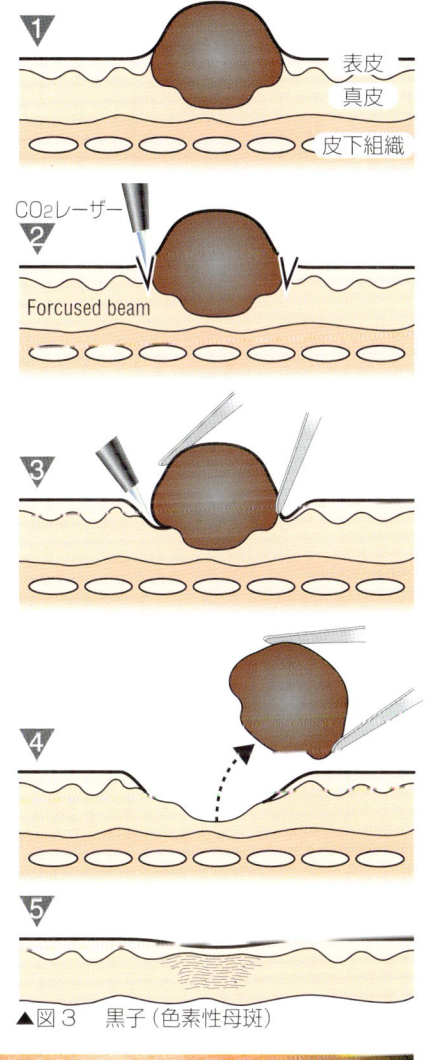

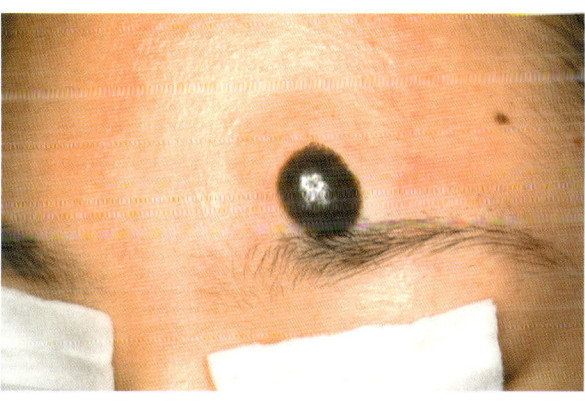

▲図3　黒子（色素性母斑）

▶図4　黒子（色素性母斑）

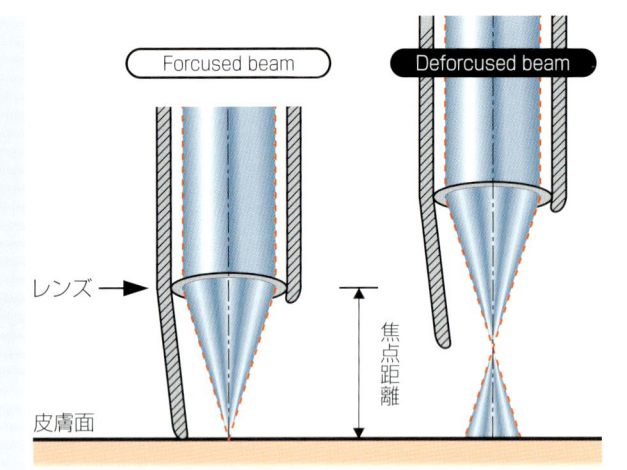

▲図5 炭酸ガスレーザーハンドピース先端の構造とレーザー照射スポットの変化は，同じエネルギーの場合には，Defocused beamほど皮膚の損傷は浅くなる．

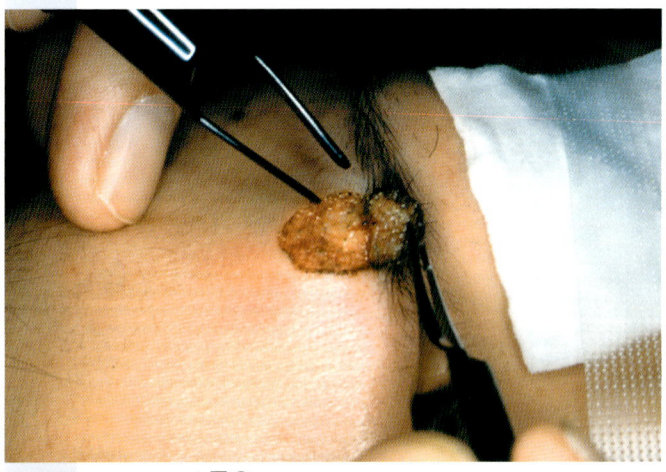

▲図6

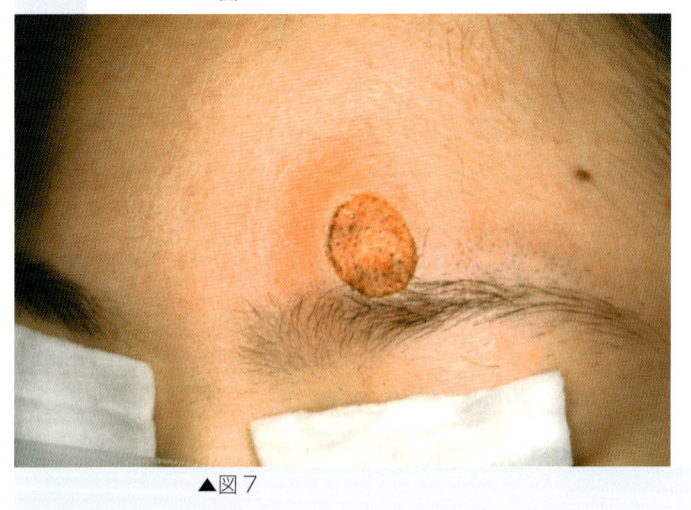

▲図7

　通常1％キシロカインEによって局所麻酔を行ったうえで（図4），炭酸ガスレーザーの出力を2〜3w，一回照射時間を0.2秒に設定しなるべく皮膚面にハンドピース先端を近づけ（focused beam, 図5），黒子の周囲を繰り返し切開する．

　その後，その切開面を利用して微小有鉤摂子等で腫瘍を把持し，腫瘍マージンを肉眼的に確認しながら切開を進め切除する（図6）．

　一回照射時間を0.2秒に設定することによって，誤って切りすぎることを防ぐことができる．本法はほとんど出血を認めないために金属メスの切除に比較して創縁を観察しやすい．電気凝固法や蒸散法と比較して取り残しが少なく，切除標本を確保できる点は優れている（図7）．

実践 皮膚レーザー療法

また，電気メス切除と比較して，非常に熱損傷範囲が少ないので，小腫瘍であっても十分に病理組織検査が可能である（図8, 9）．

治療後処置

治療後は，通常フィルム付きガーゼを使用するが，軟膏塗布後に普通のガーゼを貼付しても良い．テープで軽く圧迫固定する．出血予防のために1〜2日はガーゼを換えない．その後，来院させるか，患者本人に軟膏塗布とガーゼ被覆を指示する．厚い痂皮が生ずると著しい陥凹瘢痕を残すので必ず創部を洗わせて，ガーゼ交換することが大切である．

約7〜10日で上皮化する．治療後早期は浅い陥凹瘢痕を残すが，約1カ月で平坦化する．発赤は3〜4カ月持続することがあるので，色素沈着予防にスキントーンテープを貼付する．

なお，この方法は軟線維腫や皮角などの切除にも応用可能である．

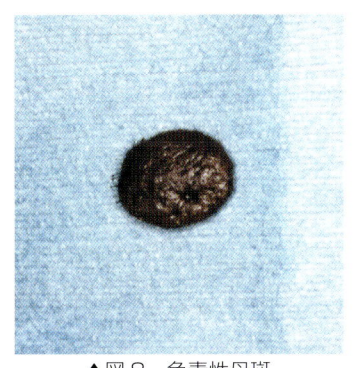

▲図8 色素性母斑

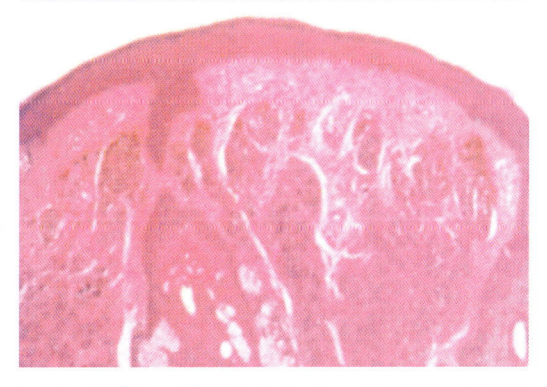

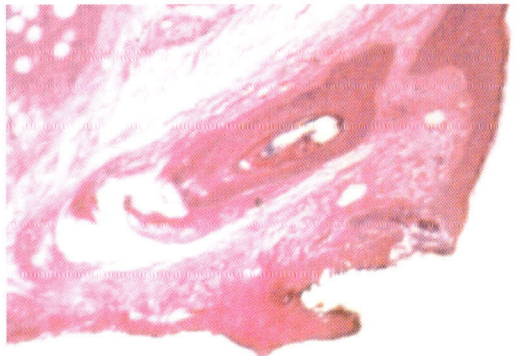

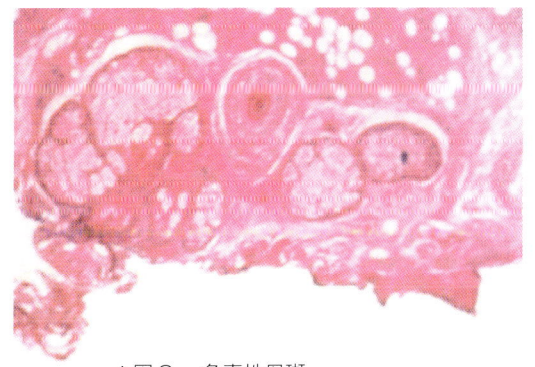

▲図9 色素性母斑

注意点としては顔面における直径10mmを越えるもの，口唇周囲，頚部，体幹や四肢で直径約5mmを越えるものは肥厚性瘢痕になりやすいので，他の腫瘍も同様に常に考慮する必要がある．メスによる紡錘切除・縫縮が良い場合もある（図10a,b，図11a,b，図12a,b）．

▼黒子

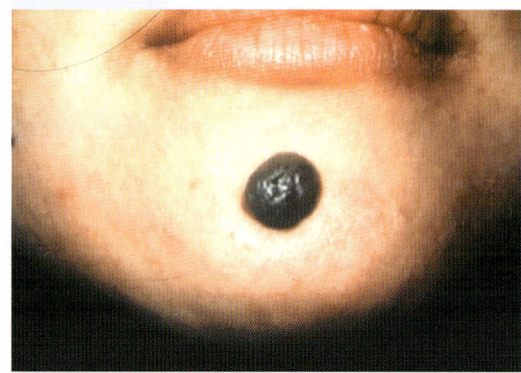

▲図10a 術前

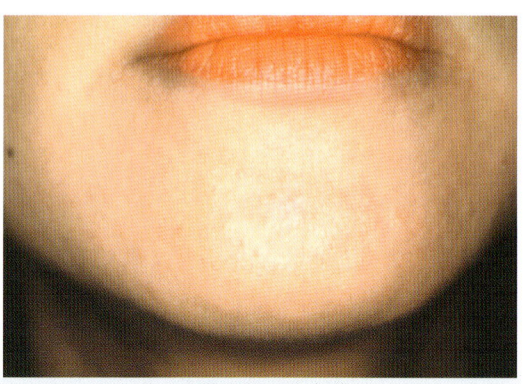

▲図10b 1年後

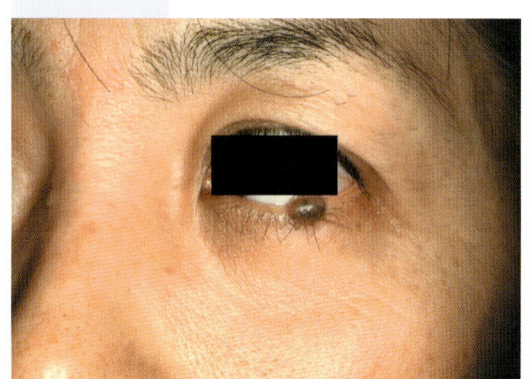

▲図11a 術前

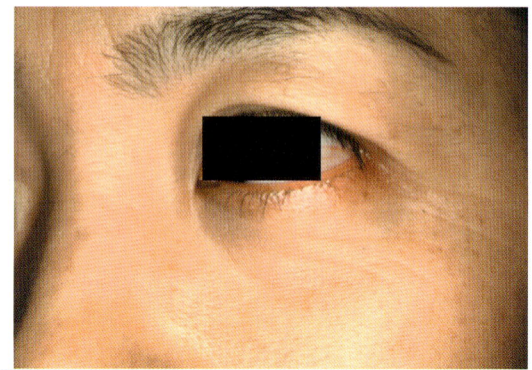

▲図11b 6カ月後

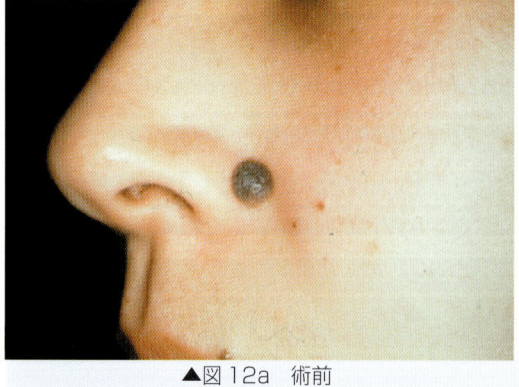

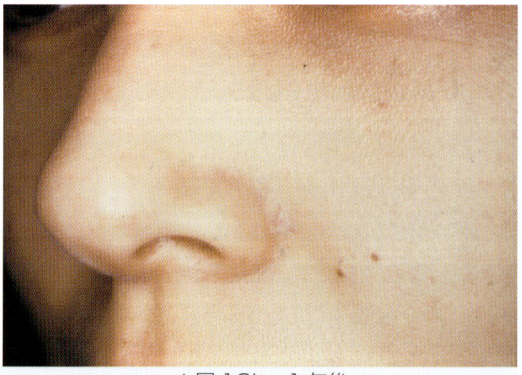

▲図12a 術前

▲図12b 1年後

実践 皮膚レーザー療法

2 表皮母斑（疣状母斑）

出生時，幼小児期に出現する淡褐色から褐色の隆起性角化性局面の疣状で列序性に並ぶことが多い．組織所見は角質増殖，表皮肥厚，乳頭腫症が見られる．

治療法

処置に先立ち，1％キシロカインEで局所麻酔を施行する．炭酸ガスレーザーの機種によって異なるが，一般的な連続波のレーザーでは出力2〜3W，照射時間0.1〜0.2sec.でハンドピースを皮膚面より離し（焦点をぼかし：defocused beam）繰り返し照射する．ウルトラパルス炭酸ガスレーザーではエネルギー密度200mJ，繰り返し周波数20〜30Hzの設定で照射する．膨化・変性した組織は乾ガーゼなどで拭き取る．その後再びレーザー照射と拭き取りを繰り返すことで除去できる．その後はフィルム付きガーゼで被覆する．ガーゼは浸出液の多いとき以外交換しない．治療後5〜7日で上皮化は完了する（図13a〜e）．部分的に再発する例があるので追加照射の可能性を患者に説明しておく必要がある．また，治療後の発赤が長期間継続することがある．

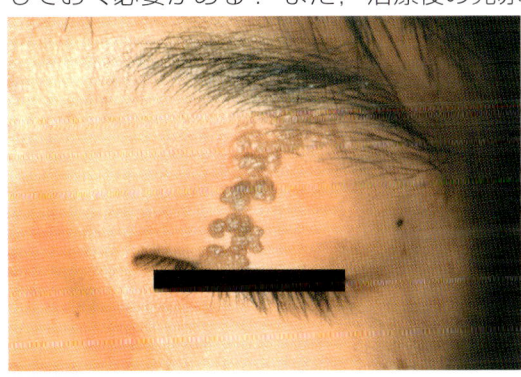

▲図13a 上半分術後

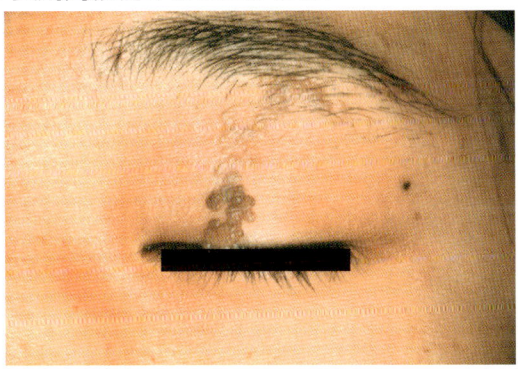

▲図13b 2回目術後

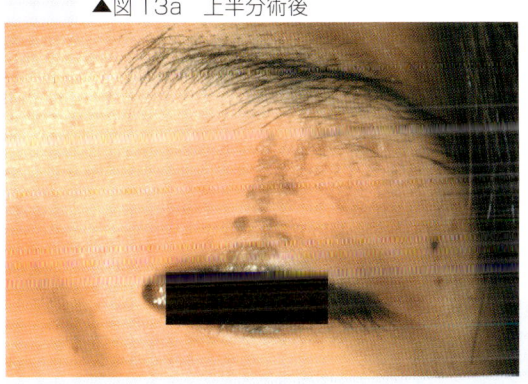

▲図13c 2回目1カ月

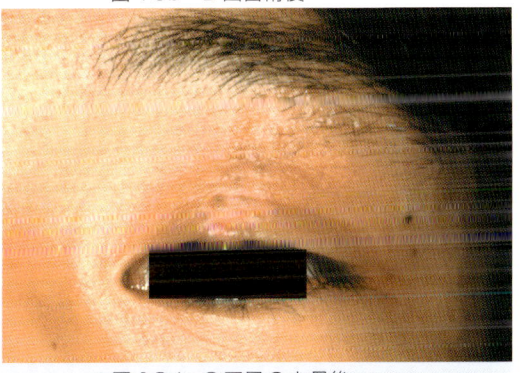

▲図13d 2回目6カ月後

3 老人性疣贅（脂肪漏性角化症）

　30代以降に顔面・頭部・体幹に多発する丘疹で，しばしば老人性色素斑と混在する．大きさは半米粒大から様々で，色調も混在する．表皮の加齢変化と言われている．組織学的に表皮の細胞増殖によるもので，表皮基底層を越えることはない．金属メスによる剝削は真皮に切り込むことになり，液体窒素圧抵法は深さを規定できないために治癒が遷延するので，Laser abrasionの良い適応となる．

鑑別診断

　ケラトアカントーマ，前癌状態（老人性角化症，ボーエン病など）や悪性腫瘍（基底細胞腫，有棘細胞癌など）との鑑別が必要である．

治療法

　表皮母斑の治療と同様の手技で軽快する（図14a, b, c，図15）．

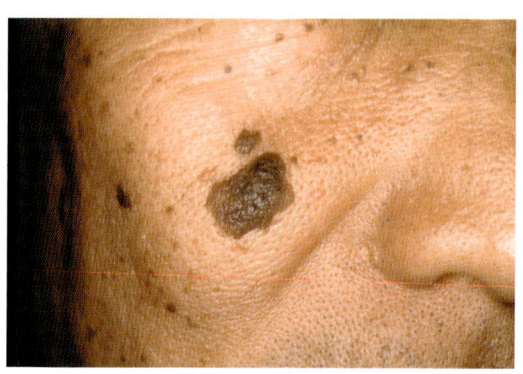

▲図14a　治療前

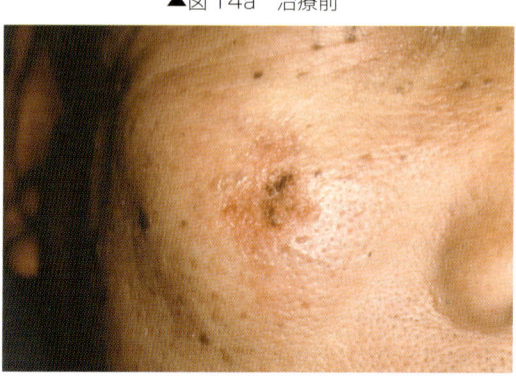

▲図14b　治療直後

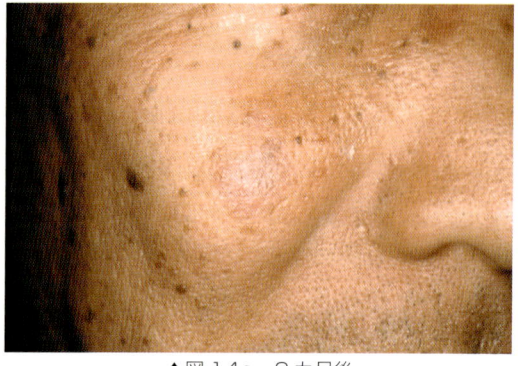

▲図14c　2カ月後

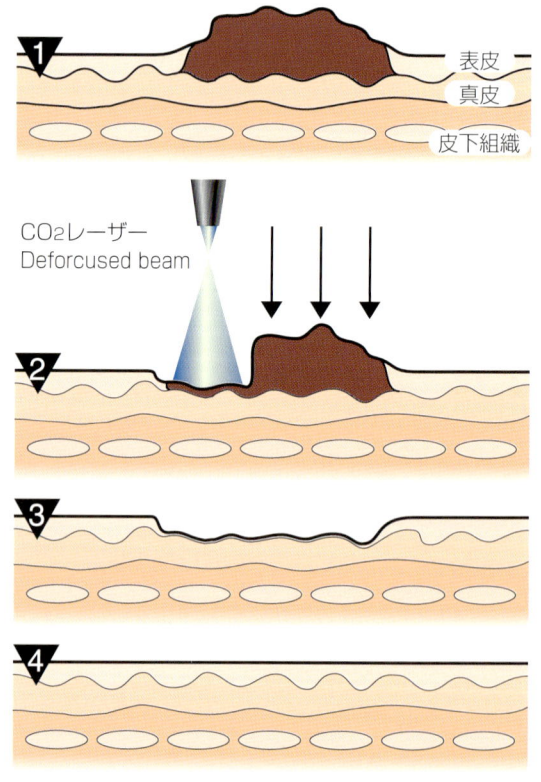

▲図15　脂漏え性角化症

4 汗管腫

　直径1～2mmの扁平でわずかに隆起する黄褐色の小丘疹で，眼瞼，ときに体幹に多発する．女性に多く思春期頃より目立つことが多い．組織所見は，真皮上中層に大小の管腔構造を有する．エクリン汗管の真皮部分の増殖による．

治　療
目立つ部分を出力2w，照射時間0.1秒で，ハンドピースを皮膚面より離し（焦点をぼかし：defocused beam）蒸散する．または後に述べるEr-YAGレーザー（エネルギー密度：300mJ/cm²）で蒸散する．病変は真皮に存在するので，軽快はするが根治は困難である．

5 アクロコルドン

　頚部，腋窩に多発する半米粒大以下の小丘疹で，大部分は老人性疣贅である．一部に小さい軟性線維腫が含まれる．

治　療
　炭酸ガスレーザーを出力2～4W，一回照射時間0.1から0.2秒に設定し，ハンドピース先端を皮膚面から少し離して（defocused beam）蒸散を行う．蒸散用レーザーであるUltra Pulse 炭酸ガスレーザーではエネルギー密度200mJ，繰り返し周波数20～30Hz，照射時間0.1から0.2秒の設定で照射する．なお，照射時間が0.2秒以上の場合は局所麻酔が必要である．

治療後処置
　治療後は翌日から入浴を許可する．創部は小さいので軟膏塗布のみで十分な場合が多い．約1週間で上皮化するが，発赤がある内は日焼けによる色素沈着を起こしやすいので，十分に説明する．従来からの液体窒素凍結法や焼灼法に比較して創傷治癒期間は明らかに短く，瘢痕形成や周囲の色素沈着をほとんど認めない点が優れている．

6　尋常性疣贅

　ヒトパピローマウイルス感染による．帽針頭大の丘疹として始まり，次第に疣状となる．四肢末端に好発する．液体窒素，電気焼灼，抗腫瘍剤局注・塗布，組織腐食剤塗布等が従来法としてあるが，再発することが多い．

治　療

　炭酸ガスレーザーによる蒸散のコツは，局所麻酔後，出力３～４Wで照射時間0.2～0.5秒の設定する．最初は疣贅全体を蒸散し，変性組織と炭化層を乾ガーゼで拭き取る．その後，易出血性の顆粒状組織を出血が無くなるまで蒸散する．特に足底では，角質・異常角化に隠れるように疣贅が存在するので蒸散範囲を拡げる．

治療後処置

　治療後は軟膏を塗布し，ガーゼ被覆とする．３～４日経過すれば入浴可能となる．軟膏処置法は熱傷治療に準ずる必要があるが，感染を起こすことは稀であり，患者本人による処置で問題はない．

問 題 点

　組織蒸散による皮膚潰瘍の発生である．熱傷潰瘍に準じた治療法を知る必要がある．また，治癒までの期間が長いこと，創治癒後に肥厚性瘢痕になりやすいこと，再発があること等よく説明する必要がある(図16a, b)．

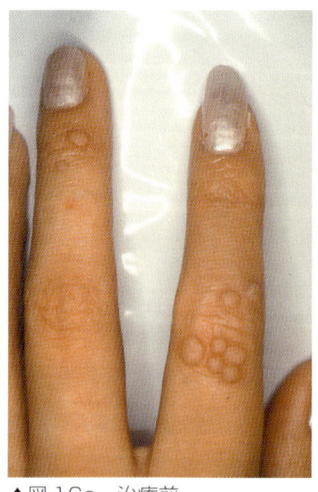

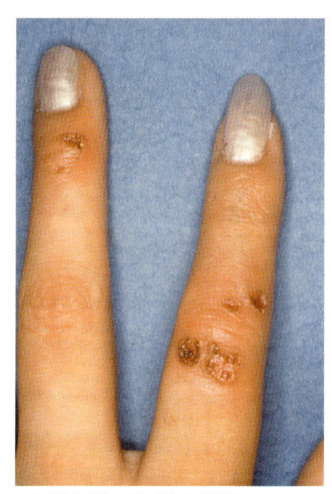

▲図16a　治療前　　　▲図16b　治療１週後
▲図16　組織蒸散による皮膚潰瘍

7　青年性扁平疣贅

　思春期女子の手背・顔面に好発するヒトパピローマウイルス感染症である．多発性の扁平に隆起した丘疹で，搔痒を伴うこともある．尋常性疣贅とほぼ同様の治療が行われるが，顔面では整容的に色素沈着，瘢痕形成に注意が必要である．

付　Er-YAGレーザー
　炭酸ガスレーザーの他に組織蒸散用レーザーとしてEr-YAGレーザー（波長2,940nm）がある．このレーザーは水に対する吸収率が炭酸ガスレーザーの10倍でほとんど炭化層なく組織を蒸散できる．蒸散される組織が極薄いので老人性疣贅のように組織が厚い病変は繰り返し照射が必要である．熱変性層が少ないので創面からの出血がやや多い．詳しくは「11．Skin resurfacing（Er-YAGレーザー）の適応と実際」の項（129頁）を参照されたい．

2　治療後の処置

　治療後，上皮化した後は色素沈着を起こしやすい状態である．日中はサンスクリーン剤で遮光をこころがける．美白剤や5％ハイドロキノン軟膏の使用を勧める．詳しくは「13．レーザー治療前後のスキンケア」の項（161頁）を参照されたい．

治療が不適切なケース
皮膚腫瘍や色素斑の治療において注意を要することは，以下の場合である．
- a　前癌状態，悪性化が考えられる場合，またはその判断ができない場合
- b　極端に日焼けした肌
- c　治療後日焼けする可能性のある場合
- d　cでは治療後の色素沈着は必発であり，長期間続くためできるだけレーザー治療を避けるべきである．

［久保田潤一郎］

文　献
1) Mitchel P Goldman, Rchad E Fitzpatrick : Cutaneus Laser Srugery, Second edition. Mosby, 2000
2) Tina S, Alster David B Apfelberg : Cosmetic Laser Surgery, Second edition. WILEY-LISS, 2000
3) 波利井清紀（監修）．レーザー治療最近の進歩．形成外科 ADVANCE シリーズ II-2．克誠堂出版株式会社，2000
4) 久保田潤一郎，小林美貴子，ほか：多機能レーザーによる皮膚病変の治療．日本美容外科学会報 21 : 38-49, 1999.

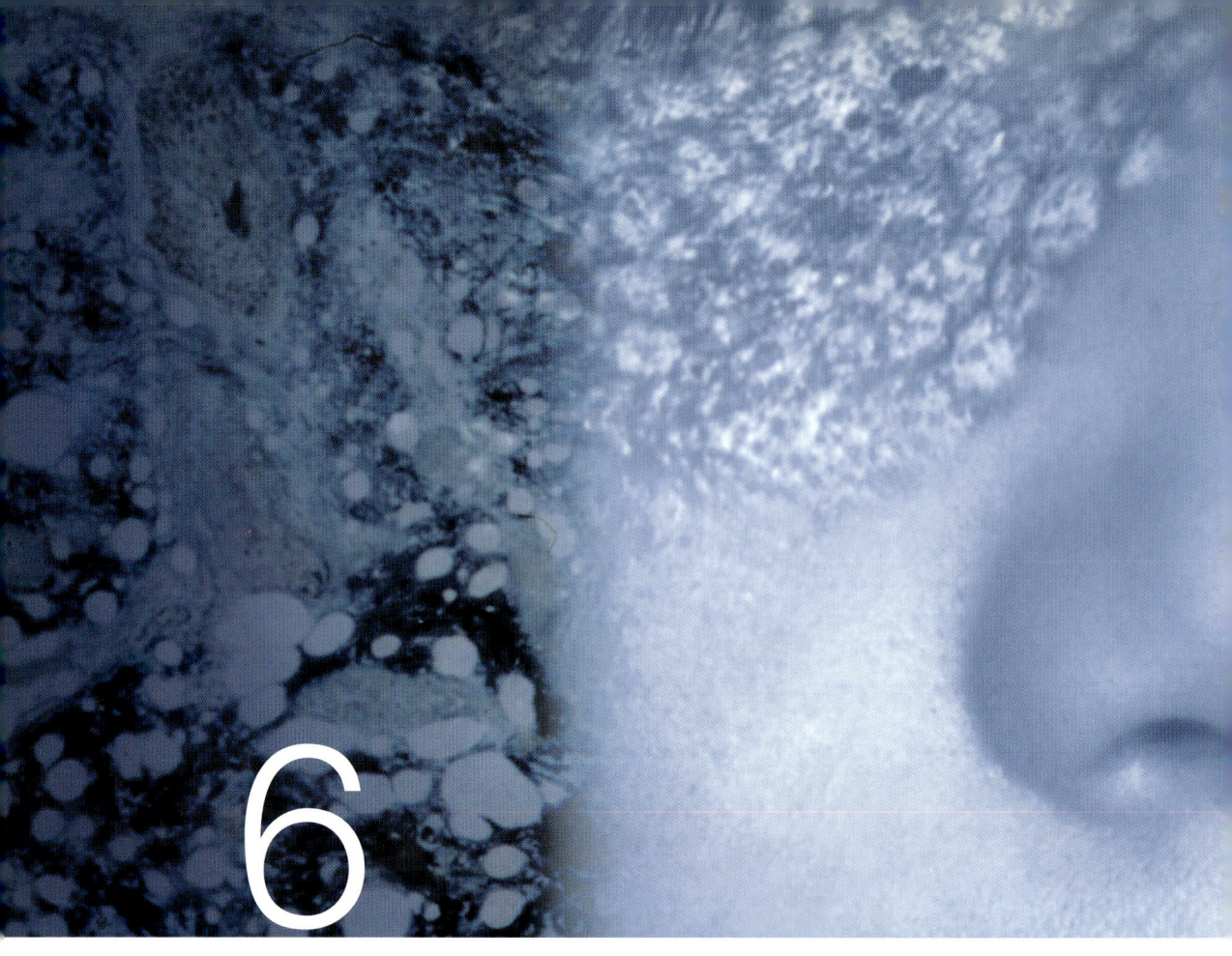

6 真皮メラノサイト増殖症
（太田母斑，異所性蒙古斑）

はじめに

　真皮メラノサイト増殖症(Dermal melanocytosis)には，太田母斑・伊藤母斑・異所性蒙古斑などが挙げられる．いずれも真皮内メラノサイトの増生を主体とする母斑で，最もレーザー治療の有効な母斑の一つである．

　レーザー治療は，selective photothermolysisの理論に基づいて，主にQ-switch発振の短パルスレーザーが用いられ，Q-switched Ruby Laser, Q-switched Nd-YAG Laser, およびQ-switched Alexandrite Laser が臨床応用されている．ここでは太田母斑を中心に照射治療の実際を示し，色素褪色に関する基礎的知見についても言及する．

1. 母斑の臨床像

1 太田母斑

　太田母斑は全体的に淡青色を呈し，これに淡褐色の小斑が散在する母斑で，多くは顔面片側，上下眼瞼・頬骨部・前額・上顎部など，主に三叉神経第1・2枝領域に多く発症する．眼球・眼瞼結膜，鼻・口腔粘膜にも色素斑をみることがあり，時に両側性にみられる．発症は，生後まもなくおよび思春期に多く，邦人での発症頻度は1％程度と報告されている．両頬骨部にわずかな小斑の散在するもの，鼻翼に限局するものなど，鑑別診断が困難なものも少なくない．

　組織所見は，表皮基底層の色素沈着と真皮内メラノサイトの増生が主体である．眼瞼では皮下〜筋層内にも多数のメラノサイトの分布をみることがある．

　一般に真皮メラノサイトは，膠原線維間，皮膚付属器・血管の周囲に散在し，増生は軽度で周囲構造の変化・改築はないとされている．また，表皮基底層の正常メラノサイトに比して多量のメラノソームを有し，その分泌能は欠いているとされる．真皮には同様にメラノファージの存在も確認できる．

2 異所性蒙古斑

　異所性蒙古斑は通常の蒙古斑に比し遅い消退を示す傾向があるが，消退せず残存するものが少なくない（成人の3〜4％に残存）．特に色調の濃いものや，灰色調の広範囲のものは残存する傾向が強い．

　太田母斑と同様，青色調の強いもの，色調の濃いものなど，色素が真皮深層・皮下に及ぶと考えられる症例の治療成績は不良である．若年者では，治療面積は小さく皮膚も薄く治療効率が高いため，色調の濃いもの灰色調の広範囲のものなどは早期治療が望ましい．

2. レーザー治療の適応

1 適応症例

　顔面皮膚に発症した太田母斑の殆どはレーザー治療の適応と考える．しかしながら，治療による褪色の程度は，部位・年齢等により差がある．一般に，眼瞼の治療効果は前額や頬部に比し劣る傾向があり，高齢者では若年者に比し褪色不良の傾向を示す．眼球・眼瞼結膜，鼻腔・口腔粘膜に関して照射治療の報告は見られるが，実際に普及・施行するにはいたっていない．
　異所性蒙古斑は，露出部のもの，広範囲のものなどについては早期治療の適応を検討する．成人例では，部位により治療後色素沈着が遷延するので適応を慎重に検討すべきと考える．

2 適応年齢（治療開始年齢）

　太田母斑の発症年齢が生後間もなくと思春期の二峰性を示すので，この時期の病院受診が多い．患者の病悩時期に合わせて治療を行えば良いが，乳幼児の治療開始時期については3歳以下での早期治療を勧める報告が多い．
　小児は照射による色素褪色が成人より良好で，治療期間も短く，また面積も小さいため，治療効率・経済効率の面からも利点が大きいとされる．小範囲の治療は無麻酔で行えるが，広範囲のものは適宜全身麻酔下で治療を行っている．
　早期治療の後，思春期での母斑再発については不明だが，早期治療が後年の色素発現を抑制する可能性も示唆されている．

3. 照射治療

1 装置

　レーザー治療は，selective photothermolysis の理論に基づいて，通常 Q-switch 発振の短パルスレーザーが用いられ以下の機器が使用されている．

1 Q-switched Ruby laser（波長694.3 nm）

　RD-1200®は，パルス幅は28nsec.とされ，fluence 3～8J/cm²で照射できる．照射スポットは，ハンドピース先端のチップの交換により，直径5, 6.5mmの照射径が選択できる．設定の状況により発振可能な出力に若干の増減があるが，7J/cm²までは照射径6.5mmで発振可能で，7J/cm²以上の出力を用いる際は，スポット径5mmでの照射となる．最近の機種のrepetation rateは1Hzに設定されており（旧いものは0.5 Hz），広範囲の治療にも適している．

Q-switched Ruby laser

Spectrum Medical Technologies	RD-1200®（図1）
日本赤外線工業 (NIIC)	IB101®
東芝メディカル	LRT-301A/QS®

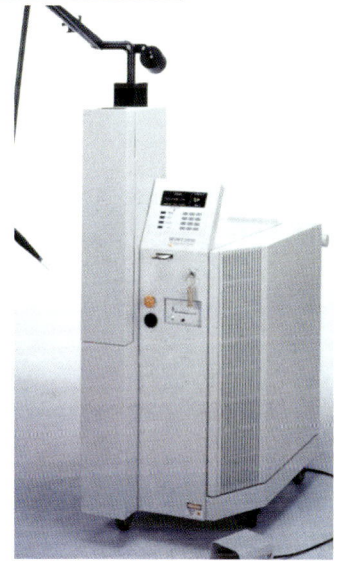

▲図1　RD1200®
(Spectrum Medical Technologies)
波長694.3nm，パルス幅28nsec.

2 Q-switched Nd-YAG laser（波長1064/532nm）

　Medlite®は，1064nmと532nmの2波長の光を出すことができる．Q-switch発振によるパルス幅は6 nsecに設定され，Q-switched Ruby laserおよびQ-switched Alexandrite laserに比して，同じfluenceでのピークパワーは最も大きい．波長(1064nm)も他に比し長いため，皮膚深層への到達に有利と考えられる．ハンドピースの交換により，2, 3, 4mmの照射径を選択でき，repetation rateは1, 2, 5, 10Hzより選択可能である．広範囲の治療には10Hzを選択することでストレスなく治療できる

　一方，ピークパワーに関連して，照射時の組織飛散，出血が他機種に比して多い．このため，Q-switched Nd-YAG laser照射時には，患部に透明な創被覆材等を被覆した状態で照射することを勧める術者もいる．

Q-switched Nd-YAG laser

Continuum Biomedical	Medlite®（図2）
日本赤外線工業 (NIIC)	QL10Y®

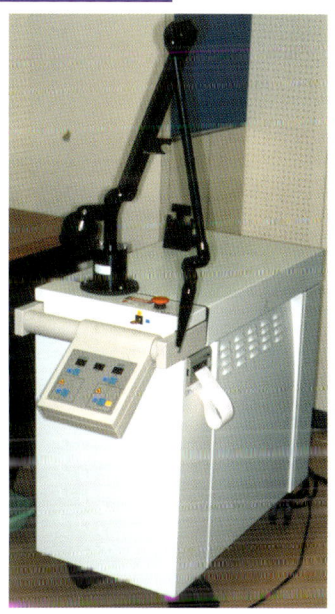

▲図2　Medlite®
(Continuum Biomedical)
波長1064/532nm，
パルス幅6nsec.

3 Q-switched Alexandrite laser（波長755 nm）

Q-switched Alexandrite laserは，黒青色の刺青治療を目的に開発されており，パルス幅は50〜100nsec.と，Q-switched Ruby laserおよびQ-switched Nd-YAG laserよりも長い．同じfluenceでのピークパワーは若干低いが，太田母斑の治療に際しては臨床上大きな違いは報告されていない．しかしながら，異所性蒙古斑の一部など，真皮深層のメラニンが多いタイプなどにおいては，Q-switched Nd-YAG laserほどの効果は得られないとの報告もみられる．

Q-switched Alexandrite laser

Candela	ALEXLAZR® (図3)
Cynosure	photoGenica® HT10

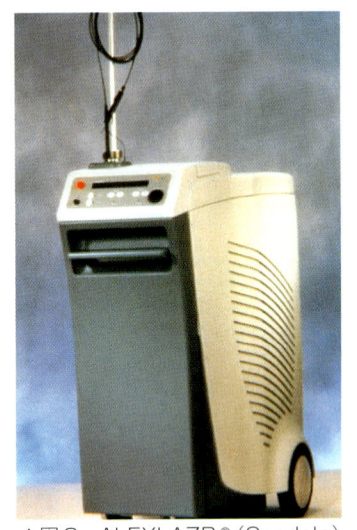

▲図3　ALEXLAZR®（Candela）
波長755nm，パルス幅50nsec．

2　麻　酔

小範囲であれば無麻酔で照射可能であるが，適宜リドカインテープ（図4）を使用している．また，7%リドカインクリーム密封療法や局所麻酔下での照射を行うこともある．特に眼瞼周囲の照射は痛みが強いため，局所麻酔および眼窩下神経ブロック等を併用することがある．広範囲の治療では，小児成人に拘わらず適宜全身麻酔下での治療としている．

最近では，ラリンゲアルマスクによる呼吸管理，覚醒のすみやかな吸入麻酔薬を用い，日帰りでの全身麻酔治療も日常的におこなっている．

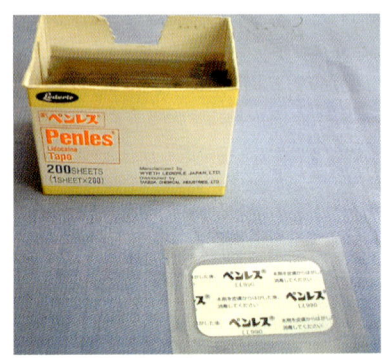

▲図4　リドカインテープ，Penles®（Wyeth Lederlie）

3　眼の保護

治療時，患者の眼にレーザー光が入らぬよう眼瞼はアイマスクあるいはガーゼなどで被覆し確実に遮光する．眼瞼の照射など眼に近い症例では，眼球保護用コンタクトシェルを装着した上で治療を行う（図5）

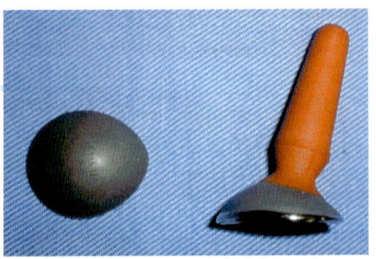

▲図5　遮光用コンタクトシェル
ベノキシール点眼などにて表面麻酔の後装着する．

4　照　射

1　設　定

　出力は照射による皮膚表面の変化を観察しながら適宜設定する．初回治療では照射後白色変化(Whitening phenomenon, 図6)を参考に最低出力として増減する．2回目以降では適宜出力を調節して照射するが，RD-1200®では，通常4～6Jで照射している．

2　手　技

　術者は，照射時，規定された保護用メガネを装着の上治療を行う．照射はガイド光を目安に少しずつずらしながら照射する．未照射部が生じないよう照射辺縁部が僅かに重なるように照射する．広範囲の照射治療には，RD-1200®で6.5mm径で1Hz，ALEXLAZR®は4mm径で5Hz，またMedlite®は3mm径で10Hzでの照射が効率が良い．

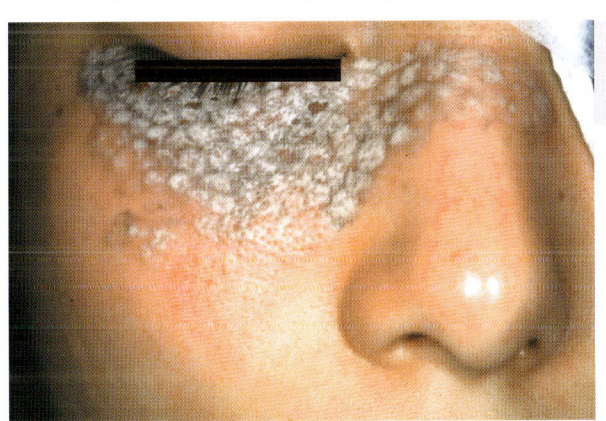

▲図6a　Whitening phenomenon：
　　　　照射直後，皮膚表面は白色変化を示す．

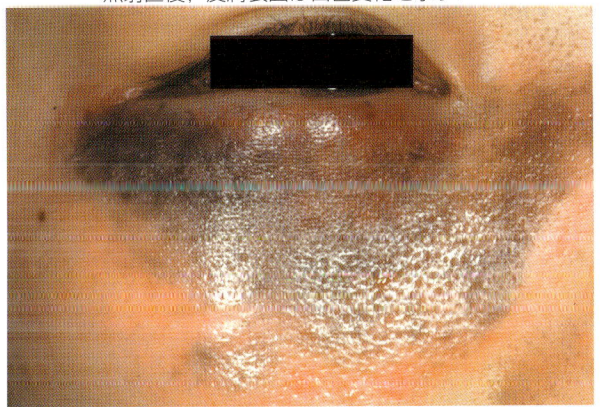

▲図6b　照射後：
　　　　Whitening phenomenonは照射後間もなく消失し浮腫様変化が観察される．

5 照射後の創管理

　太田母斑のレーザー照射部位は照射直後は白色を呈し，その後痂皮を形成し照射後5日程度で痂皮は脱落し再上皮化する．

　パルス幅のより短いMedlite®では照射時，表皮の飛散・出血を認めることが多いため，軟膏ガーゼでのドレッシングとしている（エキザルベ，及びトレックスガーゼ・シリコンメッシュガーゼを用いている）．照射野の出血・水疱形成がない場合には，ガーゼのみのドレッシングとしている．

6 治療後補助療法（スキンケア）

　痂皮脱落，上皮化後は，遮光に留意させる他は放置している．治療後の色素沈着の強い症例，母斑色素がわずかとなった症例では，再生上皮の色素沈着を予防するために遮光およびハイドロキノン軟膏等による補助療法を指導している．

コツ

　　上皮化早期は炎症を抑えるためにステロイド軟膏を，発赤・紅斑軽快後は，色素産生抑制のためにハイドロキノン，コウジ酸，アスコルビン酸などの外用剤を適宜指導している．最近ではレチノイン酸配合の化粧品等も試みているが，いずれも治療部の色素沈着を予防している実感は大きくない．むしろ徹底した遮光指導が重要だと考える．

7 治療間隔

　母斑に対するレーザー治療が保険適応となってからは，これに準じておよそ3カ月に一回の治療間隔としている．照射治療半年後を経た後にも色素褪色を認める症例が存在するので，治療間隔はより長くとも問題ない．

8　治療成績（図7a,b，図8a,b，図9a,b，図10a,b）

　前額・頬部など比較的皮膚の厚い部位では，少ない照射回数でも時間とともに良好な褪色が期待できる．一方，眼瞼では照射回数を増やしても治療効果が乏しい症例が存在する．一般に，同じ部位への照射回数は，およそ3回から7回程度であるが，経験的には同部位へ5回以上照射するような症例は，その後，治療回数を重ねても色素褪色はあまり期待できない．こうした症例の残存母斑を切除すると，組織標本では皮下組織に色素の残存が確認できることから，皮下の色素はレーザー照射による影響を受けにくいと考えられる．同様に，眼瞼以外でも皮下に色素の存在するものは良好な褪色は得られにくい．一方，高齢者では部位に拘わらず褪色が不良な症例を経験する．一方，小児のレーザー照射による治療成績は一般に良好で，3回程度の照射回数で改善するとの報告が多い．Plaque typeのblue nevusとの鑑別診断が困難な青色調の強い症例の治療成績は年齢にかかわらず治療成績不良である．上述のごとく皮下の色素が多量に存在するためと考えられる．

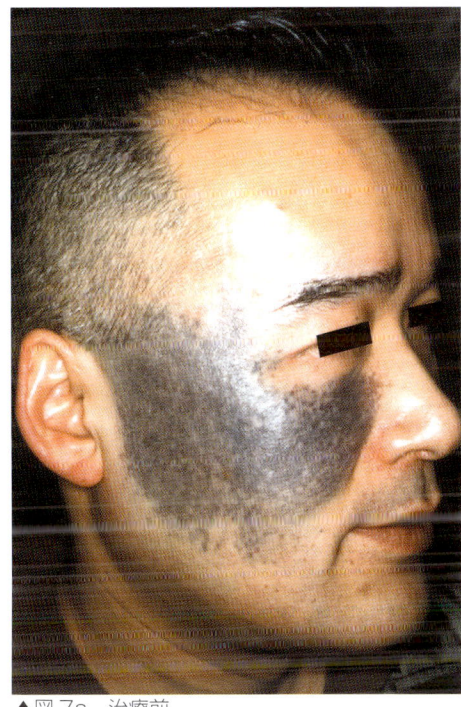

▲図7a. 治療前

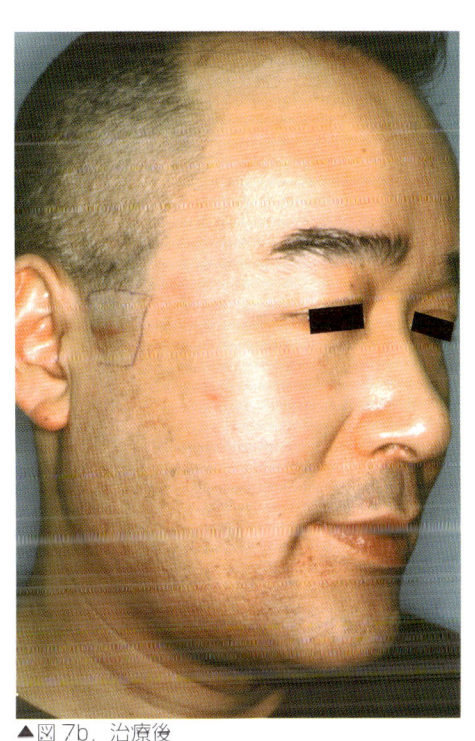

▲図7b. 治療後
（Q-switched Ruby laser 照射4回）

図7　右頬部太田母斑

（写真提供：久保田潤一郎）

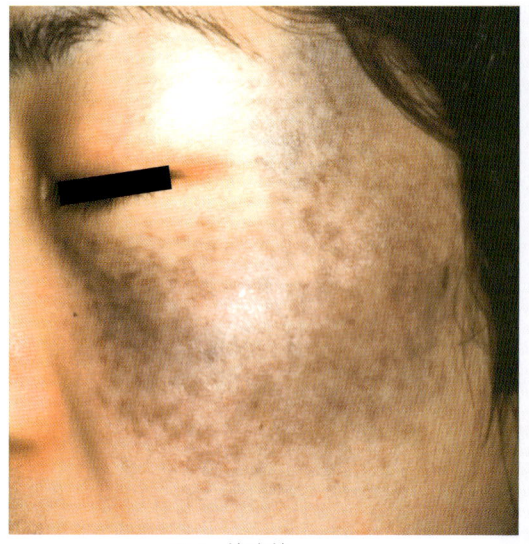

▲a. 治療前 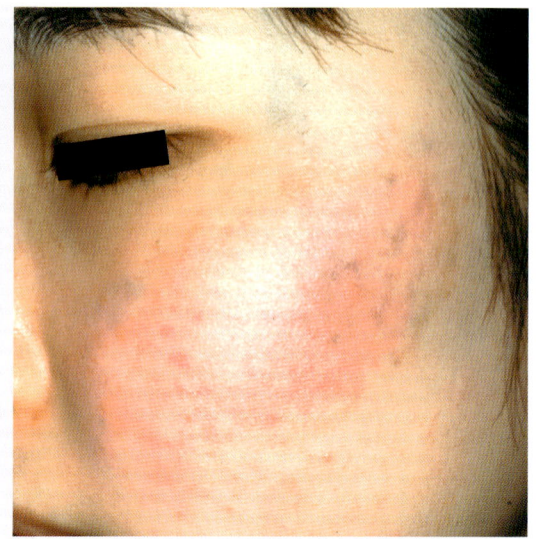　　　　　　　　　　　　　　　▲b. 治療後（Q-switched Ruby laser 照射3回）
図8　左頬部太田母斑

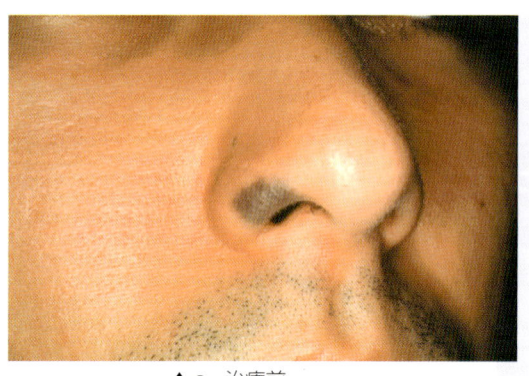

▲a. 治療前 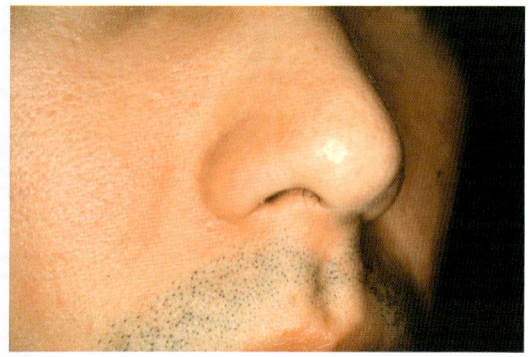　　　　　　　　　　　　　　　▲b. 治療後（Q-switched Ruby laser 照射4回）
図9　右鼻翼部太田母斑

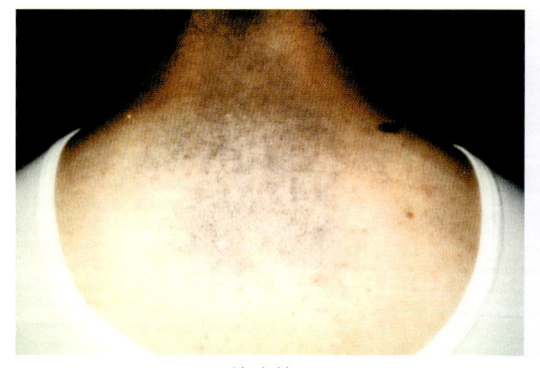

▲a. 治療前 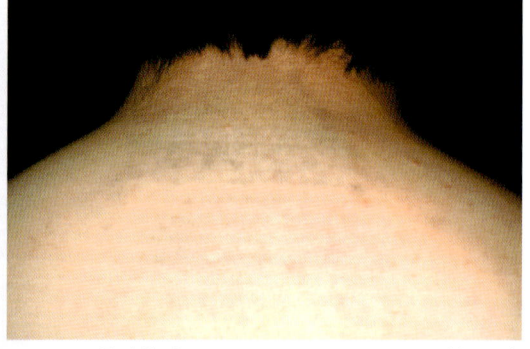　　　　　　　　　　　　　　　▲b. 治療後（Q-switched Ruby laser 照射5回）
図10　背部異所性蒙古斑
（図8, 9, 10 写真提供：久保田潤一郎）

4. 副作用・合併症

　照射による炎症反応から惹起される二次性色素沈着および，照射による皮膚の熱変性による瘢痕形成・色素脱失などが報告されている．

1　色素沈着

　照射治療後の一過性色素沈着は多くの症例で経験するが，その程度・消退までの期間は個人差が大きい．また，照射後発赤・紅斑の強い症例ではこれにひきつづく色素沈着の遷延も強い傾向が認められる．太田母斑の治療に際しては，母斑の色調が濃いので表層の色素沈着が問題となることは少ないが，母斑の色調がある程度改善した後の追加治療では，治療後色素沈着をできるだけ予防する必要がある．また，四肢体幹の異所性蒙古斑では治療後色素沈着が遷延することが多い傾向にある．治療後補助療法の項で述べたが，治療後色素沈着の予防には，ハイドロキノン，レチノイン酸などが利用されているが，基本的には徹底した遮光が最も重要と考える．

2　瘢痕形成・色素脱失

　レーザー治療による熱傷瘢痕形成は，照射による過剰な熱産生が原因と考えられる．照射出力を適正に設定することでこの合併症は予防できると考えるが，色素量が多い症例，小児など皮膚が脆弱な症例，眼瞼等皮膚の薄い部位などでは注意を要する．実際には，Q-switched laser での照射後，難治性の潰瘍形成は殆ど経験しないが，機器の発振出力が安定しないための予期せぬ照射反応などを時に経験するので，日常のレーザー機器保守点検の重要性を強調しておきたい．

5.太田母斑色素褪色の理論

　Q-switched発振の短パルスレーザーの照射による真皮メラノサイト・メラノソームの変化についてはselective photothermolysisの理論とともに広く知られるところとなった．即ち，短パルスレーザーを用いると，標的色素であるメラノソームを選択的に熱破壊できることを理論的に示したものである．照射によって変性したメラノソームは，その後貪食細胞によってリンパ行性・血行性に処理されることが示唆されている．また照射治療の後，数カ月を経ても褪色傾向を示す臨床所見は，メラノソームが処理される過程が月単位で継続することを示している．褪色に必要な期間は，部位・年齢による差も認められ，詳細な知見に乏しく適切な治療期間についての統一した見解はない．

　以下にレーザー照射後の色素褪色過程について実験動物モデルの組織所見を供覧し，治療機序を理解する一助としたい．

実 験 動 物

　日本猿の腹部青色母斑を対象としてQ-switched Ruby laser (RD-1200®)およびQ-switched Nd-YAG laser (Medlite®)を用いて照射実験を行った．照射条件はそれぞれfluence5.0J/cm^2，照射径6.5mm(RD-1200®)，fluence5.0J/cm^{2}照射径3 mm(Medlite®)とした．照射による皮膚白色変化はいずれもわずかで，間もなく皮膚表面に出血が認められた．照射部位の出血はRD-1200®ではごくわずかでMedlite®で顕著だった．照射後4週間の観察で色素は肉眼的にほぼ消退した(図11a, b, c)．

組 織 所 見

　前述の照射実験に際して，非照射部，照射直後および照射1週間目の皮膚を採取し，組織所見を光顕および電顕にて観察した．Q-switched Ruby laser(RD-1200®)およびQ-switched Nd-YAG laser(Medlite®)の照射による組織所見に大きな差は認めず，ここではRD-1200®照射による組織所見を経時的に供覧する．

　母斑の組織所見は，ヒトdermal melanocytosisのそれに類似した所見を示す．真皮に存在するメラノサイトの増生は軽度で膠原線維間に散在している．樹状突起は明らかでなく，メラノサイト内には多量のメラノソームを有している(図12a, b)．

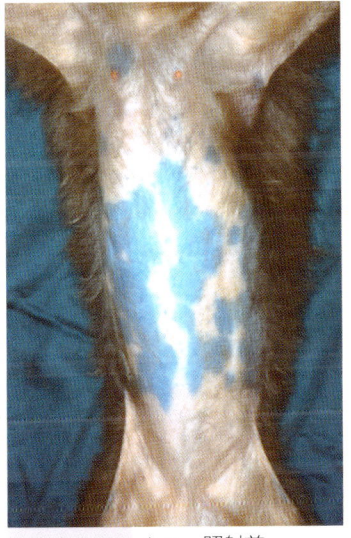

▲a. 照射前 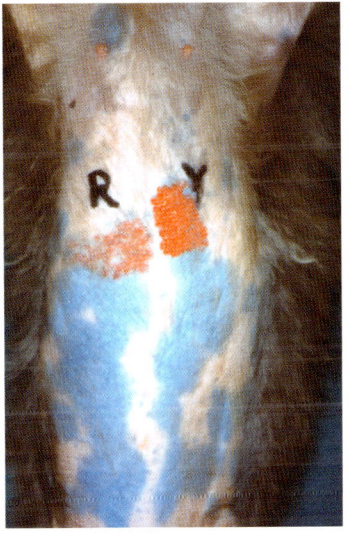　　　▲b. 照射直後　　　　　　　　　　▲c. 照射後4週間目
　　　　　　　　　　（R：RD-1200照射，Y：Medlite照射）　　　（縫合創は組織採取部）
▲図11　日本猿腹部青色母斑に対するレーザー照射

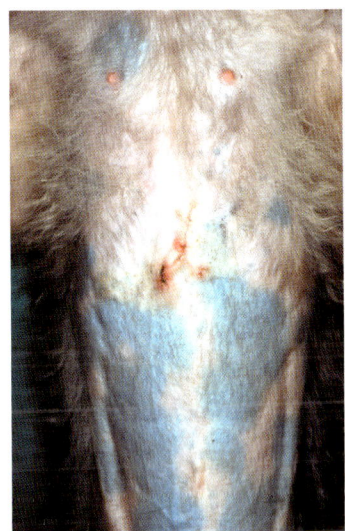

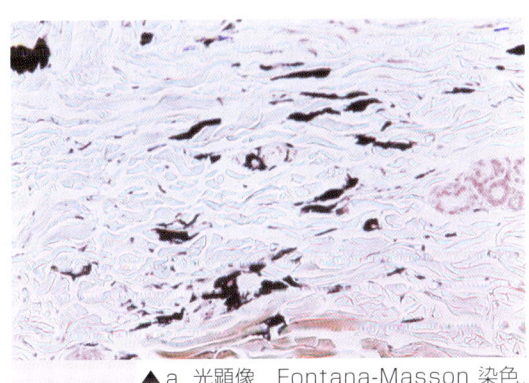

▲a　光顕像．Fontana-Masson染色．　　▲b　真皮メラノサイト電顕像．メラノサイトには成熟
　　真皮メラノサイトの増生が認められる．　　　したメラノソームが多数含まれる．
▲図12　日本猿腹部青色母斑の組織所見（非照射部）

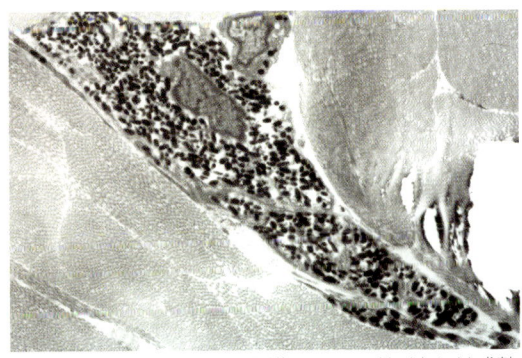

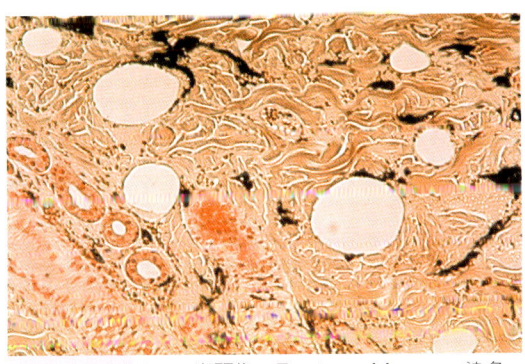

▲a　光顕像．Fontana-Masson染色．　　▲b　電顕像．
　　真皮内に空胞形成，メラノサイトの　　　　　個々のメラノソームに様々な形態変化を認める．
　　破砕が認められる．
▲図13　照射直後の組織所見

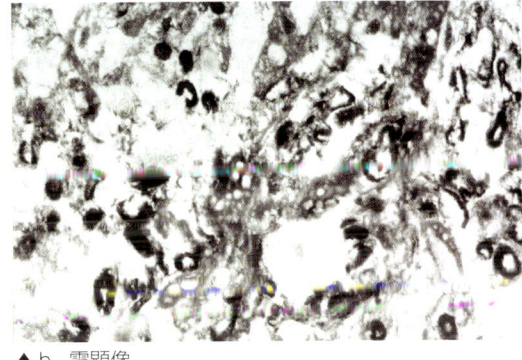

真皮メラノサイト増殖症—太田母斑・異所性蒙古斑

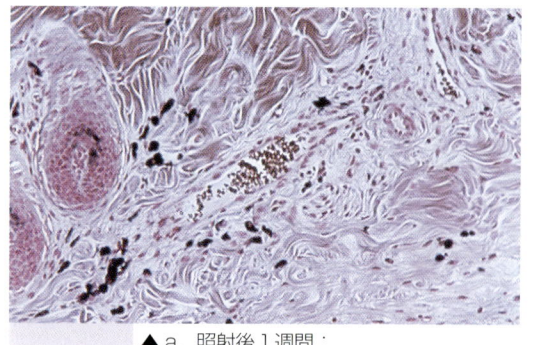

▲ a. 照射後1週間：
　　光顕像，Fontana-Masson染色．
　　メラノソームを含むメラノファージ
　　が多数認められる

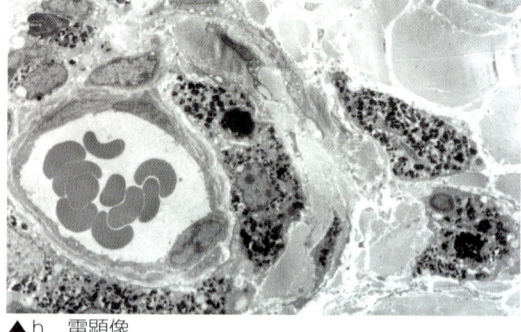

▲ b. 電顕像．
　　血管周囲に集簇するメラノファージが認められ，
　　貪食されたメラノソームが血管系によって処理さ
　　れることが示唆される．

▲図14　照射1週間目の組織所見

　RD-1200®照射直後の組織所見は真皮内に多数の空胞形成とメラノサイトの破砕が光顕で認められる．電顕では個々のメラノソームの様々な変形・破砕が示された（図13a, b）．

　照射後1週間目の所見は，破砕したメラノソームを貪食したメラノファージが多量に認められ，照射によって細胞外に放出されたメラノソームがマクロファージによって貪食されたものと考えられた．これらのメラノファージが血管周囲に集簇する所見も散見され，貪食されたメラノソームが血管系によって処理されることが示唆された（図14a, b）．

おわりに

　太田母斑に代表される真皮メラニン増殖症は，レーザー治療の最も有効な母斑の一つで，現行のQ-switch発振の短パルスレーザーで合併症は少なく治療が可能である．しかしながら，部位・年齢・色調等，症例によって治療成績は異なり治療結果予測は容易ではない．従って，治療にあたってはある程度の経験が必要であり，特に対象となる母斑がdermal melanocytosisであるか否かの的確な臨床診断が重要と考える．

［緒方　寿夫］

文献

1) Anderson RR, Parish JA: Selective photothermolysis : precise microsurgery by selective absorption of pulsed radiation. Science 1983 ; 220 : 524-527
2) Polla LL, Margolis RJ, Dover JS, Whitaker D, Murphy GF, Jacques SL, Anderson RR: Melanosomes are a primary target of Q-switched ruby laser irradiation in guinea pig skin. J Invest Dermatol 1987 ; 89 : 281-286
3) Goldberg DJ, Nychay SG : Q-Switched ruby laser treatment of nevus of Ota. J Dermatlo Surg Oncol 1992 ; 18 : 817-821
4) Geronemus RG : Q-Switched ruby laser therapy of nevus of Ota. Arch Dermatol 1992 ; 128 : 1618-1622
5) Watanabe S, Takahashi H : Treatment of nevus of Ota with the Q-switched ruby laser. N Engl J Med 1994 ; 331 : 1745-1750

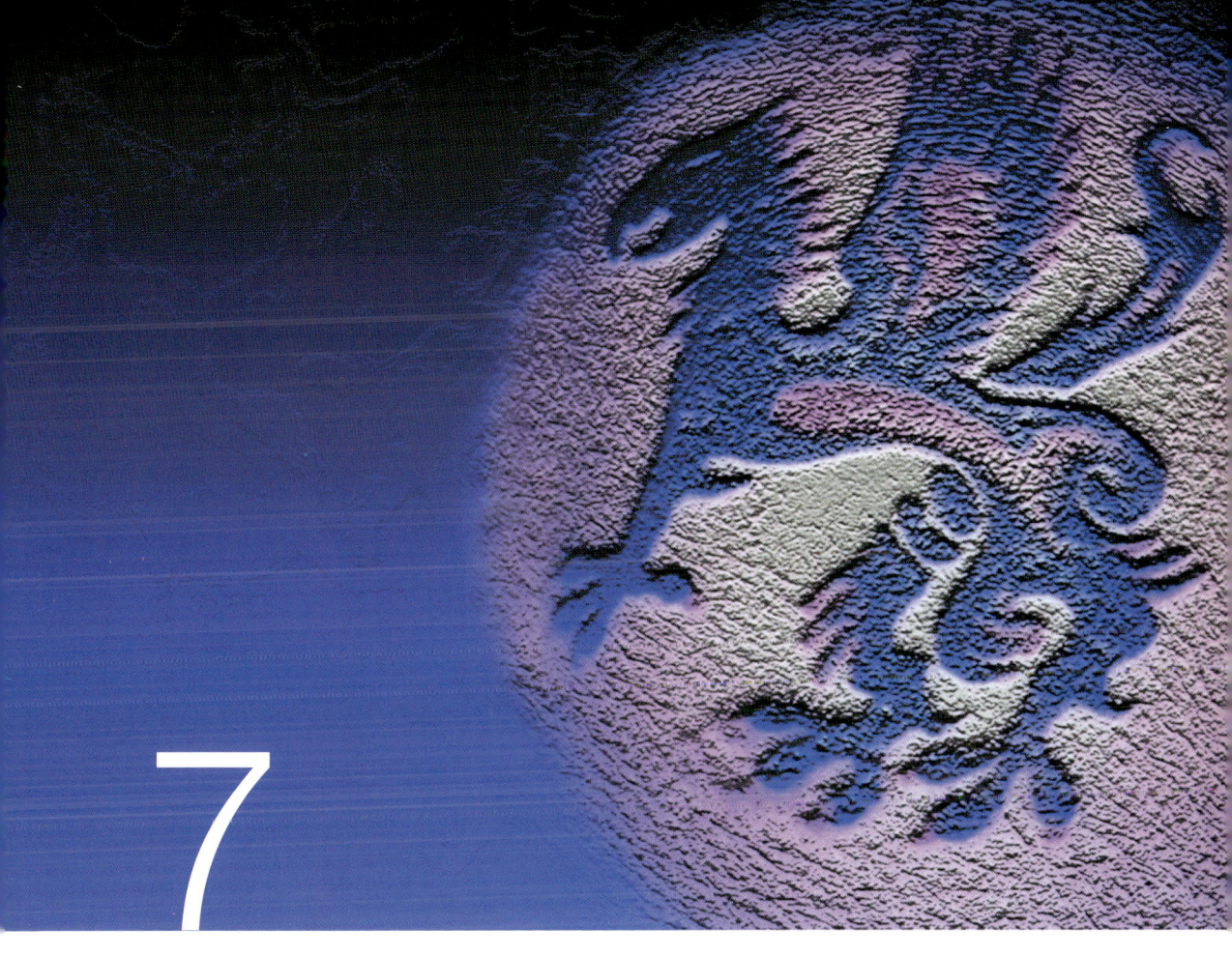

7 異物沈着症（外傷性刺青・装飾刺青）

はじめに

　刺青治療の一手法である皮膚浅層の削除治療 (dermal abrasion) は，炭酸ガスレーザーの導入とともに炭酸ガスレーザーを用いた dermal abrasion が試みられた．しかしながら，アブレーダーによる手技と同様，真皮深層の異物・色素には効果が乏しく，治療による瘢痕形成・色素沈着などの合併症も少なくない．現在では，外傷性刺青・装飾刺青の真皮内色素および色素を貪食したマクロファージに対して，真皮メラーン増殖症に準じたレーザー治療が第一選択として行われている．即ち，Q switch 発振の短パルスレーザーを用いた照射治療が行われる．

1. 臨 床 像

1. 外傷性刺青 (図1, 図2)

　擦過創や挫創などの受傷時に砂，土，アスファルト，その他の微小な異物が真皮に沈着したことによって生じる刺青である．瘢痕内に異物が埋入するため，瘢痕の発赤・紅斑が軽快してから色調が目立ってくることが多い．真皮内に埋入した色素を対象として，真皮メラニン増殖症に準じたレーザー治療が試みられる．異物が熱に強い物質の場合など，照射による褪色を得られないものもあり，先にあげたdermal abrasionの検討を要するものも少なくない．また，爆粉沈着症など比較的大きな異物の埋入については，個々の異物を炭酸ガスレーザーで焼灼する方法も報告されている．

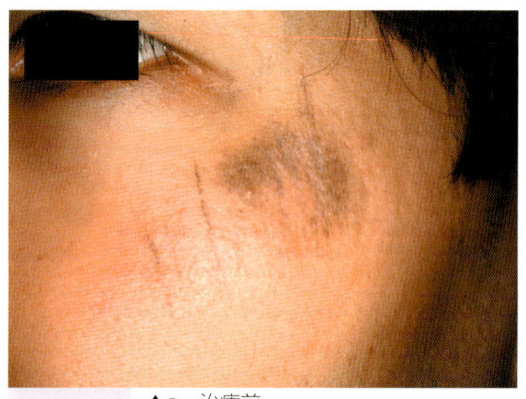

▲a　治療前　　　　　　　　　　　▲b　治療後
図1　外傷性刺青：左頬部

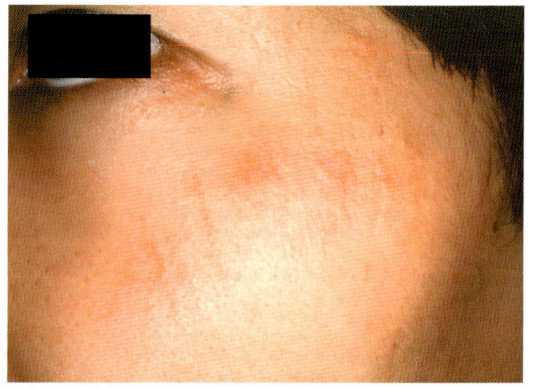

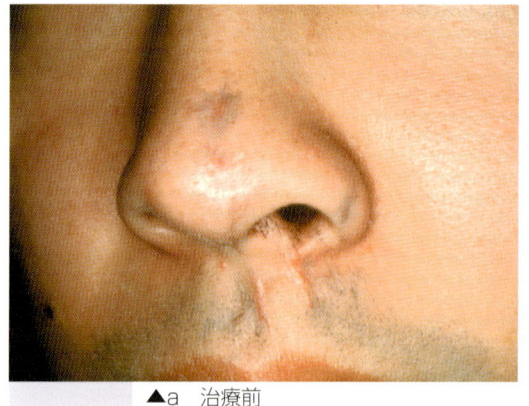

▲a　治療前　　　　　　　　　　　▲b　治療後
図2　外傷性刺青：上口唇挫創後瘢痕

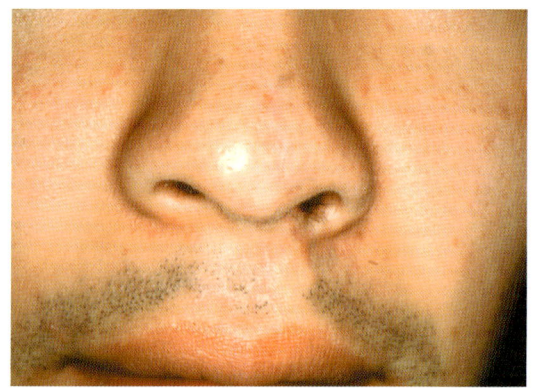

(図1, 2 写真提供：久保田潤一郎)

2 装飾刺青・医療刺青 (図3, 図4)

　いわゆる入れ墨のほか，眼瞼・眉毛部のアートメイキング（図5），アザを隠すための肌色の刺青などがこれに相当する．アマチュア刺青に多く用いられる墨汁の炭は熱に弱いため，レーザー照射照射後まもなく褪色変化を示すが，比較的熱に強い物質での刺青は色調の変化がみられるのに数カ月を要するものもある．青・赤といった種々の色に応じて照射するレーザー光の波長を選択する必要があり，色調・色素の種類によっては褪色を得られないものもある．中にはレーザー照射によって黒色変化を生じる色素もあり，治療結果の予測にはある程度の経験と知識が必要である．

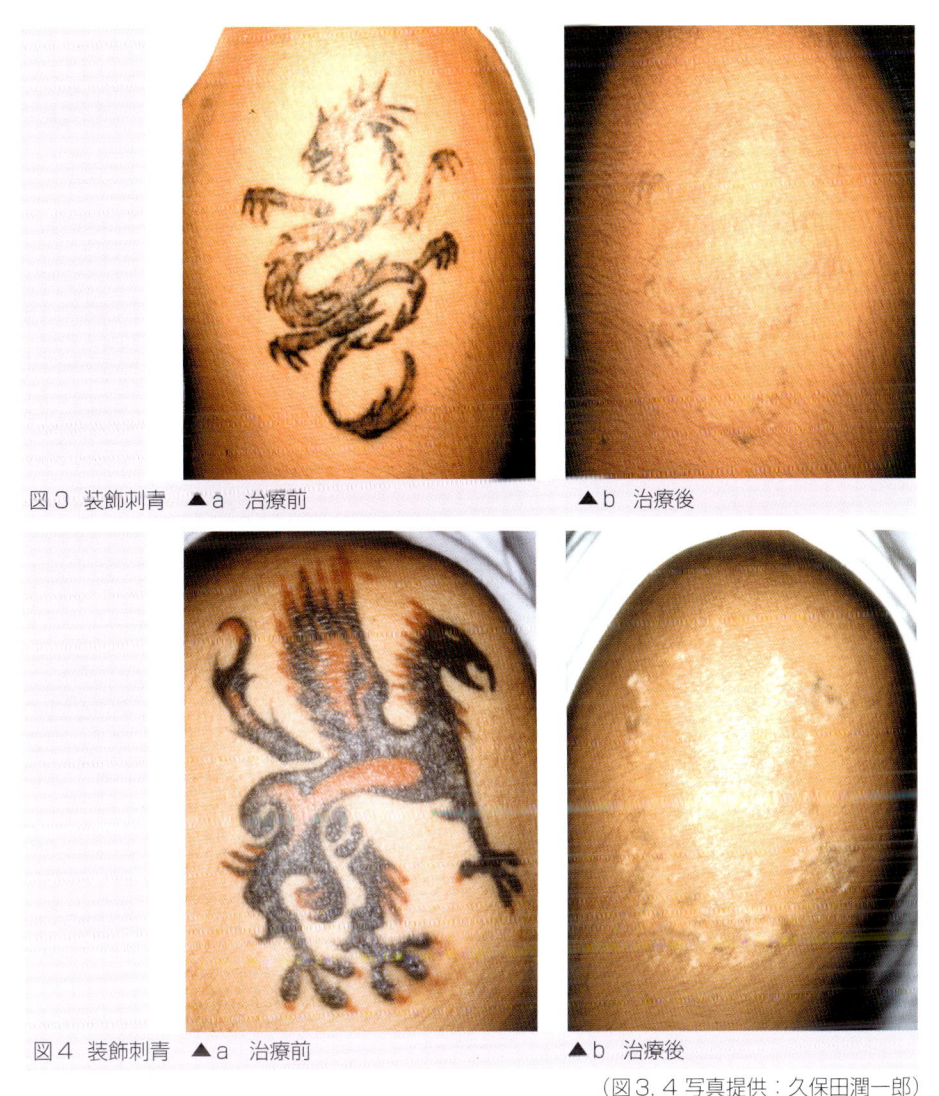

図3　装飾刺青　▲a　治療前　　　　　▲b　治療後

図4　装飾刺青　▲a　治療前　　　　　▲b　治療後

（図3, 4 写真提供：久保田潤一郎）

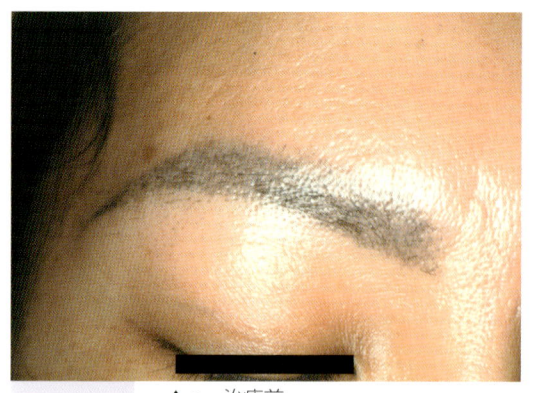

▲a 治療前　　　　　　　　　　▲b 治療後
図5　アートメイキング　　　　　　　　　　　　　　　（写真提供：久保田潤一郎）

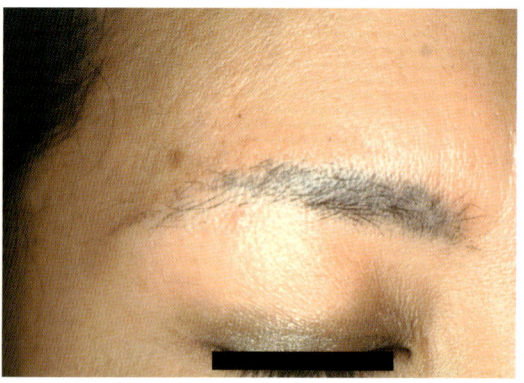

2. レーザー治療の適応

1 適応症例

　症例によって治療効果にばらつきがあるので，いずれの症例にも試験照射は欠かせない．肌色の医療用刺青など照射によって黒色変化を生じるもの，色素量が多く照射による熱傷様変化が大きいものなど予想外の照射反応は少なくなく，まず小範囲での試験照射を行うべきである．

注意すること
　色素が，照射によって黒色変化を生じる機序は色素に含有される金属の変性（酸化・還元）によるものであり，赤・朱・肌・白等の色素で生じるとされている．経験例では肌色刺青に多いが，追加照射により灰色に変化，その後褪色を得られている．医療用刺青などこれらの色の刺青の治療に対しては，目立たない部で試験照射の反応を観察すべきであろう．

2 治療の時期

　外傷性刺青は，通常，創の発赤・紅斑が軽快してから目立ってくることが多い．一般に，紅斑の強い受傷後早期には，刺青に対するレーザー治療は行なわない．色素・異物が瘢痕・肥厚性瘢痕の中に存在するものは，瘢痕・肥厚性瘢痕に対する治療方針が定まった後，刺青に対する治療方針を検討する．

3. 照射治療

1 装置

　刺青に対するレーザー治療は，沈着異物の色素をターゲットとして真皮メラニン増殖症に準じたレーザー治療が試みられる．即ち，Q-switch発振の短パルスレーザーを用いた照射治療であり，Q-switched Ruby laser，Q-switched Nd-YAG laser，およびQ-switched Alexandrite laserが利用されている（各々の器械については前項を参照）．

　広範囲の面状の刺青には，照射径の大きなもの，線状の刺青には，照射径が小さくかつ発振頻度の高い機種が有用である．筆者は前者には，RD-1200®（Spectrum Medical Technologies）で，fluence4～5Jより，後者には，Medlite®（Continuum Biomedical）で，やはりfluence4～5Jより開始している．

2 照射

　治療に際しての麻酔，眼の保護は前項と同様に行う．

1 設定

　出力は照射による皮膚表面の白色変化を観察しながら適宜設定する．前項での太田母斑の治療と同様，照射時の白色変化を参考に最初は低出力よりはじめ刺青の退色の程度を診ながら適宜出力を増減する．また，面状の色調の濃いものでは照射による熱傷様変化も危惧されるので，初回照射時は低出力とするか，照射径を小さくして照射するほうが無難である．

　また，黒青色にはQ-switched Ruby laser（波長694.3nm），Q-switched Nd-YAG laser（波長1064nm）あるいはQ-switched Alexandrite laser（波長755nm）を，赤色調にはQ-switched Nd-YAG laser（波長532nm）を用いる．

2 手　技

　線状の刺青には，照射径が小さくかつ発振頻度の高いものを，面状の刺青には，照射径の大きな機種を用いることで治療時間を短縮できる．しかしながら，面状で色調の濃い刺青に，漫然を大きな照射径で照射すると熱傷を生じることがあるため，初回治療時は照射径を小さくし粗に照射する方が無難である．

コ　ツ

　▶*面状で色調の濃い刺青の初回治療では，小さな照射径のハンドピースを選択して蜂巣状に照射したほうが，上皮化遷延等の合併症の危惧が小さい．こうした部位に，筆者はMedlite® (Continuum Biomedical)にて，照射径3mm，10Hzでの照射としている．出力はfluence 4～7Jとし，点状出血があるまで繰り返し照射する．*

　▶*Medlite® (Continuum Biomedical)での照射時には，表皮の飛散・出血がしばしば認められるため，照射面に透明な創被覆材で被覆してから照射する方法を推奨する術者もいる．*

　▶*アートメーキングの僅かな修正などは，修正を希望しない部にはテープなどを貼布し，露出部のみを照射するように工夫すると良い．*

3 照射後の創管理

　刺青のレーザー照射部位は照射後，表皮の飛散・出血・水疱形成をみることが少なくないので，軟膏塗布のうえガーゼドレッシングとしている(エキザルベ，トレックスガーゼ)．通常1週間程度で上皮化が得られる．

4 治療後補助療法（スキンケア）

　痂皮脱落，上皮化後は，遮光に留意させる他は放置している．母斑と異なり厳密な遮光指導などは行っていない．

5 治療間隔

　同部位に対する照射治療は2・3カ月の間隔をあけて行っているが，上皮化の遅延した部位などは適宜，照射間隔をあけて治療計画をたてている．

6 治療成績(図1〜図5参照)

　黒・青色調の刺青の褪色は比較的良好であるが，緑・黄色調の刺青に関しては，効率よく光吸収される機種がないため，良好な色素褪色を得ることは困難である．また，黒・青色調の刺青，外傷性刺青に関しても，刺青刺入時に生じた皮膚瘢痕はそのまま残るため，褪色後も刺青の模様にわずかな瘢痕が残存することが多い．

おわりに

　刺青は対象となる色素が体外異物で様々な物質である点で，機種・波長・出力の選択に工夫が必要である．さらに，異物・色素が熱に強い物質の場合など照射による褪色を得られないものも少なくなく，実際にはabrasion治療あるいは，切除手術を併用することも少なくない．症例に応じて，適切な治療方の選択が重要である．

[緒方　寿夫]

文　献

1) Taylor CR, Gange RW, Dover JS: Treatment of tattoos by Q-switched ruby laser. Arch Dermatol 1990 ; 126 : 893-899
2) Kilmer SL, Anderson RR: The Q-switched Nd-YAG laser effectively treats tattoos; a controlled, dose-response study. Arch Dermatol 1993 ; 129 : 971-978
3) Suzuki H: Treatment of traumatic tattoos with Q-switched Nd-YAG laser. Arch Dermatol 1996 ; 132:1226-1229
4) Fitzpatrick RE, Goldman MP: Tattoo removal using alexandrite laser. Arch Dermatol 1994 ; 130 :1508-1514
5) Anderson RR, Geronemus R, Kilmer SL : Cosmetic tattoo ink darkening. Arch Dermatol 1993 ; 129 :1010-1014

8 血管腫の治療

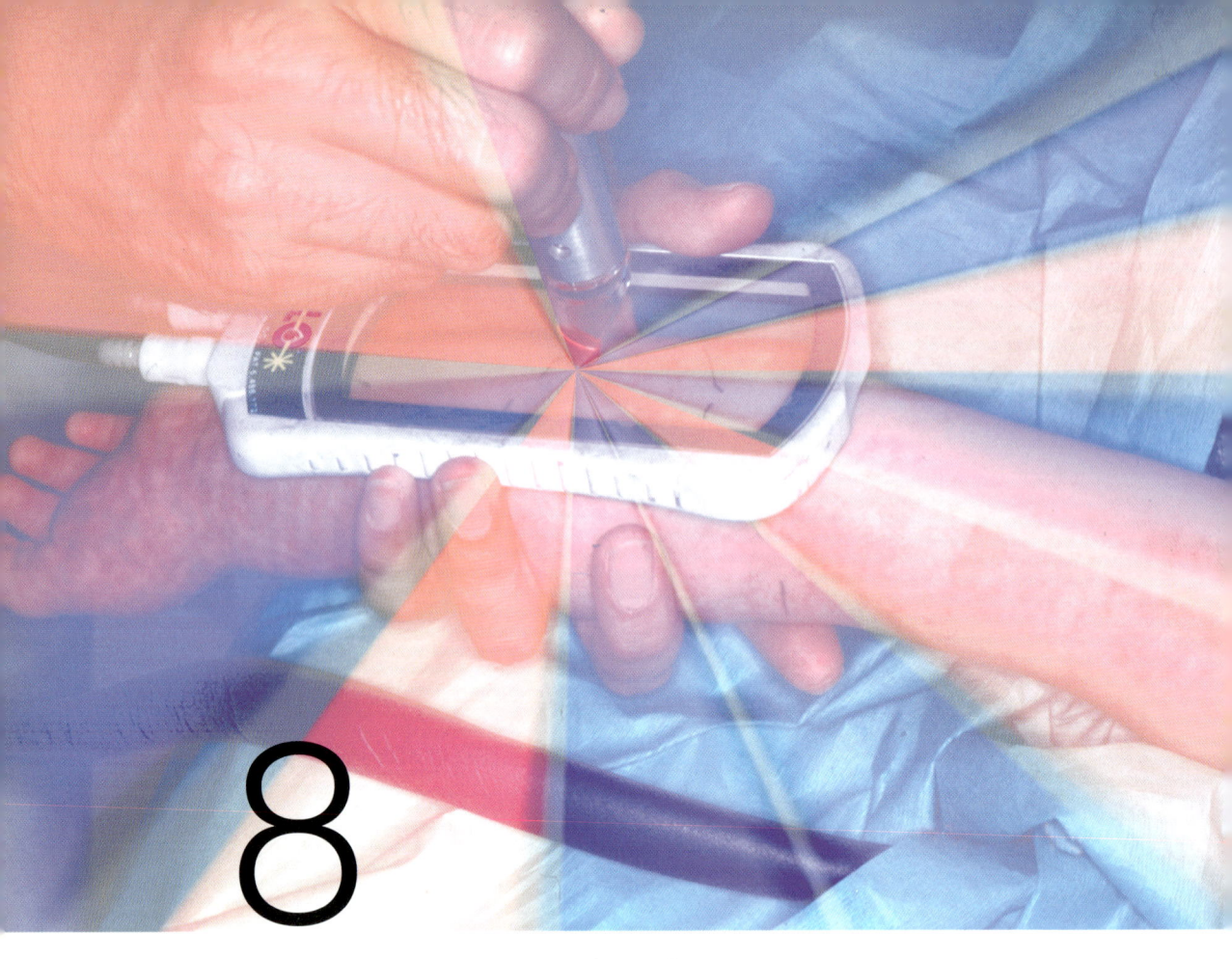

はじめに

　皮膚レーザー療法は単純性血管腫のレーザー治療から発展してきた．ここでは日常診療でよく見かける単純性血管腫と苺状血管腫の治療法について述べる．使用装置は血管腫用レーザーとして主流となったパルス発振色素レーザーを主体に治療法を紹介する．

1. 単純性血管腫の治療法

1 治療法の概要

　血管腫の色素レーザー治療は血管腔内の拡張した毛細血管を血色素に吸収特性のある色素レーザー光で選択的に熱凝固して消退させる．アルゴンなどの連続発振レーザーに比較して周囲組織への熱損傷は少なく瘢痕化は生じがたい．しかし色素レーザー光は真皮上層までしか到達せず，真皮下層の病変には限界がある．単純性血管腫では完全に消退する症例は約20％程度といわれている．レーザー光の深達性を向上させるために早期治療や表面冷却法等の工夫が必要である．

2 治療の基本方針

1 単純性血管腫の病型

　単純性血管腫では浅在型と深在型の組織型がある．前者は約20％程度で，後者が大部分を占める．色素レーザー光の深達性には限界があるため，治療効果は浅在型ではほぼ完治するが，深在型では軽快するが深在部の血管腫は残存する．この組織型は生検による病理診断で確定するが，生検部位の瘢痕が問題となる場合があるので安易に行うべきでない．テスト照射を行えば治療効果は判定できる．簡便法としてはガラス板で圧抵して消退しないものは浅在型，容易に消退するものは深在型である（図1，図2）．

▶図1　単純性血管腫（浅在型）

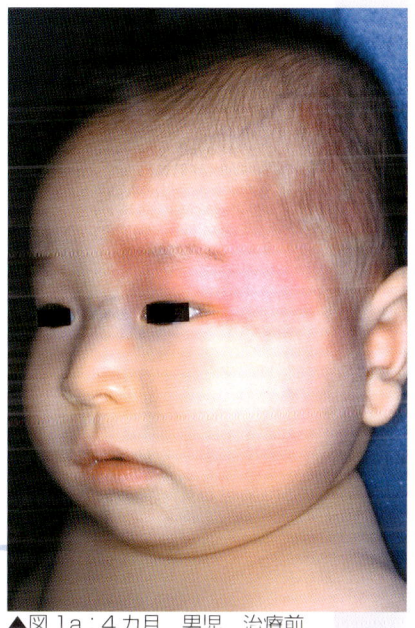

▲図1a：4カ月，男児，治療前

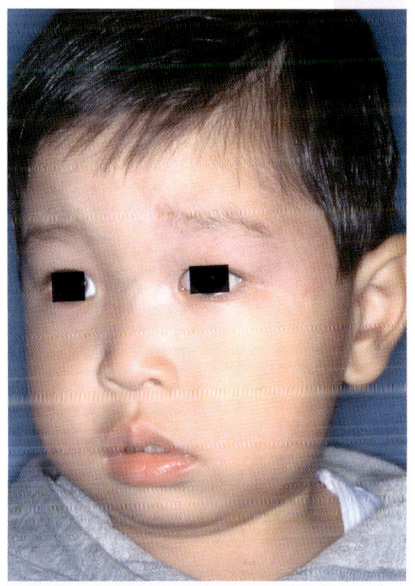

▲図1b：2歳11カ月，色素レーザーによる早期治療．2通り治療後2年．浅在型ではほぼ完全に消退する．

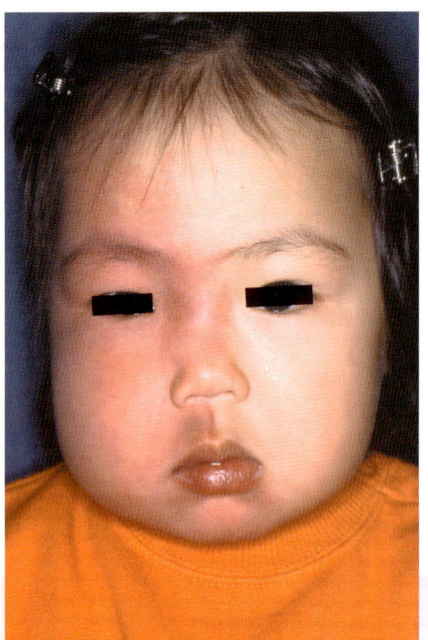

▶図2 単純性血管腫
（深在型）

▲図2a：1歳8カ月，女児．
Sturge Weber症候群．治療前．

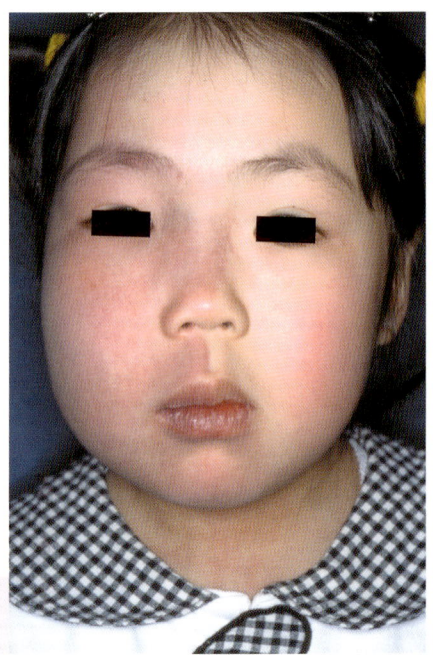

▲図2b：5歳，4通り治療後4カ月．早期治療により就学前に色調は軽快．しかし深在型で消退は不完全．今後冷却照射法の併用や患側肥大に対する予防が必要．

2　治療開始年齢

　色素レーザー光の深達性の限界から皮膚が相対的に薄く日焼けが少なく透過性のよい乳幼児期からの治療開始が有効である．治療は生下時から安全に治療ができる．乳児期では局麻で容易に治療ができる．とくに広範囲の血管腫では成長に伴って面積が拡大するので，就学前に完了する計画が必要である．Klippel Weber型血管腫では広範囲のため治療が完了しない場合が多いので，乳児期より3歳までに各部位3通り以上の治療ができるように治療計画をたてる．またSturge Weber型血管腫では露出部位にあるので就学前に治療が完了するように計画する．学童期以上の症例でも治療は早期に完了して，精神的負担を少なくする（図2，図3）．

3　治療回数および治療間隔

　色素レーザー治療は浅在型の一部をのぞいて1回の照射で完全消退することはない．大部分は数回の繰り返し治療により軽快してゆく．色素レーザー治療後はヘモジデローシスなどによる一過性の色素沈着が出現するので，同一

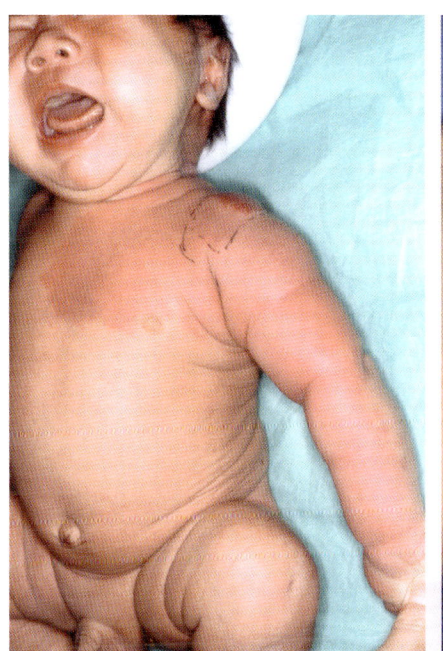

▲図3a：生後5週，男児．
Klippel Weber症候群．治療前．

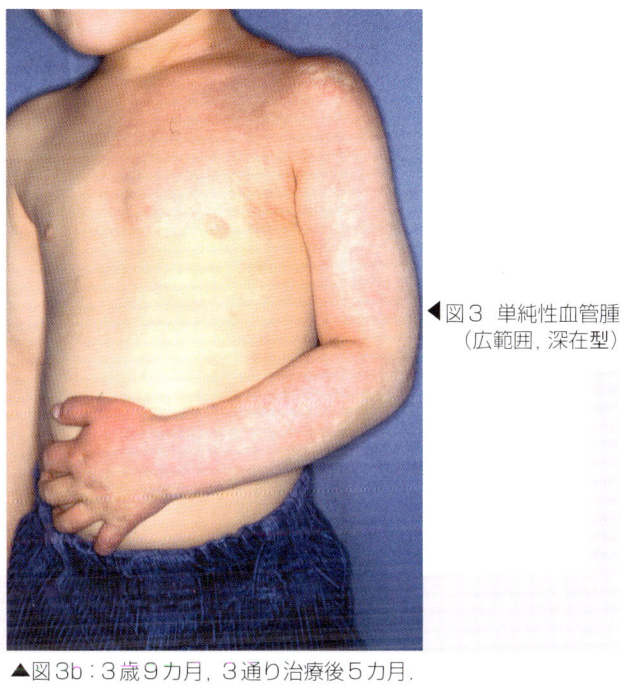

▲図3b：3歳9カ月，3通り治療後5カ月．早期治療により広範囲でも全体の治療は可能．胸・肩・上腕は浅在型で消退はよいが，前腕・手は深在型で消退は不完全．

◀図3 単純性血管腫
（広範囲，深在型）

部位の治療はこれが軽快する4～6カ月の間隔をおいて治療を行う．色素沈着が軽快しないうちに追加照射を行なっても，十分な効果は得られない．広範囲の病変では分割して3カ月毎に行うと効率がよい．治療回数は色素レーザー治療では6回くらいまでは治療を重ねるごとに色調は漸次軽快する．治療回数がこれ以上の場合は治療間隔を1年くらい開けると再び治療効果が認められるようになることがある．最近の表面冷却法を用いると，これ以上の追加照射でもさらに消退効果は向上する（図6）．

3　治療法の実際

1　治療前の説明

1回の治療では治癒しないので，治療経過について，同様の病型の治療例を示して繰り返し治療が必要なことを十分に説明する．とくに術後一過性の発赤が出現して，2～4カ月後に漸次消退効果が現れることを示す．これには実際の症例の経過を写真で示すのが最も有効である．口頭の説明のみでは不十分である．他医での治療後に術後発赤の増強が心配で来院する例があるので注意したい．

2 麻　酔　法

　5歳以上の症例では，表面麻酔剤の外用で行う．EMLAまたは7％リドカインクリームを約90分間の閉鎖密封（ODT）で治療できる．テガダームを用いて表面麻酔剤を密封するといかなる部位でも可能である（図4）．市販の注射用表面麻酔テープでは効果が持続せず無効である．表面麻酔用クリームは市販されておらず，調剤しなくてはならない（東海大学処方を参照）．また表面麻酔剤は除去後乾燥すると短時間で失効するので少しずつ拭き取りながら照射する．

　1歳までの乳児では0.5％キシロカイン（エピネフリン無添加）の局麻を行う．無麻酔で行うと，術後の熱傷痛があり不機嫌になるので必ず使用する．術後の除痛が目的なので外科手術の80％程度の量で十分奏効する．1歳から4歳までは術中の恐怖感を除去するために全麻またはケタミン筋注などの静脈麻酔剤を局麻に併用している．全麻で行なっても1時間程度の治療なので日帰り手術で可能である．

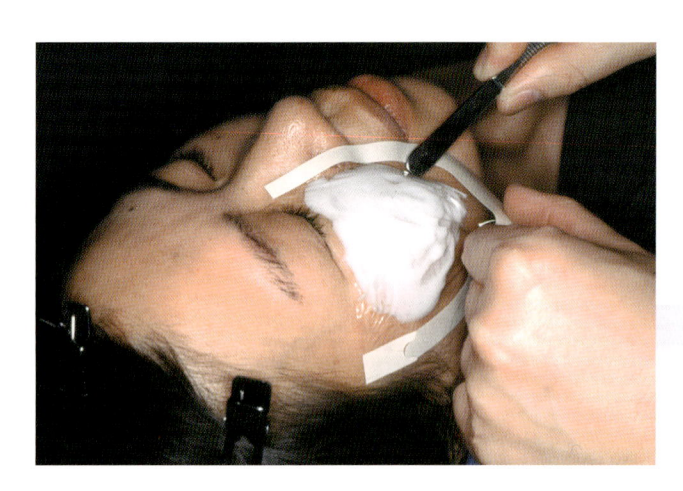

◀図4　表面麻酔法

　自作のEMLAクリームを治療部位に塗布後テガダームを貼付してODT，テガダームの一辺を切り取って遊離縁にすると眼瞼縁などにも貼付できる．

3 照射前準備

　表面麻酔剤を塗布する前に治療範囲を作図しておく．治療効果は徐々に軽快してゆくために，毎回必ず写真撮影を行なって経過の説明の時に治療前の状態に比較して示さなければ，繰り返し治療の継続は困難になる．

　レーザー治療は患者の目の防護が必要である．治療部位が顔面以外では，防護めがねを使用する．顔面が治療部位の場合は，湿潤ガーゼで眼瞼部を覆う．眼瞼付近の照射の場合は，成人では閉眼して視線の向きを指示すれば可能である．乳幼児で閉眼が持続できない場合のみ，全麻下に眼球を被覆するシリコン製のカバーを装着する．この装具は眼球表面に傷を付ける可能性があり，必要最小限に止める．乳幼児では眼瞼付近以外は粘着テープによる閉眼で十分である．

4　照射方法

　色素レーザーの照射条件は成人では通常7mm径スポット（6J/cm^2）で照射する（Candela社 SPTL-1b，Cynosure社 PhotoGenica Vを使用）．ハンドピースを皮膚に垂直に把持して，照射スポットの1/3から1/4をオーバーラップさせて1本の太い線になるように照射する．この配列は皮膚の割線やしわの方向に添って照射する．初回治療で色調が濃いために過剰な吸収が予想される場合は，均一に照射すると瘢痕化することがあるので，2列目は行間を少し開けて重なりを少なくして調節する．この結果縞状のむらが生じた場合は，2回目以降に修正する．過照射による瘢痕化は避けなくてはならない．均一な照射効果を得るには皮膚表面からハンドピース先端までの距離に十分注意する．距離が近づけば過照射となる．ハンドピースの先端は皮膚に接触するだけで，押しつけてはいけない．リピートで走査する場合は，あらかじめ練習し走査に慣れておく．顔面などの凹凸のある部位では距離を一定にすることが難しく，ガイド光の大きさの変化に注意する．さらに垂直に把持していないと照射スポットが楕円形になり均一な効果が得られない．また前頸部，眼瞼，肘窩，膝窩等の皮膚の薄い部位の治療では過照射による瘢痕化に注意する．

　乳幼児で小範囲の場合は通常5mm径スポット（6J/cm^2）で開始する．7mm径スポットは5mm径よりも深く凝固して瘢痕化する可能性があるので，瘢痕化を避けるために5mm径にしている．

　表面冷却装置を用いた色素レーザー治療法について述べる（Cool Laser Optics社製　CLO Contact Cooling Systemを使用）．冷却プローブは厚さが10mm程度の水槽で，内部に4℃の冷却水が還流している．この水槽を通してレーザーを照射する．冷却すると皮膚表面の熱損傷が抑制されるために通常よりも高出力の照射が可能で，深達効果が得られる．また表面の疼痛が緩和されるので小児に適している．この冷却装置を使用する場合，以下の補正が必要である．冷却プローブの表面から照射すると厚さ分だけ照射距離が延長するので，ハンドピースの先端を短くする必要がある．またこのプローブを通したレーザー光の出力を出力計で測定してみると，6J/cm^{2}の条件では約1J/cm^{2}減衰する．このプローブを病変部の皮膚に密着させて数秒間固定して表面を冷却した後に，プローブの表面でハンドピースを垂直に把持して従来どおり照射する．プローブを過度に圧迫すると病変部が白くなってレーザー光の吸収率が低下するので注意する．またプローブを皮膚の曲面に応じて移動させて，そ

図5 ▶表面冷却照射法

▶図5a
　左の水冷式冷却装置から，青色のホースを介して術者右手の小円形の冷却プローブ内に冷水が還流し冷却する．皮膚に密着させたプローブを介してレーザーを照射する．

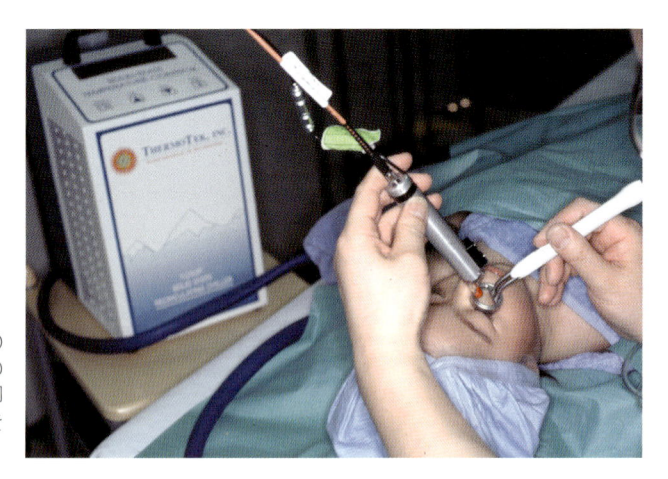

▶図5b　板状冷却プローブ．
　平坦な病変にはこの板状のプローブを用いる．レーザーのハンドピースはプローブの表面で容易に走査できる．板状プローブを密着できない部位にaの小円盤状プローブを用いる．

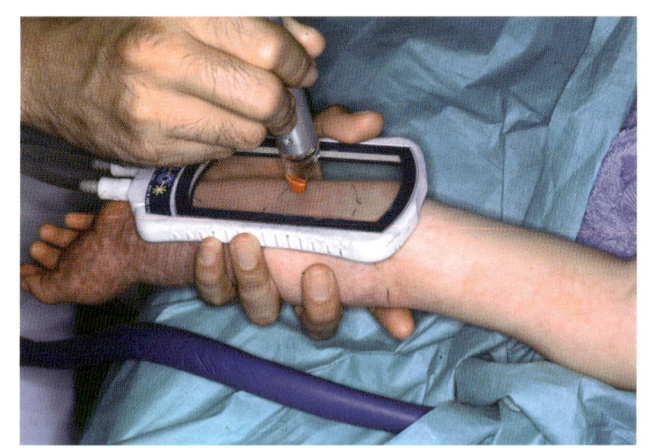

の接線上で照射しなければ均一な条件にならない．治療室内の環境によってはプローブの表面が結露するので，拭き取る助手が必要である．冷却照射法は過照射による副作用が少なく，治療後の発赤も早期に軽快する（図5，図6）．

5　レーザー治療後の後療法

　術後1週間は抗生物質含有軟膏を外用して，表皮形成を待つ．その後2週間は抗炎症のためにステロイド軟膏を外用する．露出部位は約6カ月間の遮光を行う．顔面は治療後2週目頃よりサンスクリーンクリームと遮光用ファンデーションで化粧を行う．この際ステロイド軟膏は日中使用しないで夜間のみ使用する．四肢は術後の圧迫が治療効果に影響するので，術後約1カ月間は包帯で圧迫する．同一部位の再照射は4～6カ月以上経過後に行う．

▼図6　表面冷却照射法の効果

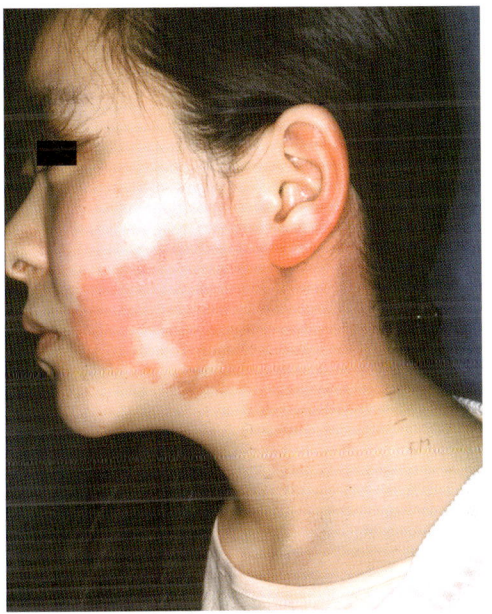

▲図6a：22歳，女．
　単純性血管腫（頬部は深在型，頸部は浅在型）．本治療前．

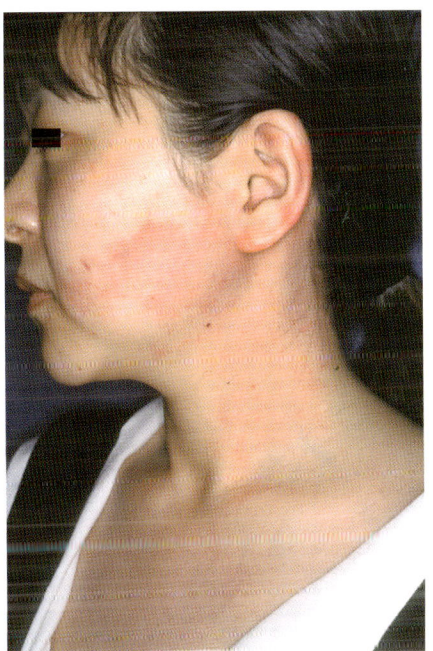

▲図6b：29歳．
　6通り治療後4年9カ月．頸部は消退しているが，頬部に残存血管腫あり．従来法の効果の限界．

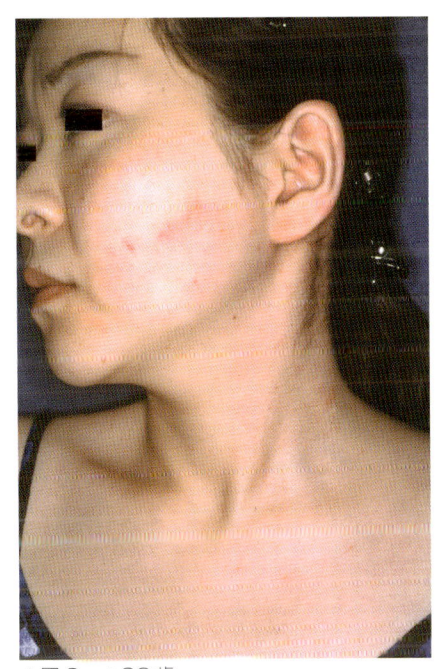

▲図6c：33歳．
　表面冷却法で3通り治療後4カ月．頬部深在型の残存血管腫もさらに消退して正常皮膚との境界はほぼ消失した．

血管腫の治療　8　87

2. 苺状血管腫の治療法

1 治療法の概要

　苺状血管腫は自然消退があるため，経過観察を原則としているが，完全に消退するものは少ない．大部分は消退後に変形，しわ，皮膚萎縮などの後遺症が残る．各種レーザーによる早期治療は，2歳頃までに自然消退を促進してこれらの後遺症を予防し，早期に完全消退に導くものである（図7）．

2 治療法の基本方針

　表面の血管腫には，血管病変用の色素レーザーを用いる．しかし色素レーザーのパルス幅は単純性血管腫の血管径を凝固する条件であるため，苺状血管腫の血管径はそれより大きいため十分に作用しない．したがって局面型の苺状血管腫で完全な消退効果を得るには，3カ月毎に5～6回の治療が必要である．しかし増殖時の血管腫表面は脆弱なために，過剰に照射すると潰瘍を生じて瘢痕化する可能性があるので注意する．

　腫瘤型の苺状血管腫では表面の色調は軽快しても皮下血管腫には無効で，腫瘤が残る．この皮下腫瘤を縮小するために，光ファイバーを腫瘍内に刺入してNd:YAGレーザーを照射する（腫瘍内照射法）．本法の基本は皮下血管腫全体を凝固するのではなく，血管腫の一部を非選択的に凝固して縮小化のきっかけをつくることにある．照射後は退縮を促進するために圧迫療法を併用する必要がある．また本法は数回の色素レーザー治療で表面の血管腫がやや消退して安定したところで開始しないと，血管腫が自壊して皮膚潰瘍を生じることがある．

3 治療法の実際

1 治療前の説明

　他医の説明によって完全な自然消退を期待している場合が多い．経過観察による完全消退は局面型のごく一部の場合のみで，自然消退のみでは表面の皮膚は萎縮して不可逆的な後遺症を残す．また残存した皮下腫瘤や変形は就学前に形成外科的手術をしても，皮膚が萎縮しているために満足できる結果にならない．

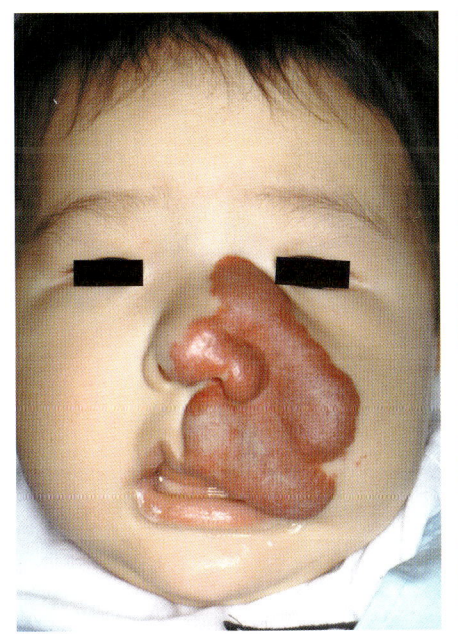

▲図7a：7ヵ月，男児．
腫瘤型血管腫．治療前．

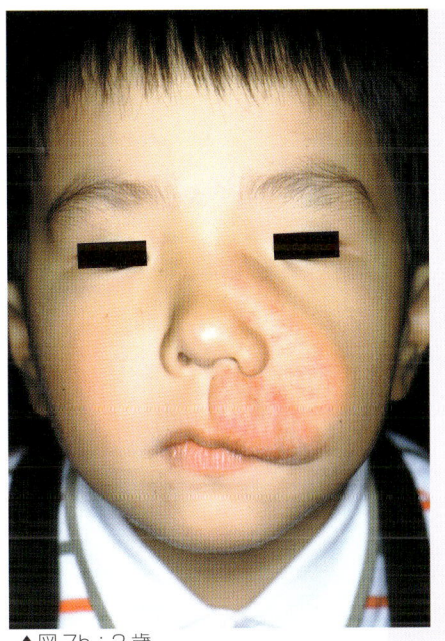

▲図7b：3歳．
経過観察のみでは完全消退せず
変形が残る．

3歳までの早期レーザー治療は自然退縮を促進して完全退縮に導く方法であることを示す（図7）．

2　麻酔法

　乳幼児の治療で面積も比較的小さいものが多いので，原則として局所麻酔で行う．ここではエピネフリン添加の0.5％リドカインを使用する．これは病変の血管径が単純性血管腫より大きいために，血管収縮作用によって血管径を小さくして色素レーザーの凝固効果を促進するために用いる．したがって局麻終了後，エピネフリンの血管収縮効果を確認してから開始する．乳幼児の腫瘍内照射法では皮下に刺入した光ファイバーが体動で折損することがあるため，全麻を併用している．

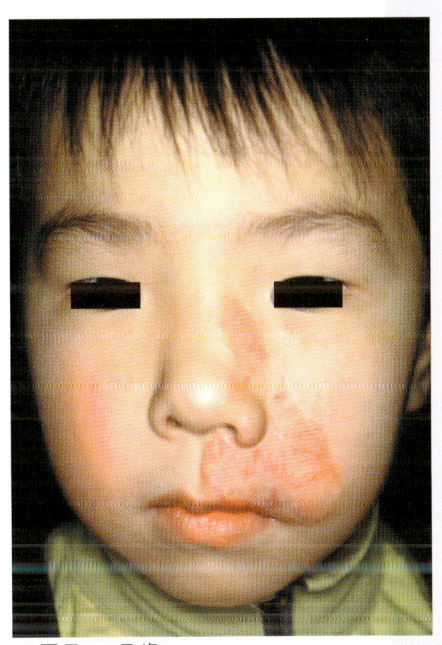

▲図7c：5歳．
形成手術後，変形は改善したが治療
困難な皮膚の萎縮性変化が残った．

▲図7
苺状血管腫の自然消退後の変形と手術の限界

▼図8　局面型苺状血管腫

3　色素レーザー照射法

　血管腫表面が潰瘍化しない条件で行う．潰瘍化による瘢痕化は自然消退よりも劣るので注意しなければならない．とくに初回治療が増殖期の場合は血管腫表面の皮膚は脆弱であるので，均一に照射してはならない．5mm径（6J/cm²）のスポットで水玉模様に照射する．7mm径以上のスポットは深達性があり潰瘍化の危険性があるので当初は使用しない．苺状血管腫では血管腫組織に退縮のきっかけとなる刺激を与えて，自然消退を促進するつもりで照射することが肝要である．3カ月後の2回目以降は表面の血管腫は消退傾向が現れ，安定してくるので徐々に均一な照射になるようにしてゆく（図8）．

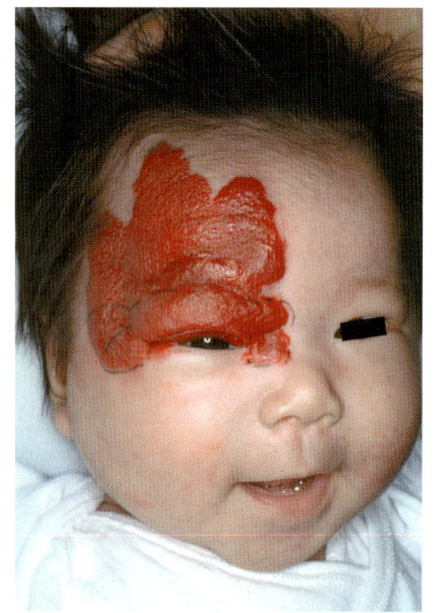

▲図8 a：生後6週．女児．早期治療を開始．

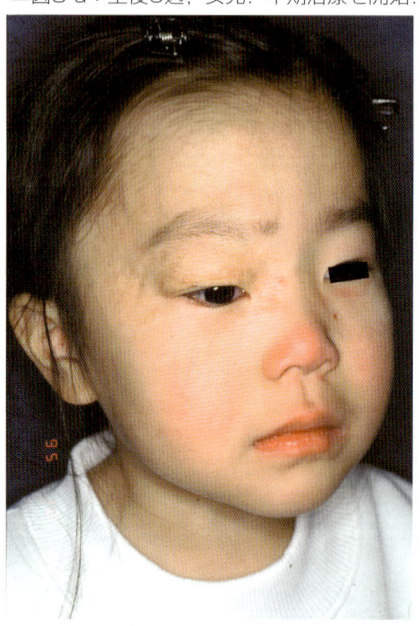

▲図8 b：3歳3カ月．
　額は色素レーザーのみ．眼瞼は腫瘍内照射法を併用．各7通り治療後5カ月．早期治療により皮膚萎縮や眼瞼の変形は最小限に抑制できた．

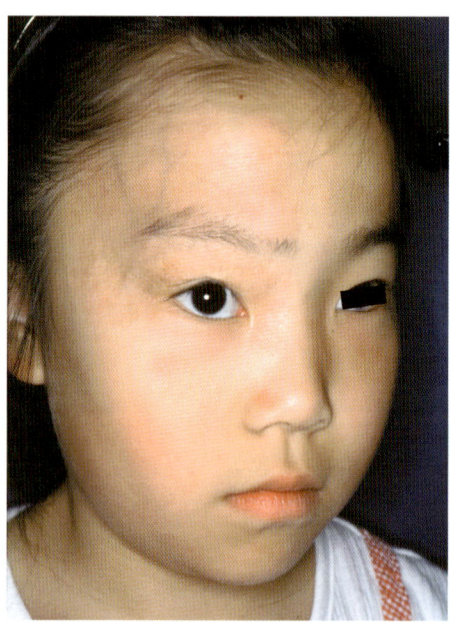

▲図8 c：6歳10カ月．
上眼瞼の余剰皮膚の形成術後2年．
自然消退による皮膚萎縮やしわは認められない．

4　Nd:YAG レーザー腫瘍内照射法

　表面の色素レーザー照射では皮下血管腫は退縮しないので，皮下血管腫内に光ファイバーを刺入して連続発振のNd-YAGレーザーによる非選択的熱凝固を行い退縮の刺激を与える（Laser Sonics社Hercules 5040を使用）．刺入する光ファイバーはディスポーサブルのファイバーを用意して，ファイバー先端の被膜の5mm程度を剥いて加工し，ガス滅菌しておく（図9）．局麻後，皮下腫瘤の周辺基部より少し離した位置に19G程度の注射針で皮下血管腫まで穿刺する．この穴を経由して滅菌したファイバーを腫瘍内に刺入する．まんべんなく照射するために刺入点より扇状に移動しながら照射する．ガイド光を透見しながら均等に照射する．比較的大きな血管腫では2箇所以上に刺入点をおく．皮下の浅いところを過剰に凝固すると潰瘍化するので危険である．照射エネルギー量は最初は少量より開始して，過剰照射にならないように注意する．初回の目安は鶏卵半球状の腫瘤で300J/cm²（20W 0.5秒のスポット照射で腫瘤内を均一に照射する）程度で凝固する．毎回前回の効果をみて照射量を増減する．照射直後は皮下出血と組織冷却のため，毎回必ず冷却した生食ガーゼで約10分間くらい術者が圧迫湿布する．出血の有無を確認後さらに約1時間以上生食水で湿布する．本法は盲目的手技であり，かつて術後出血で潰瘍化した症例もある．したがって本法は血管腫の観血的手術に習熟している専門医が慎重に行うべき治療法である（図9，図10）．

▼図9
Nd-YAGレーザー腫瘍内照射法

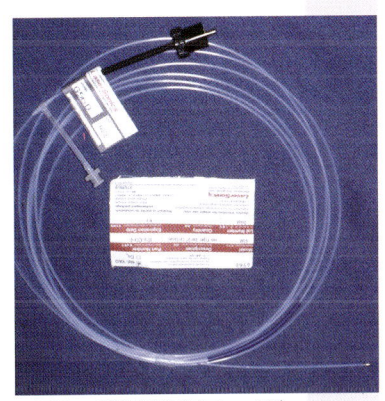

▲図9a：導光路用光ファイバー．

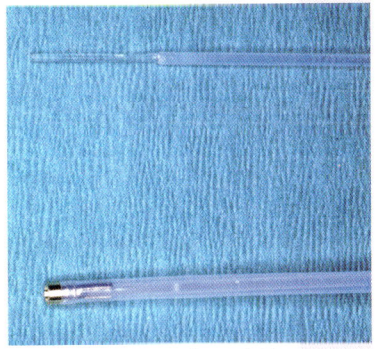

▲図9b：光ファイバーの先端（下）．先端の外鞘と金具を除去しファイバーを10cmほど露出．さらにファイバー先端の被膜を数mm剥皮（上）．

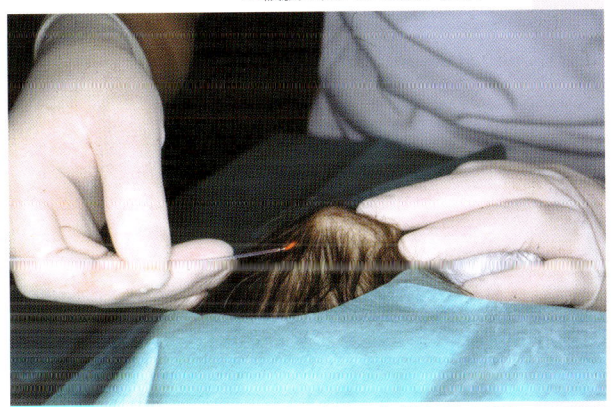

▲図9c：ファイバーを血管腫内に刺入．先端のガイド光を透見しながら刺入点を軸に扇状に操作して照射．

▼図10　腫瘤型苺状血管腫

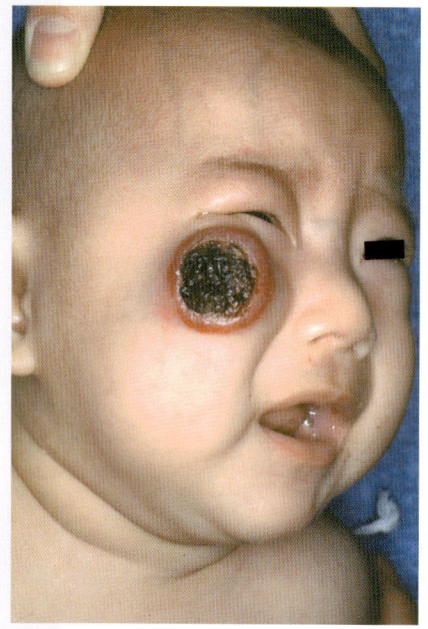

▲図10a：3カ月，女児．
　生後1カ月より血管腫表面が潰瘍化．増殖期は表面が脆弱なので注意．

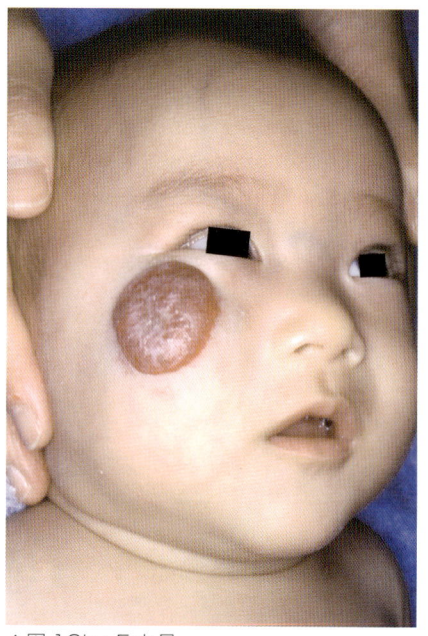

▲図10b：5カ月．
　潰瘍治療用軟膏とNd-YAGによるLLLTを週2回行い，2カ月かかって治癒．

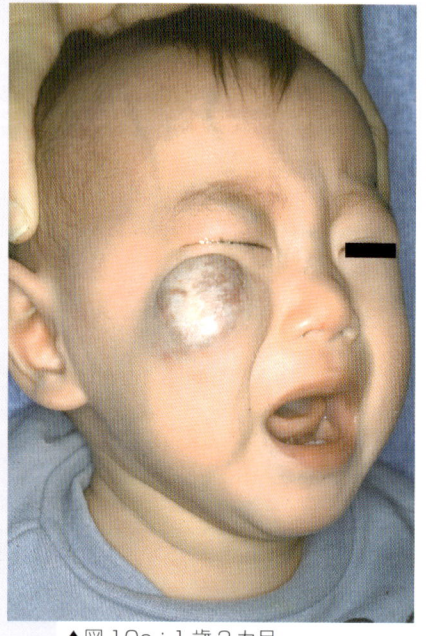

▲図10c：1歳3カ月．
　色素レーザーで3カ月毎3回治療後3カ月目．表面の血管腫は消退したが皮下腫瘤は残存．

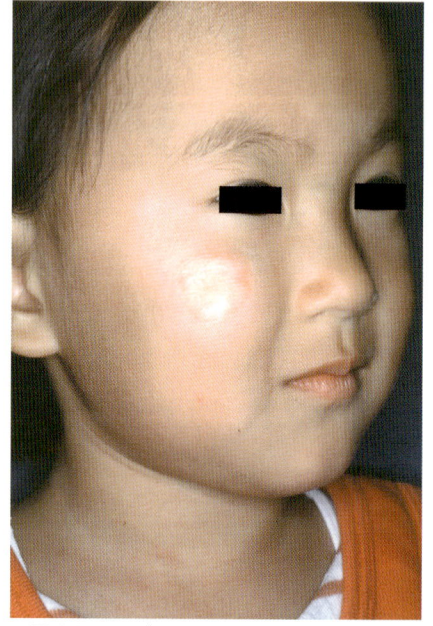

▲図10d：3歳7カ月．
　Nd-YAG腫瘍内照射（200〜250J/cm²）を3〜4カ月毎7回治療後5カ月目．色素レーザー治療を併用．腫瘤は漸次縮小し消失．潰瘍治癒後の瘢痕は残存．

実践　皮膚レーザー療法

5　レーザー治療後の後療法

　術後1週間は抗生物質含有軟膏を外用し表皮形成を待つ．その後2週間は抗炎症のためにステロイド軟膏を外用する．

　隆起性の血管腫の場合は術後2～3週目頃より圧迫療法を開始する．レーザー治療後に適度な圧力で圧迫することが肝要で，変形や皮膚萎縮の予防には必須の処置である．腫瘤の縮小効果はこの圧迫療法の如何にかかっている．四肢などの包帯の巻ける部位は腫瘤上にスポンジをおいて伸縮包帯で圧迫する．顔面等の圧迫の難しい部位は装具を自作させて，圧迫の強さを毎回確認する．患児が嫌がって圧迫が持続できない場合は，夜間のみの装着でもよい（図10e）．口唇部などの圧迫の困難な部位は毎日短時間ずつ指で摘んで圧迫したり，腫瘤を血行方向に添ってマッサージすると有効である．また装具が使用できない部位や隆起が軽快してきた場合は，腫瘤を圧迫伸展した上からMicropore Tan Surgical Tape（1インチ幅，3M社，1533-1）を貼付すると有効な圧迫効果が得られる．この場合1インチ幅のテープの厚みが圧迫に必要で，1/2インチ幅では薄くて十分に圧迫できない（図10f）．

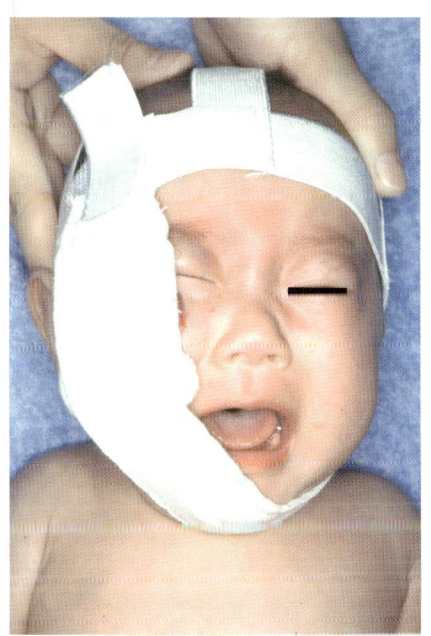

▲図10e：圧迫装具．
　圧迫の難しい部位・年齢では夜間のみ着用．ゴムひもなどの弾性材料で自作．

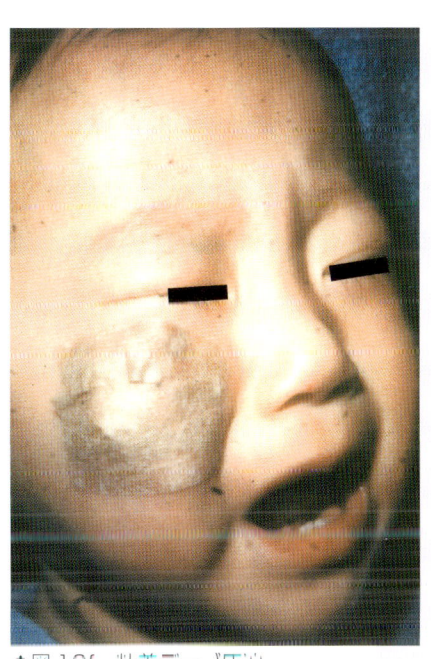

▲図10f：粘着テープ圧迫．
　装具の使用できない部位や軽度の圧迫に使用．腫瘤を圧迫伸展して周囲皮膚に固定．1インチ幅のMicropore Tan Surgical Tape（3M）を使用．

▲図10　腫瘤型苺状血管腫

4 副作用の予防

　苺状血管腫のレーザー治療はしわや萎縮性変化を予防する目的で行うもので，術後に潰瘍化，瘢痕化を生じないように十分に注意することが必要である．自然消退を促進する程度の条件でよく，過剰照射は慎まねばならない．もし術後にびらんや潰瘍化の所見を認めた場合は，早急に低出力レーザー治療や潰瘍治療剤の外用などで術後潰瘍の処置を優先する．血管腫が増殖時期にあるときは表面皮膚が不安定で，すでに皮膚潰瘍が生じている場合がある．この時はまず潰瘍の治療を優先する（図10a，b）．

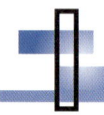

3. 血管腫治療の展望

　血管腫のレーザー治療はアルゴンレーザーから始まり約25年の歴史がある．当時レーザーは限界があると短絡的に植皮術などの観血的治療に変更した症例の長期経過をみる度に，レーザー治療を継続できなかったことが悔やまれる．12年前にパルス発振色素レーザーがでて以来，治療法や効果・限界が確立したかに見えるが，最近は冷却照射法や腫瘍内照射法の併用で効果は飛躍的に向上している．パルス幅の長い色素レーザー装置も登場してきており，今後完全消退をめざした息の長い治療が期待される．

[松本　敏明]

文献

1) 松本敏明：単純性血管腫に対する色素レーザーならびにアルゴンレーザー治療効果の検討．第1報:血管腫の組織型分類および治療効果の相違について．日形会誌13:130-142, 1993.
2) 松本敏明：単純性血管腫に対する色素レーザーならびにアルゴンレーザー治療効果の検討．第2報：臨床効果の統計学的検討．日形会誌　16:246-259, 1996.
3) 松本敏明:大浦武彦：複合的レーザー療法を用いた苺状血管腫の早期治療．第14回日本レーザー医学会大会, 論文集, 241-244, 1993.
4) 松本敏明：血管性病変に対するレーザー治療．美容外科手術プラクティス1, 文光堂, 174-177, 2000.

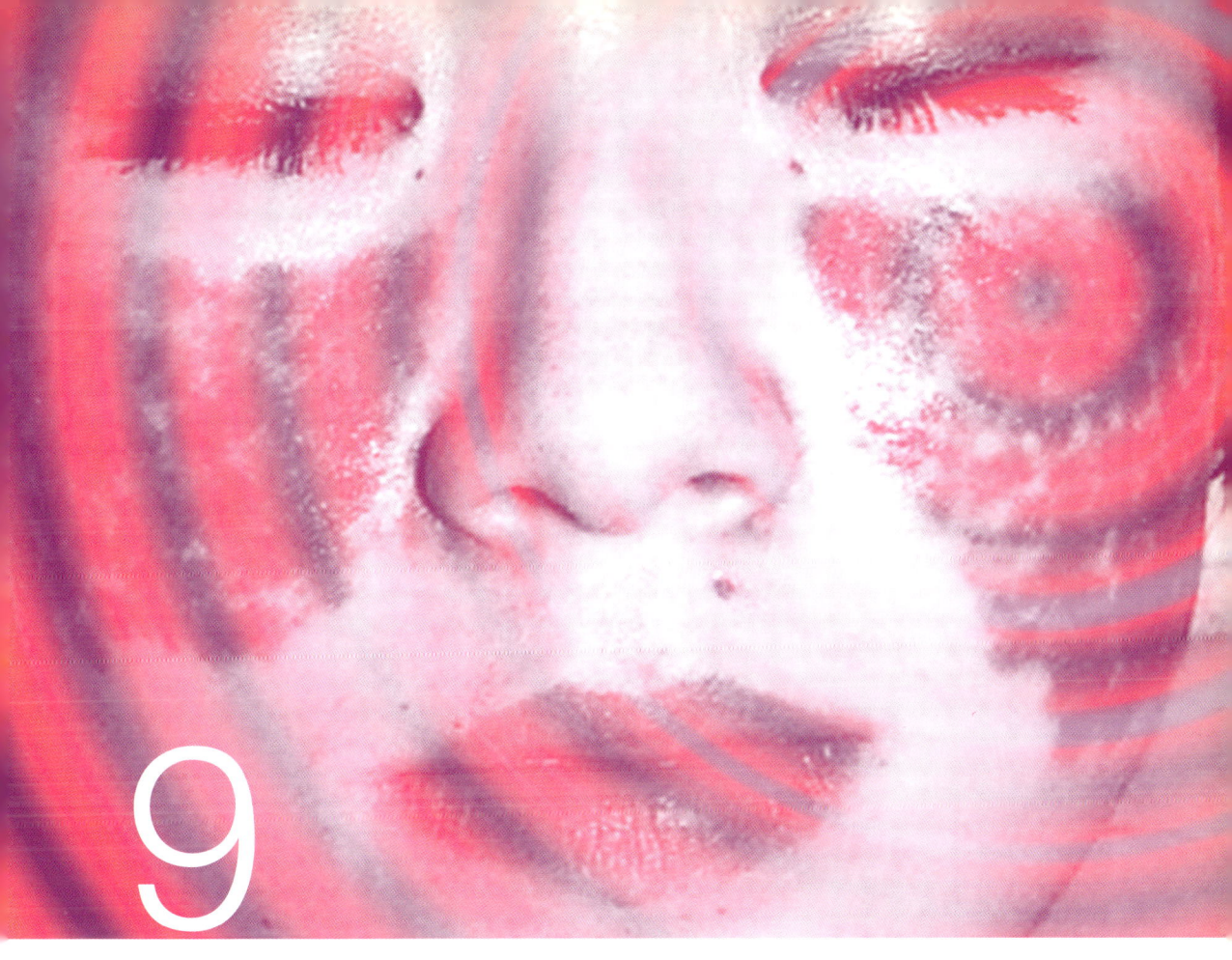

9 毛細血管拡張症の治療

はじめに

　毛細血管拡張症は1807年Von Grafにより最初に命名された疾患である．毛細血管拡張症とは，静脈瘤と併発する疼痛など自覚症状を伴う重症のものから，顔面によく見られる"赤ら顔"と称される軽症のものに対してまで幅広く用いられる．別名末梢血管拡張症ともいわれ，形成外科領域で治療対象としての主なものは，特に顔面が多い．欧米と本邦では多少病態が異なるため，本編では著者の私見を交え，本邦における顔面の毛細血管拡張症に対するレーザー治療を中心に述べる．

1. 病態生理・成因

　正常な皮膚毛細血管とは，最も細い動脈と静脈の間にある直径約7～10μmの脈管であり，毛細血管壁は単層の扁平上皮細胞（内皮細胞）が並び，内皮細胞を通じて物質と水の移動が行われる．毛細血管壁の収縮は内皮細胞の収縮と考えられている．

　この正常の毛細血管の拡張は局所の血流量の増加に起因し可逆性であるが，毛細血管拡張症はこの変化が不可逆的に陥った病態であり，血中酸素不足，ホルモン，化学物質，感染，全身性要因等による（表1）[1]．これらには，手術侵襲，過度の紫外線被曝，全身的局所的ステロイドの影響，放射線治療後遺症を含む．

表1　毛細血管拡張症の成因

(1) 先天性
　血管性母斑
　　火焔状母斑
　　星彩状血管腫
　先天性神経脈管病
　　運動失調性毛細血管拡張症
　　Sturge-Weber syndrome
　　Maffucci's syndrome
　　Klippel-Trenaunay-Weber syndrome
　　先天性多形皮膚萎縮症
　　　（Rothmnd and Thomson syndrome）
　　Bloom's syndrome
　　Cockayne's syndrome
　　遺伝性出血性毛細血管拡張疲
　　　（Rendu-Osler-Weber disease）
　本態性進行性毛細血管拡張症
　本態性全身性毛細血管拡張症
　家族性（常染色体優性）
　後天性（ホルモンあるいは感染による刺激）
　両側性母斑様毛細血管拡張性症候群
　瀰慢性新生児血管腫症

(2) 二次的皮膚付属器の後天性疾患
　膠原病
　　紅斑性狼瘡（特に爪周囲）
　　皮膚筋炎
　　汎発性鞏皮症（特に爪周囲，皮膚の石灰化，レーノー症状，嚥下運動不良，肢端硬化症，毛細血管拡張症『CST』Syndrome）

その他
　恒久性毛細血管拡張性斑点状発疹（肥胖細胞症）
　癌性毛細血管拡張症（転移性嬢瘍）

(3) 先行する皮膚疾患の部分淀状
　酒さ
　静脈瘤
　基底細胞癌
　糖尿病性類脂肪性懐死
　血管性多型皮膚萎縮症
　毛細血管炎（血管拡張性紫斑）
　色素性乾皮症
　弾力線維性仮性黄色腫

(4) ホルモン
　妊娠
　副腎皮質ホルモン由来
　　Cushing's syndrome
　　医原性（全身性，局所性）
　エストロジェン（一般的には多量投与）

(5) 身体的損傷
　紫外線皮膚炎
　放射線皮膚炎
　凍傷および熱傷
　手術後
　　特に緊張を伴う縫合部や外鼻形成部位
　外傷や感染

(Mitchel P Goldman and Ricard G Benett : Continuing med1cal education (Dermatologic surgery) Treatment of telengiectasia ; A rewew . J Am Acad Dermatol 1987;17:167-82より改変引用)

2. 分類 (図1, 図2)

Redisch and Pelzer[2]は毛細血管拡張症を以下のように分類している．

① Simple (linear) type
直径や長さは様々で盛り上がり無く赤や青色で枝分かれない．老年の，特に鼻部や頬部に多く認める．稀に上胸部にも認める．

② Arborizing type
枝分かれを認める以外組織学的にも単純型①と同じであり，よく認められるタイプである．

③ Spider type
中心の血管を中心に周囲360度にわたり枝を出す．上肢に多く，比較的稀である．年齢は若く，出産や心疾患，肝疾患に併発する場合がある．エストロジェンとの関連が指摘される．顔面，特に頬部では拍動性の場合がある．

④ Papular type
皮膚表面から隆起し小さく丸い暗赤色丘疹状，斑点状であり直径は針頭大から約1cmくらいまで様々である．体幹に多く認められる．

以上，4型に分類し欧米では広く用いられている．これらは④以外，拡張した毛細血管をはっきり確認できる比較的老齢者に多く認められるタイプである．

しかし，本邦では比較的若年者に多く認められる"赤ら顔"に代表される．外見では一本一本の血管を確認できない淡い発赤が始終残存し，周囲の温度変化などで増強したり減弱するタイプが多く認められる．
著者はこれを

⑤ Erythematous type（仮称）
として分類に加えた．

また，特殊な部位として外鼻における毛細血管拡張症は，皮膚科領域において以前から，酒さ(Rosacea)として③型に分類されている（表2）．

表2 酒さの分類

第 一 度 (Rosacea erythematisa)	鼻尖，頬部，前額部，頤部に瀰慢性発赤，毛細血管拡張，皮脂分泌が旺盛で皮膚表面に油性光沢を認める．
第 二 度 (Acne rosacea)	その部位に毛嚢性化膿性膿性丘疹を生じ皮脂分泌著明である
第 三 度 (鼻瘤Rhinophyina)	さらに皮膚が肥厚，脂腺が増大，特に鼻が赤く粒々と腫大し毛嚢は拡大し，皮脂を盛んに分泌する．

① Simple (linear) type　鼻翼基部

② Arborizing type　下腿

③ Spider type　下眼瞼外側

④ Papular type　胸部

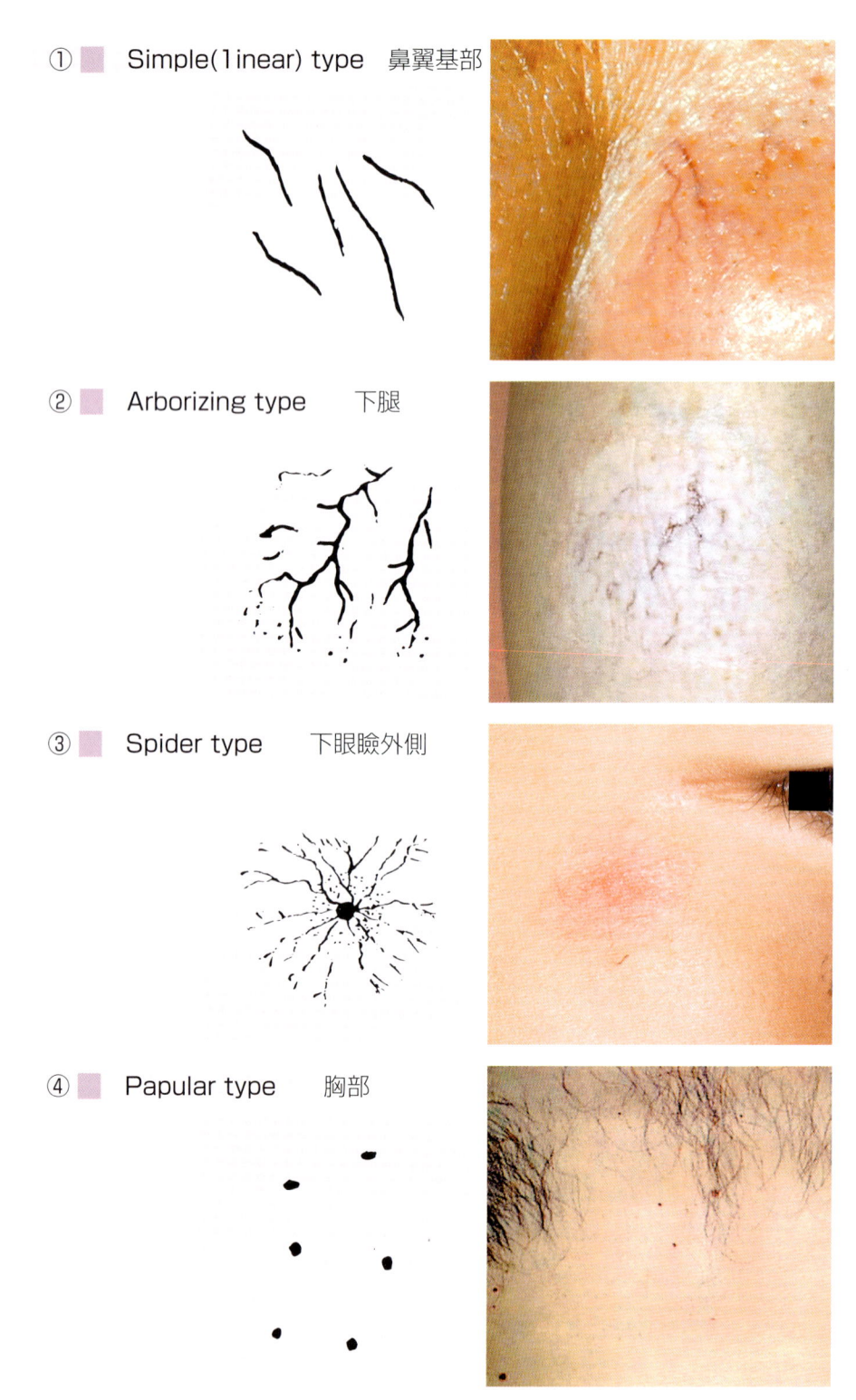

▲図1　毛細血管拡張症の分類
Four types of trangiectasias (From Redison W, Pelzer RH : Am Heart J 1949 ;106-14)

実践　皮膚レーザー療法

⑤ ■ Erythematous type　頬部
　　（仮称）

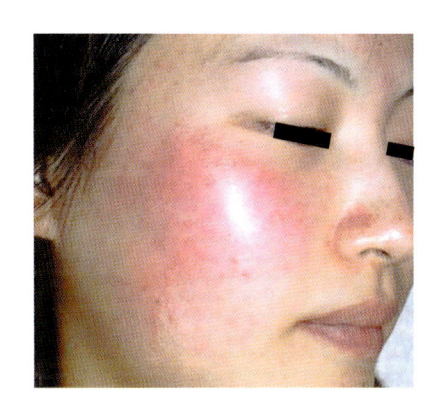

3.組　　織

　分類上の①〜④型までは，血管径0.1mmから1mmが一般的で，動脈側の末梢血管や動脈側から発生し，皮膚表面から突出しないものは小さくピンク色を呈する．この多くは③型である．

　静脈側や静脈側の末梢血管から発生しているものは多少血管径が太く青色で皮膚表面から突出していることがある．直径が1mmを越えるものは，始まりが赤く少しずつ青くなり静脈血の逆流としてみられる．これらの多くは①および②型である．⑤型は毛細血管領域の動脈側と静脈側のほぼ中間部である．

① ■　Simple(linear) type　および
② ■　Arborizing type
　　　血管内皮細胞は一層で，筋層や外膜はなく拡張した毛細血管として認められる．活発な血流はない．真皮層に変化はない．

③ ■　Spider type
　　　"クモ"の胴体といわれる中央部分は暗く，周囲に放射状の足の部分の血管とその間はピンク色を呈する．下層を走行する動脈と直接連結していることが多い．終末動脈から立ち上がり，中心に拍動を触れることがある．

④ ■　Papular type
　　　血管は屈曲し房状に固まりを作る．血管内は血流が悪く血液で満たされ，血管外にも遊出している．

⑤ ■　Erythematous type
　　　①〜④型に比較して血管径は細く，単純性血管腫にも多く認められる血管径50μm前後の拡張した毛細血管が主体と考えられる．

4. 治療法の種類 (表3)

治療法は全身的(IV)と局所的(I,II,III,V)に分けられ，局所的治療はターゲットとなる毛細血管に対して選択的（IIの一部，V）および非選択的(I,IIの一部，III)に分けられる．最近では選択的治療が治療の第一選択となっている．

本編では，IIのレーザー治療について述べる．

レーザーは発振物質によりその波長が規定されている（波長可変の色素レーザーを除く）．また，連続波とパルス波に分けられパルス波が主体である．表中の照射条件は著者が使用した経験のあるある機種についてであり（銅蒸気レーザーを除く），同じ種類のレーザーでも機種により若干異なる．

さて，レーザーによる毛細血管拡張症の治療においてわれわれが念頭に置くべき照射条件としては，"発振波長" "パルス幅" "エネルギー密度"である．そしてこれらを選択するためには，ターゲットとなる毛細血管拡張症を含む皮膚側の条件としてメラニン，血管径，存在部位，皮膚の厚さを含む物理的外力に対する皮膚の抵抗力などを考慮する必要がある．これらの条件を組み合わせ，理論的に最適な使用可能機種を選択することが治療の基本となる．

皮膚表面からレーザー光を真皮内に有効に導き入れる条件として，表皮メラニンの吸収が軽度で，ここでの損失を最小限に抑えることが大切である．真皮内に到達したレーザー光は，正常細胞に吸収されることなく拡張した表層に近い毛細血管内酸化ヘモグロビンに良好に吸収され，レーザーエネルギーは熱エネルギーに変換され，急激な熱膨張を起こし破裂して血管壁を破壊する．

表3 毛細血管拡張症の治療の種類

I. 電気外科療法	電気乾固療法	
	ジアテルミー凝固療法	
II. レーザー療法	波　長	照射パルス幅
アルゴン	488および514nm	50〜200ms
炭酸ガス	1,0640nm	0.1ms〜連続波
波長可変式色素	577nmおよび585nm	400〜500μs
ダイオード	532nm	1〜100ms
銅蒸気	578nm	20ns
III. 皮膚剥削術		
IV. 内服療法	テトラサイクリン	
	エストロジェン	
V. 硬化療法	皮内	
	血管内	

1　照射パルス幅

照射パルス幅については，以前は，血管径が太い場合には時間を長くしなければならないという意見が多かったが，著者の至適照射パルス幅の実験[3]でも明らかなように，最適照射パルス幅が血管径ごとに存在していると考えられる．

銅蒸気レーザーと色素レーザーを用いて毛細血管拡張症の治療効果を比較したKey[4]も，0.1～3mmの毛細血管拡張症において"ns"レベルの銅蒸気レーザーの方が"μs"レベルの色素レーザーより有効であったが，毛細血管拡張症より血管径の細いニキビによる毛細血管拡張症では逆に，照射パルス幅の短い銅蒸気レーザーの方が照射パルス幅の長い色素レーザーより反応が悪かったと述べていることからも，血管径と照射パルス幅は比例しないといえる．

レーザー治療の目的として毛細血管の選択的破壊であるが，破壊の方法として熱膨張による血管破裂と，熱伝導による血管壁の蛋白変性がある．

著者は，"μs"レベルの色素レーザーを好んで用いているが，これは治療後の内出血からも明らかなように血管破裂変化を主体としている．これに対して，蛋白変性変化による血管破壊を期待する"ms"レベルとしてダイオードレーザーを用いている．この場合には，内出血変化は伴わず治療直後から血流は認めなくなり，この時点では良好であるが，治療後数時間してから炎症性発赤が始まり長く続く．表皮吸収も多く表皮のダメージも強いために，時に水疱形成を起こす場合もある．

2 ｜ 発振波長

発振波長について，色素レーザーによる単純性血管腫の治療においては577nmより585nmの方が有効であるが，単純性血管腫より表在性の毛細血管拡張症では両波長とも顕著な差異は認めなかった（図3）．

その他のレーザーとは照射諸条件が異なるので正確な比較は難しい．

Q-ヤグレーザーとダイオードレーザーで発振可能な532nmは表皮吸収が強く深達度が低いために，色素レーザーより効果が劣る場合が多かった．

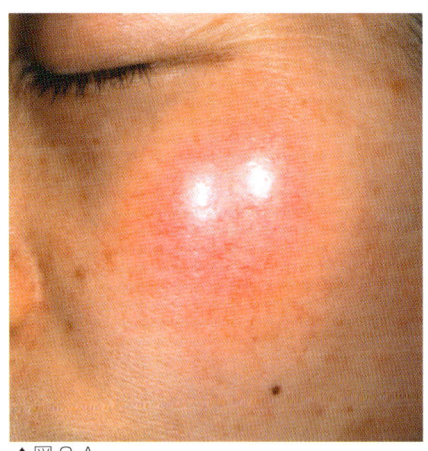

▲図3-A
52歳，女性．左頬部のSimple (linear) typeの毛細血管拡張症．

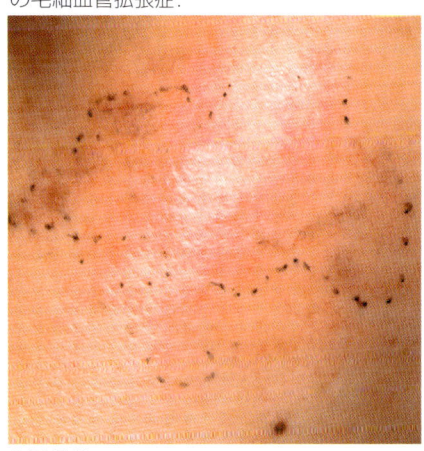

▲図3-B
色素レーザー（577nm，5.2J/cm²，450μs）にて治療直後．拡張した血管を正確にトレースして治療した．軽度の内出血を認める．

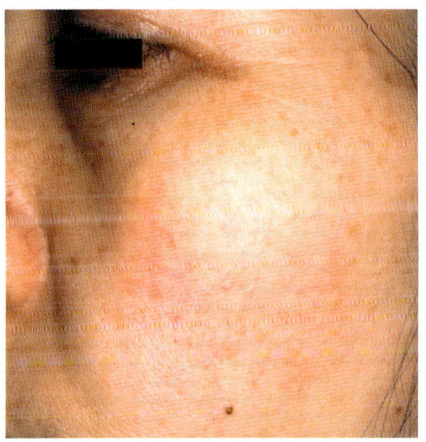

▲図3-C
色素レーザー治療後3カ月．
毛細血管拡張症は良好に消退している．

3 エネルギー密度

　使用エネルギー密度は年齢，部位，皮膚色，毛細血管拡張症の種類（血管径を含む）等により，各症例ごとにそれぞれ考慮決定しなければならない．一般的には単純性血管種の治療より多少強めで瘢痕を残さない程度と考えられる．その理由として，一般的に毛細血管拡張症は単純性血管種より血管径は太く，表在性で血管密度も少なく皮膚壊死になりにくいためと考えている．

5. 臨　　床

　日本人における毛細血管拡張症のタイプ別に外来患者数で比較すると，⑤ Erythmatous type が最も多く，① Simple (linear) type および② Arborizing type がこれに続き，③ Spider type，④ Papular type は比較的少ない．実際には④ Papular type も比較的多く認められる疾患であるが，非露出部に多く存在しているという部位的な特性であるためと考えられる．

　年齢別では①②が最も高く，静脈瘤を伴い下腿に認める場合もある．③は肝障害を伴う場合には中高年となるが年齢分布は幅広い．最も多い⑤は比較的発症年齢は低いが，治療時期は思春期以後が多くなる傾向がある．

　治療は主に色素レーザーにて行っている．①②型は血管の走行に添って重ね合わせをしながら多少強めに照射する．照射野の径は血管径より大きくして，対象血管周囲も含めて照射するように心掛ける．皮膚は照射直後から内出血による暗赤色に変化する．レーザー治療後はクーリングと抗生物質付加のステロイド軟膏を2週間使用し，その後は保湿と遮光に注意する．

　一本一本の血管が孤立性でお互いに距離を持つ症例では，ダイオードレーザーを血管径に合わせた照射野のファイバーを用い，血管を丁寧にトレースする．エネルギー密度は弱めに設定し重ね照射は行わない．発振波長の関係から表皮吸収が多く，メラニンの多い皮膚には用いない．治療直後からクーリングを始める．

　③型は周囲を弱く中心部を強めに2～3度重ね照射する．しかし，4～6週間後に内出血が治ってから中心部分だけ再照射することが多い．

　④型は照射直後は内出血よりも灰白色に変化することが多い．しばらくのちに暗赤色に変化する．隆起を伴っており，色素レーザーよりもダイオードレーザーや炭酸ガスレーザーにより蛋白変性をおこす方が有効なことがある．

A	B
C	D

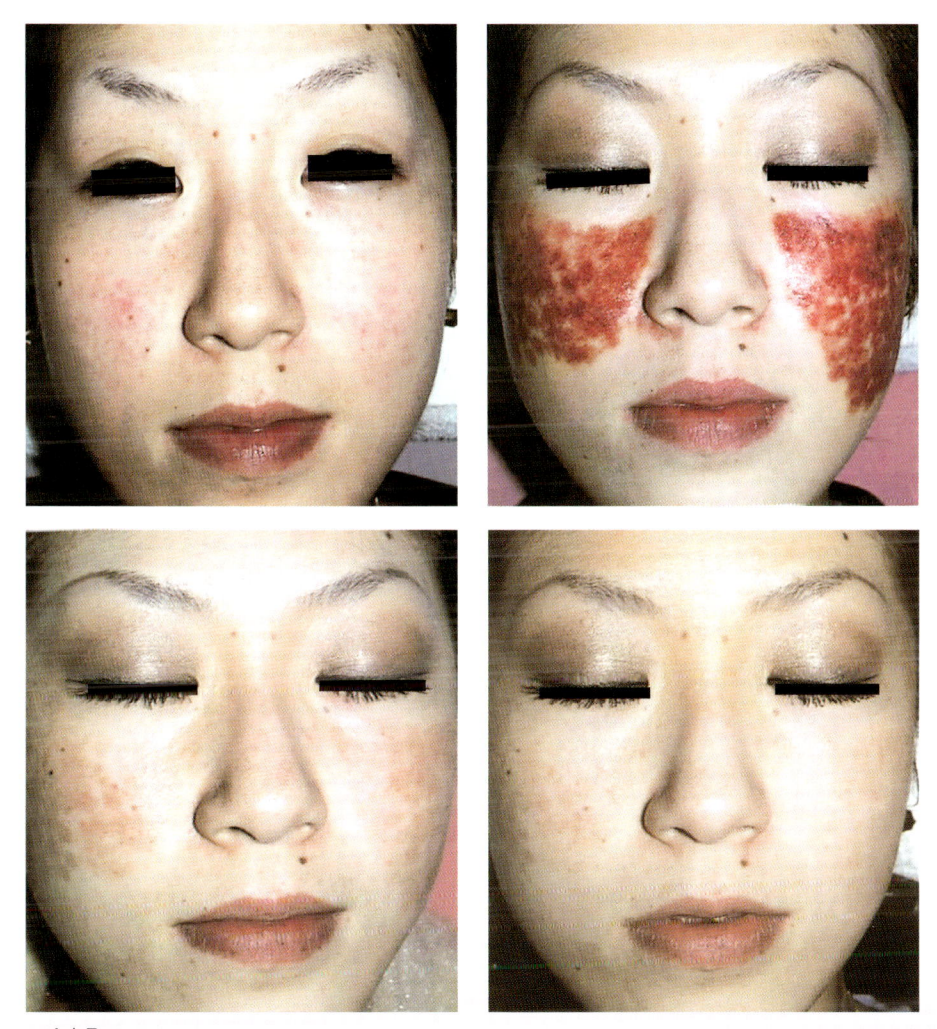

▲図4 23歳，女性．
A：両側頬部に⑤Erythematous typeの毛細血管拡張症を認める．
B：色素レーザー(585nm, 5.5J/cm², 450μs)にて治療直後．著明な内出血を認める．
C：治療後3週間．
治療部位に一致して色素沈着を認める．夜間のみ使用するために5%ハイドロキノン軟膏を処方した．昼間は保湿軟膏と遮光化粧品の使用を指導した．
D：治療後6週間．
右頬部に軽度の色素沈着を残すがほぼ良好な経過である．引き続き遮光化粧品の使用を指導した．また，毛細血管拡張症の再発予防のために保湿クリームの冬季使用を勧めた．

⑤型のうち，ニキビあとや瘢痕による発赤の治療は拡張した毛細血管層は深部にまで達しており，エネルギー密度を強めに（5.6J/cm²〜6.0/cm²）治療する．そのうえ間隔をあけて，数回の治療が必要となるケースが多い．

最も多い⑤Erythematous type "赤ら顔"（図4-A）に対する色素レーザー治療を例として解説する．診察時には次のポイントについて良く説明を行う．

毛細血管拡張症の治療 **9**

103

(a) 治療直後の皮内出血により暗赤色（口唇の色）になり，非常に目立つこと．
(b) 頬部の広範囲を治療すると眼瞼部まで腫脹するので，自宅でもクーリングをすること．
(c) 赤紫色は約1週間続き徐々に赤みを帯びること（図4-B）．
(d) 皮膚表面に水疱などの変化がなければカバーマーク（(株)オリリー）などの隠蔽法を行っても良い．
(e) 約1カ月で発赤は軽度となるが乾燥と日焼けに注意すること．
(f) 一過性の色素沈着が起こる場合のあること（図4-C）．
(g) 治療効果の判定は，治療後1.5〜2カ月待つ（図4-D）．
(h) 残存部に対する再治療は約3カ月以上空けること．
(i) 治療部位は飲酒などでも発赤しないので，その周辺の未治療部位が発赤すると多少のむらが生じる．

などである．また，これらに対する対処として，

(a) 治療直後は抗生剤とステロイド剤の軟膏をガーゼとともに約1週間使用する．
(b) 水疱が無ければその後は保湿クリームを日焼け止めの下に使用する．
(c) 洗顔は治療直後から差し支えないが，強くこすらない．
(d) 治療前にカバーマーク等を用意しておくと日常生活に早く復帰できる．
(e) 治療後の日焼け止めは最低でも約3カ月間は使用を継続する．
(f) 一過性の色素沈着に対してはハイドロキノン軟膏や麹酸軟膏を用いても良い．

等が上げられる．

　麻酔は無麻酔で行うことが多い．ペンレス等を治療前1時間貼布する場合もあるが，毛細血管拡張症でないところまで貼ると，この部位も発赤してしまい境界が不明瞭になるので範囲を正確に貼布しなければならない．温度変化などで治療時に不鮮明なケースがあり，治療初期の頃はアルコール綿など

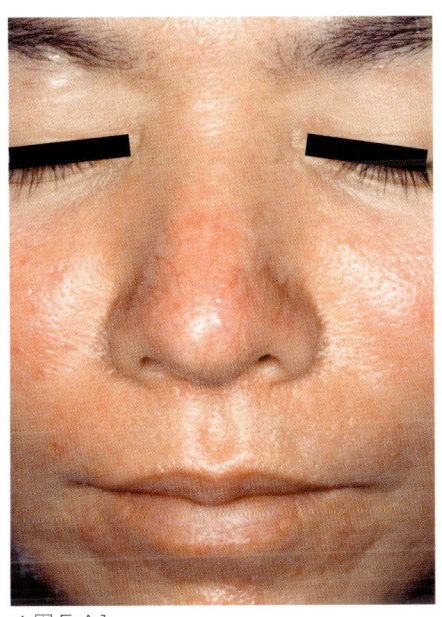

▲図5-A1
48歳,女性.酒さ第二度を鼻背部に認める.

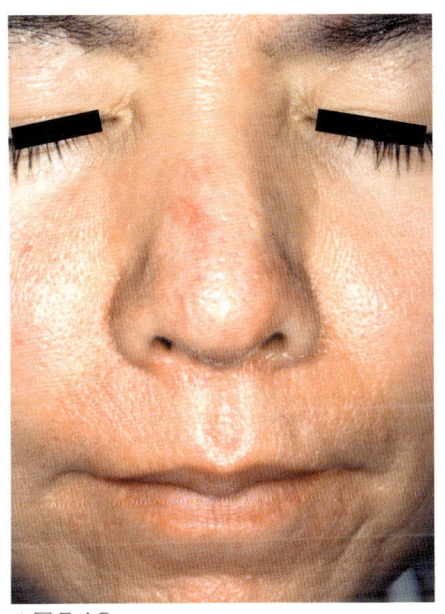

▲図5-A2
色素レーザー治療後6カ月.
所々に残存する毛細血管拡張症を認めるが良好な結果を得た.

ぐ軽く清掃し発赤を確認していたこともあったが,毛細血管拡張症の一カ所をレーザー照射すると,毛細血管拡張症全体がすぐに発赤し治療必要部位が判別できるので現在は行っていない.

　エネルギー密度は,5.0〜5.6J/cm^{2}で行うことが多い.皮膚のメラニン量が多い症例や高齢で皮膚の薄い症例では下げ,逆に色白で皮膚の抵抗力のある症例や血管径の太く見える部位は上げる.血管径についてのみいえば,医師が治療になれてくるとある程度エネルギー密度を高設定にしておいて,血管径の細かい所はデフォーカスドビームにてエネルギー密度を減じ,照射野を広げ重ね合わせを多くして治療むらを避け,血管径の太いところはフォーカスドビームにてエネルギー密度を上げ治療を行うと,血管径によりエネルギー密度を設定し直すことがなくなり治療時間の短縮になる.

　毛細血管拡張症は,単純性血管腫と比較して,対象血管がより表在性で血管層も薄いために,少ない治療回数で確実な効果が得られる疾患である(図5-A〜E).いくつかのポイントに留意して積極的に治療を行うべきであると考えられる.

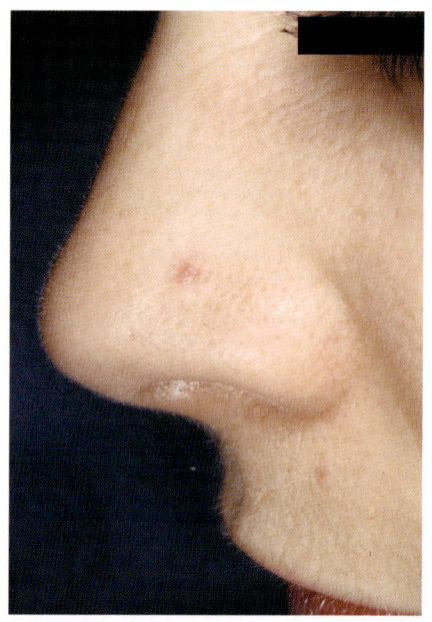

▲図5-B1　29歳，女性．
鼻背左側に拍動性のSpider typeの毛細血管拡張症を認める．

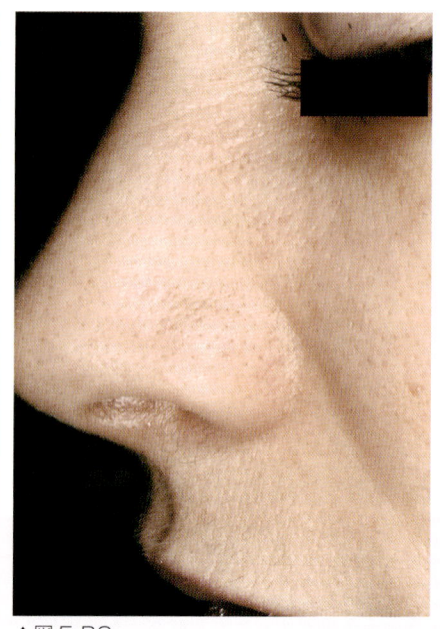

▲図5-B2
色素レーザー治療後7カ月．良好に消退した．再発も認めない．

Q-ルビーレーザー

色素レーザー

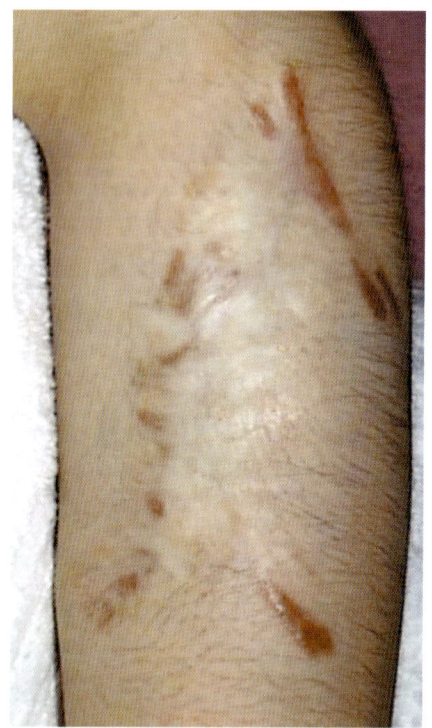

▲図5-C1　28歳，女性．
下腿外傷後瘢痕（色素沈着と肥厚性瘢痕による発赤）を認める．

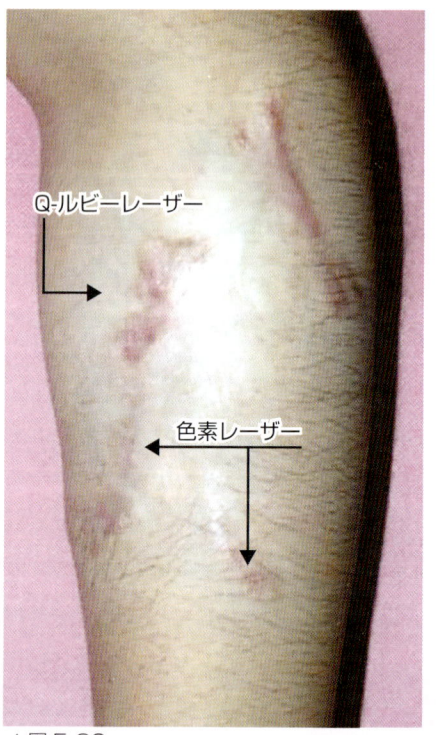

▲図5-C2
発赤は色素レーザーにて1回治療後3カ月．色素沈着はQ-ルビーレーザーで治療後2週間．発赤は良好に消退している．将来，追加治療を予定している．

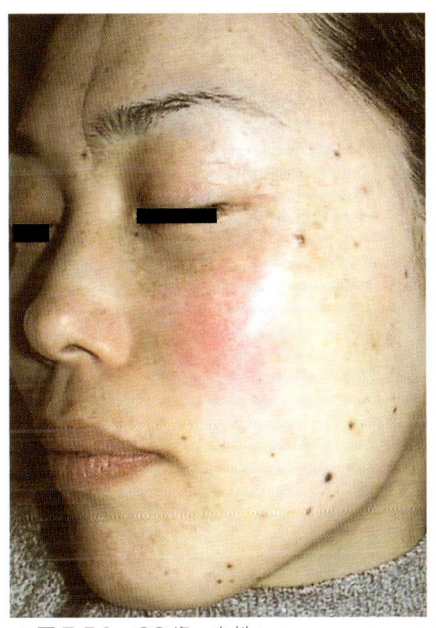

▲図5-D1　32歳，女性．
左頰部にSimple (linear) typeとErythematous typeの合併した毛細血管拡張症を認める．

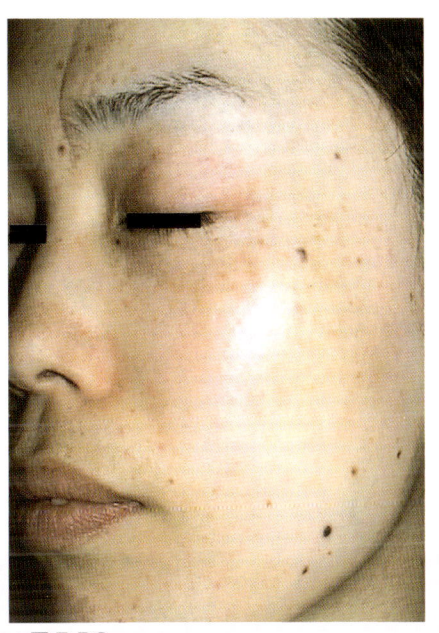

▲図5-D2
色素レーザーで治療後6カ月．良好に消退し再発も認めない．

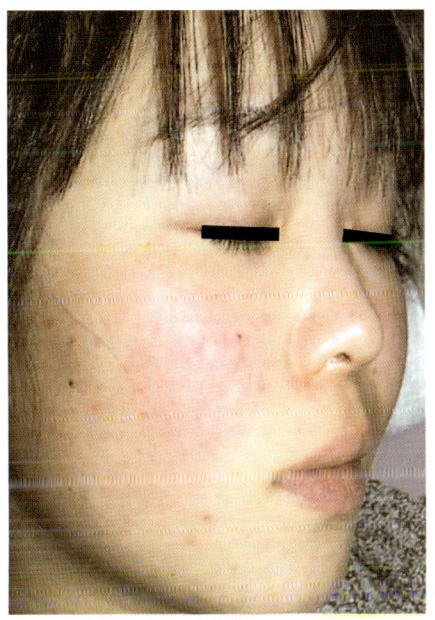

▲図5-E1　21歳，女性．
両側頰部にErythematous typeの毛細血管拡張症を認める．

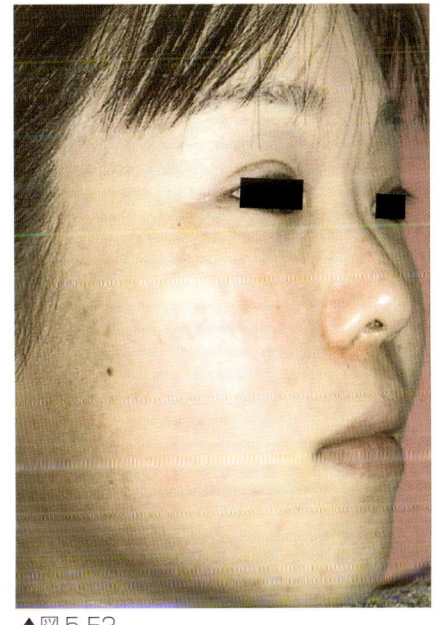

▲図5-E2
色素レーザー治療後5カ月．良好に消退した．

毛細血管拡張症の治療

結　語

　毛細血管拡張症のうち，日本人に多く認められる"赤ら顔"の色素レーザー治療を中心に述べた．この疾患に対するレーザー治療は単純性血管腫よりも確実に治療効果を上げることができるすばらしい治療であるが，治療直後からしばらくの間治療前よりよけいに目立ってしまう時期があり，このことを患者さんに良く理解してもらわなければならない．

　治療後しばらく目立つことを避けるために，ダイオードレーザーを用いることもあるが，治療効果は格段の差がある．もし，ダイオードレーザーを使用しなければならない場合には，直後にはない発赤がしばらくして出現し，長く継続することを念頭に置き，小範囲ずつの治療にとどめるべきである．

　今後，更なるレーザー機器の開発によりこれらの問題が改善されることを望んでやまない．

［坂東　行洋］

文　献

1) Goldman M, Bennett R : Continuing medical (Dermatologic surgery)Treatment of telengiectasia ; A review. J of The American Academy of Dermatology 17: 167-182, 1987.
2) Redisch W and Pelzler R : Loclized vascular dilatations of the human skin ; AM Capillary microscopy studys. AM Heart J 37 : 106-113, 1949.
3) 坂東行洋：色素レーザーの皮膚血管に対する至適照射パルス幅に関する研究．日形会誌 17：855-868, 1997.
4) Key JM, M. Waner : Selective destruction of facial telangiectasia using a copper vapor. Arch Otolaryngol Head Neck Surg 118 : 509-513, 1992.

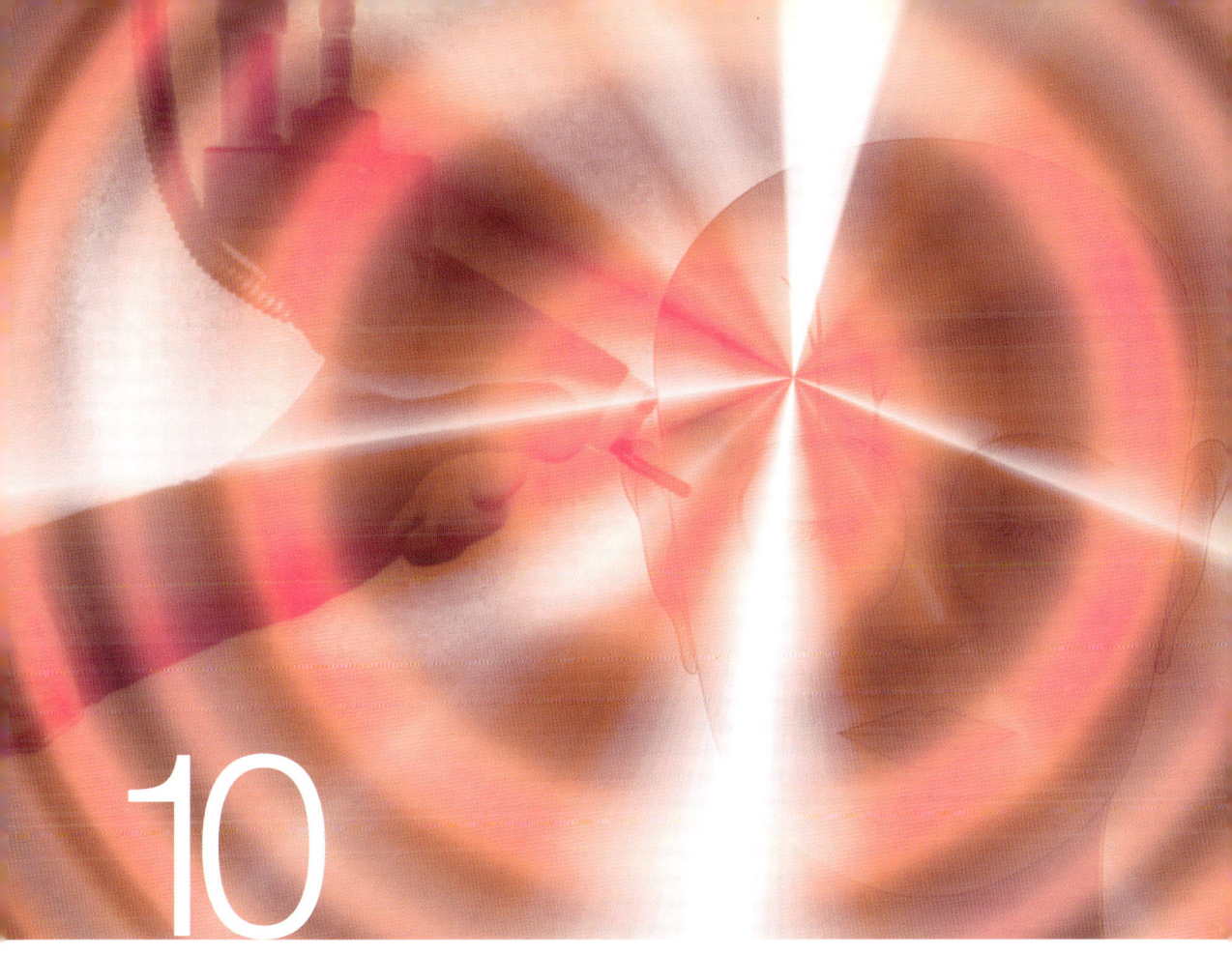

10
Skin resurfacing
ウルトラパルス炭酸ガスレーザーの適応と実際

はじめに

　1995年頃より，α-ハイドロキシ酸（AHA），乳酸およびサリチル酸などを使用したsuperficial chemical peelingが急速に普及してきたが，これと並びlaser resurfacingもskin rejuvenation，いわゆる顔面若返り術の一方法として注目されている．

　Laser resurfacingは，1989年にDavidが連続波の炭酸ガスレーザーを用いて行ったのが初めである．1980年代に入り，パルス波の炭酸ガスレーザーが開発され，1990年頃よりchemical peelingやdermabrasionなどと同様にskin resurfacingに有効な方法であることがAlster，David，Dover，Fitzpatrick[3]，Geronemus，Goldman，Hruza，Lask，Lowe，Kauvar，Waldroff，Weinsteinなどにより報告された．

現在，laser resurfacing に使用されている装置はウルトラパルスおよびスーパーパルスシステムの炭酸ガスレーザー，エレビウム-ヤグレーザー（以下，Er-YAGレーザー）およびネオジュウム・ヤグレーザー（以下Nd-YAGレーザー）などがある．ここでは，筆者が行ってるウルトラパルス炭酸ガスレーザーによる resurfacing の実際について述べる．

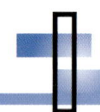

1. skin resurfacing に使用されているレーザー装置

初めにskin resurfacingに使用されているレーザー装置を簡単に説明する．

1 炭酸レーザーの特徴

　炭酸ガスレーザーは波長10,600nmのレーザー光を発振し，水に吸収される．1968年に医学用としてPatelらにより連続波炭酸ガスレーザーが開発された．1980年代に入り，Andersonらのselective photothemolysis（選択的光加熱分解）およびthermal relaxation time（熱緩和時間）の概念が炭酸ガスレーザーの改良にも組み込まれ，パルス炭酸ガス発振システムが開発された．このパルス発振の炭酸ガスレーザーにより，皮膚を均一に剝削することがより簡易になり laser resurfacing という新しい方法が現れた．

2 Er-YAG レーザーの特徴

　Er-YAGレーザーは波長2,940nm，パルス幅は約350μsecであり，水に対する吸収率は炭酸ガスレーザーの10倍と高い．炭酸ガスレーザーに比べ，周囲組織への熱損傷が少ない．しかし，止血機能は炭酸ガスレーザーよりは劣る．炭酸ガスレーザー照射により生ずるコラーゲンの産生がEr-YAGレーザーでも起こることが，最近になり解明されつつある．

3 QスイッチNd-YAGレーザーの特徴

　QスイッチNd-YAGレーザーは1,064nmの波長で，炭酸ガスレーザーよりも吸収率が高い．黒色の色素に対して強い吸収性を示す特徴を持つため，使用時にはカーボン粒子を改良した黒色色素を皮膚表面に塗布した後に，レーザー照射が行われている．しかし，色素の塗布が均一に行われないと，レーザー照射にもむらができるのが欠点である．皮膚の角質表層の除去およびうぶ毛

の処理に使用されるためlaser resurfacingというよりは，laser peelingという言葉の方が的確かもしれない．米国では，lunch time peelingと呼ばれ，お昼休みに短時間で手軽に行える方法として流行している．

4 Nd-YAGレーザーの特徴

　Laser resurfacing目的の装置ではないが，現在米国ではシワ治療に使用されている．Nd-YAGレーザーは波長1,320nmで，レーザー本体と冷却ガスを組み合わせた装置である．一時的に皮膚を冷却し表皮に損傷を与えず，真皮乳頭層および網状層上層の線維芽細胞に働きかけコラーゲンの産生を増加させることによりシワを改善させると言われている．表皮剥離は起こらず，真皮のみに作用が及ぶため，副作用も少なく，術後のドレッシングの必要性もない．今後のレーザー効果の詳細な解析および治療結果の報告に注目したい．

2.ウルトラパルス炭酸ガスレーザー装置の特徴

　筆者が現在治療に使用しているレーザー装置は，米国Coherent社製UltraPulse™5000CRで(図1)，通常の連続波の他にウルトラパルスといわれる可変式高エネルギーの短パルス波が照射される．パルスエネルギー量は1～500mj/pulseで周波数との調整が可能である．パルス幅が314μsと短いため，照射した周囲に熱が拡散されにくく，熱損傷を起こしにくいのが利点である[1]．

　ハンドピースは4種類あり，手軽に交換ができる．0.2mm径と1mm径の固定焦点型(図2)，3mm径の視準ハンドピース：TrueSpot™(図3)，およびCoherent社特有の1994年に開発された2.25mmUltraScan™CPG (Computed Pattern Generator)(図4)の水平照射型である．固定焦点型ハンドピースは蒸散だけでなく，0.2mmは切開，および切除にも使用され，ウルトラパルスモードで使用すれば，切開と凝固が同時に可能であり，主に眼瞼形成に使用している．水平照射型では，パルスモードのみ使用することができ，組織を均一かつ迅速に蒸散することが可能である．特にCPGはコンピューター制御によりあらかじめ設定したパターンに則り照射ができる．

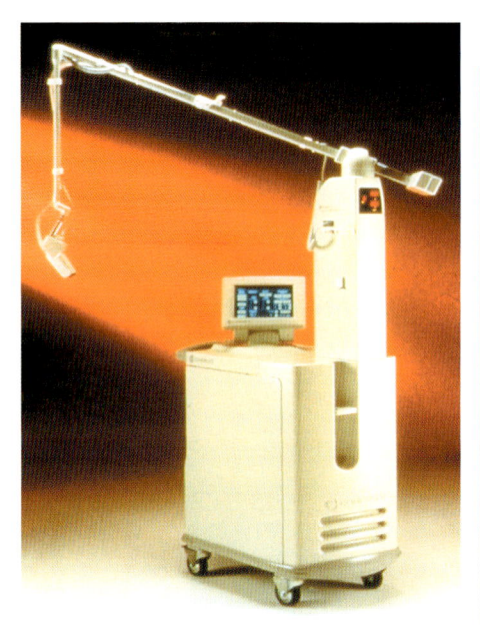

▲図1 レーザー装置：
UltraPulse™ 5,000CR（Coherent）

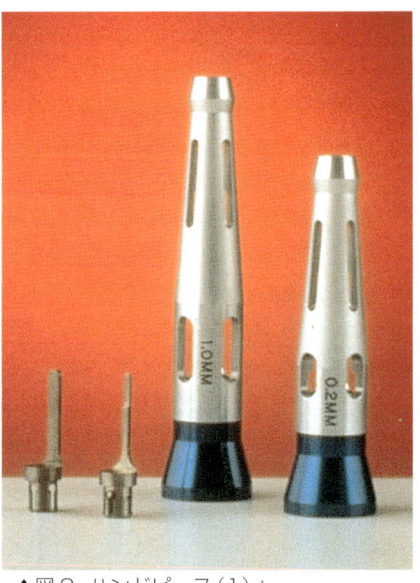

▲図2 ハンドピース（1）：
0.2mm径と1mm径の固定焦点型

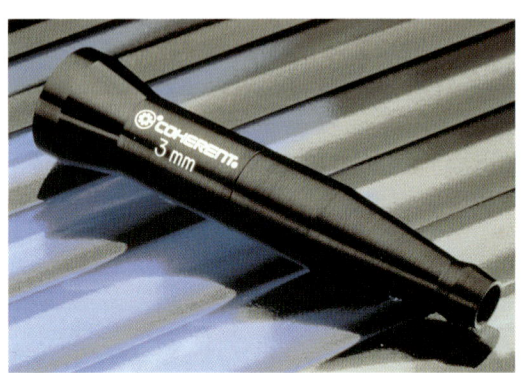

▲図3 ハンドピース（2）：
3mm径の視準ハンドピース：True Spot™

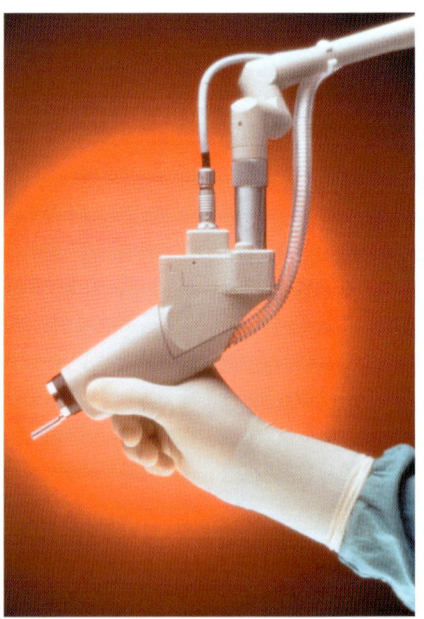

▲図4 ハンドピース（3）：
Z25 Ultra Scan™
CPG（Computed Pattern Generator）

実践 皮膚レーザー療法

CPG は

パターン　照射形状は 7 種類，
サ イ ズ　スポットの数は 9 種類，
密　　度　スポット内の密度は－10～＋60%であり 10～30%密度が最適の3つによりコントロールされる．これにより 550 通り以上の組み合わせが可能であり，照射形が決められる（図 5）．

現在本邦で resurfacing に用いられている炭酸ガスレーザーは，スーパーパルスシステムでは，Sharplan 社製，松下社製，Luxar 社製などがあり，ウルトラパルスシステムは Coherent 社製のみである．

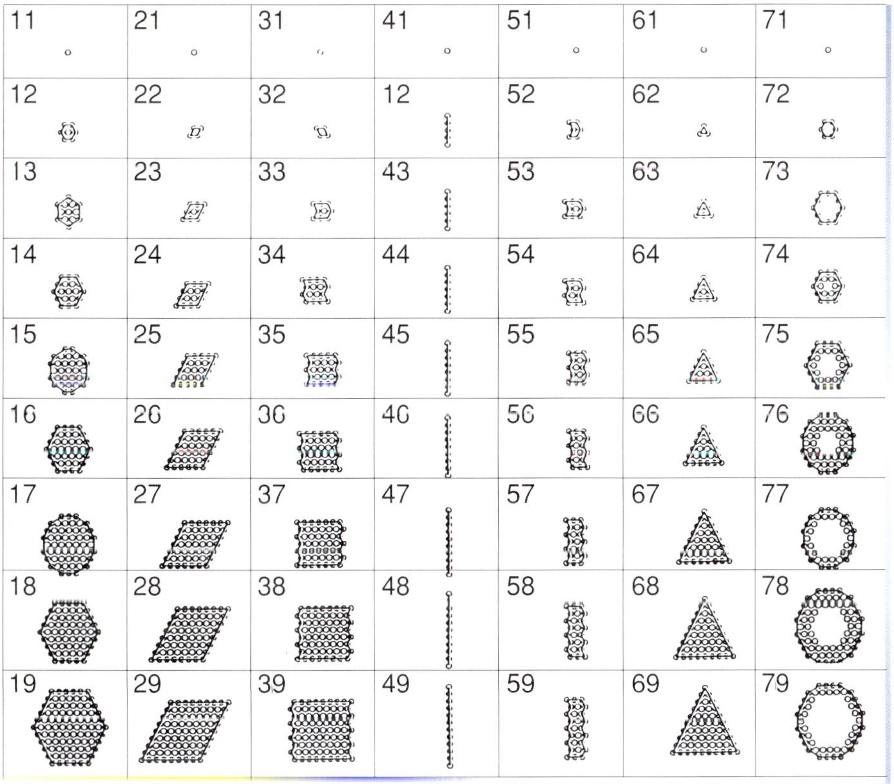

Pattern Density Number	1	2	3	4	5	6	7	8	9
Pattern Density Percentage	-10%	0%	10%	20%	30%	35%	40%	50%	60%
Available Pattern Sizes	1–5	1–6	1–7	1–8	1–9	1–9	1–9	1–9	1–9

▲図 5　ウルトラパルス炭酸ガスレーザーの CPGScan のパターンと密度

3. 適応と患者の選択

　Laser resurfacingは，シワやたるみなどのaging face，瘢痕修正（ざ瘡後瘢痕，外傷後瘢痕），刺青（太田母斑に施行された白色刺青など），また腫瘍性病変への適応として脂漏性角化症，青年性疣贅，汗管腫，表皮母斑などの症例に行っている．特に，シワに関しては，lifting手術では改善の低い上口唇部および眉間部や下眼瞼の細かい"シワ"，また，脂漏性角化症を合併したphotoaged skinの治療にはよい適応である[2)7)]．

　逆に，アトピー性皮膚炎などの皮膚疾患がある場合は禁忌であり，ヘルペスなどのウイルス性皮膚疾患の既往がある場合は慎重に対処すべきである．

　術前，患者には治療効果，術後の皮膚の状態，治癒過程，照射後の色素沈着などの副作用の説明を十分に行っている．しかし，重度の術後色素沈着が予測できる患者に対しては，眉間部や前頭部で髪の毛に隠すことができる部分の小範囲の照射を先に行うこともある．術後の色素沈着の予測は，色素性疾患のレーザー治療と同様に[9)]，Fitzpatrickのskin typing systemを参考に行っている（表1）．

　Fitzpatrickは紫外線，日焼けに対する皮膚の変化（sun burn, delayed tanning）をⅠ型〜Ⅳ型に分類しているが，この概念を佐藤は黄色人種に適応しJapanese skin typing（JST）としてⅢ型に簡易化した（表2）．すなわち，Ⅰ型は日焼けをすると赤くなるタイプの皮膚，Ⅱ型は赤くなりその後黒くなるタイプの皮膚，Ⅲ型はすぐに黒くなるタイプの皮膚としている．初診時に簡易なJST分類を用いている．さらに顔面，手背，頚部，胸部の皮膚色や色素斑，肝斑の有無などを十分に診察し，JST Ⅲ型で肝斑合併例の患者に対しては特に注意している．患者選択に対し重要なことは，合併症の程度，持続期間を患者が受け入れられるかどうかを医師側が判断することである．多くの患者はレーザー治療は簡単で，痛みも腫れもなく，術後早期に治癒するなどの過大評価をしていることが多い．実際には，レーザー治療までには1カ月間の前療法があるため，この期間に十分なインフォームドコンセントを行っている．

表1 The Fitzpatrick skin typing system(sun-reactive skin type)

Skin Type	Skin Color	Characteistics	JST
I	White(light)	Always burns, never tans	
II	White(light)	Usually burns, tans less than averag	I
III	White(medium)	Sometimes mild burn, tans about average	I, II
IV	White(medium dark)	Rarely burns, tans more than average	II, III
V	Brown(dark)	Rarely burns, tans profusely	III
VI	Black	Never burns, deeply pigmented	

(Fitzpatrick TB : The validity and practicality of skin types I throurgh VI. Arch Dermatol 124 : 869-871, 1998より引用)

表2 Japanese skin type(JST)

Skin Type	Sensitivity to UV	Sunburn	Tanning
JST-I	Above the Aerage	Easily	Minimally
JST-II	Average	Moderatedly	Moderatedly
JST-III	Below the Aberage	Slightly	Markedly(Long-Lasting)

(佐藤吉昭:日本人のスキンケアタイプと太陽紫外線.太陽紫外線防御研究委員会学術報告 12 : 32-70, 1991より引用)

4. レーザー前療法

　レーザー治療の4週間前より，術後の炎症性色素沈着の予防のために，朝には1%コウジ酸クリーム（ビオナチュールSホワイトニングクリーム®，山之内製薬製）を就寝時には4%ハイドロキノン＋0.025%レチン酸＋0.05%デゾネート含有クリーム(HQRAクリーム®，Shantel Irradiance社)を外用させる．さらに，直射日光にあたることを禁止し，サンプロテクションクリーム®(RoC社製：SPF44, PA＋)を化粧の下地に使用させる．また，顔全体を治療する場合は術前1日前よりゾビラックス(800mg/day)を内服させ，術後5日まで継続させる．ゾビラックス®は手術ストレスによる単純性ヘルペスの発症を予防し，表皮除去表面のヘルペスウイルスの散在を防ぐために使用している．Fitzpatrickらおよび Nicholas らは，単純性ヘルペスの予防は治療の成否を決定するので，予防的用量ではなく,治療的用量を投与すると述べている[3)6)]．抗ウイルス剤を術前に使用していない報告もあるが，口唇ヘルペスや帯状疱疹の既往のある患者には十分な配慮が必要である．

5.レーザー照射法

　脂漏性角化症などの小腫瘤に対しては，蒸散用3mm径視準ハンドピースを使用し，ウルトラパルスモード350～500mjで照射する．
　Facial rejuvenation目的のシワに対する治療は，おもにCPGを使用し，パルスエネルギー200～400mj，周波数150～200Hz，pattern density 0～30%で，2～5回の照射を行っている．照射部位のマーキングは，下顎部，眼瞼部に行うが，1回目の照射でマーキングは消えるので注意が必要である．下顎部は，過度の照射により肥厚性瘢痕を生じやすい．背臥位で下顎下縁の上方10mm～下方20mmの間および上下眼瞼部は皮膚が薄いため，他の部位より照射エネルギーを低く設定し，慎重に照射しなければならない．照射時には患者の眼球保護のため，鉛製のアイシールドを用いレーザー光から眼球を保護している．また，照射部周囲や顔面周囲の覆布は生理食塩水で濡らし，レーザー光が可燃性物の表面にあたっても引火しないように予防する．消毒剤も引火性のあるアルコール類は使用しない．レーザー治療中は，手術室にいる関係者は全員，保護用眼鏡を装着し眼球を保護する．また，レーザー照射によって生じる，煙，皮膚屑などの吸引は，排煙装置（VERSAVAC™：Stackhouse社製）を用いて行っている．皮膚屑の吸入によるウイルス感染を予防するために，吸引は必須であり，外来で小範囲の照射を行う時にもマスクは必ず装着している．1回目の照射で表皮を除去するが，ウルトラパルス炭酸ガスレーザーのガイドライン（図6）より，50～100mjエネルギーを上げた方が，より効果が得られる．顔面，頚部はGonzalezが分類した11部位のエステイックユニット（表3）に分けられ，それぞれ皮膚の厚さ，色などが違うため，各ユニットごとに照射するとよい．レーザーを照射すると表皮の水分が反応し，乾燥した白い皮膚屑が表面に残るが，これを生理食塩水を含ませたガーゼで完全に拭き取った後，乾いたガーゼで表面の水分を十分に拭う．炭酸ガスレーザーは水分に反応するため，表面が濡れていると，レーザー光が皮膚表面で吸収されてしまうので注意する点である．その後，同じ手技を繰り返して行うが，エネルギーは皮膚の反応により，適宜変更させる．このレーザー治療で唯一難しい点は，照射回数であり，浅いと効果はなく，深いと瘢痕を生じる可能性がある．照射後は10分間，冷水を湿らせたガーゼでcoolingを行い，十分に水分を拭き

▼表3 Average Thickness of Skin in Aesthetic Facial Uoits

	Thickness in μm			
	Epidermis	Dermis	Hypodermis	Total
Mental region	149	1,375	1,020	2,544
Forehead	202	969	1,210	2,381
Upper lip	156	1,061	913	2,148
Lower lip	113	973	829	1,915
Lobule of the nose	111	918	735	1,768
Neck	115	138	544	1,697
Cheek	141	909	459	1,509
Root of the nos	144	324	223	691
Eyelidse	130	215	248	593

(Gonzalez-Ulloa M, Castillo A, Stevens E, et al : Preliminary study of the total restoration of the facial skin. Plast Reconstr Surg : 31151-161, 1954より引用)

Forehead #1

CPG	mj	hertz	#Pass
	300	200	1〜3
	Patt#	Size	Den#
	3	6〜9	1〜5
T/Spot	mj	hertz	#Pass
	350	4〜8	1〜3

Periorbital #2〜3

CPG	mj	hertz	#Pass
	200	200	1〜2
	mj	hertz	#Pass
	3	3・5	1・3
CPG	mj	hertz	#Pass
	250	4〜8	1〜2

Nose #8

CPG	mj	hertz	#Pass
	200	200	1〜3
	Patt#	Size	Den#
	3	6〜9	1〜5
CPG	mj	hertz	#Pass
	350	4〜8	1〜3

Upper Eyelids #2〜3

CPG	mj	hertz	#Pass
	200	200	1
	Patt#	Size	Den#
	3	5	1〜3
CPG	mj	hertz	#Pass
	250	4〜8	1

Cheeks #6〜7

CPG	mj	hertz	#Pass
	300	200	1〜3
	Patt#	Size	Den#
	3	6〜9	1〜5
T/Spot	mj	hertz	#Pass
	350	4〜8	1〜3

Periorbital #2〜3

CPG	mj	hertz	#Pass
	300	200	1〜3
	mj	hertz	#Pass
	3	4〜7	1〜5
CPG	mj	hertz	#Pass
	350	4〜8	1〜3

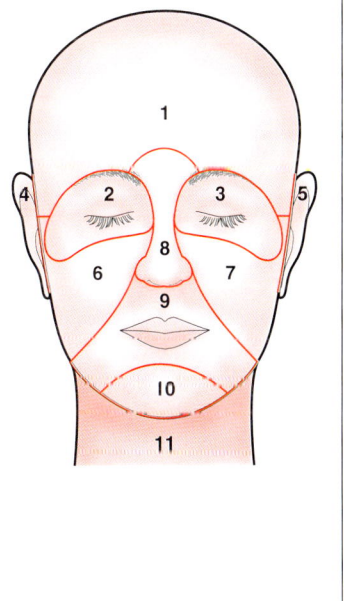

▲図6 ウルトラパルス炭酸ガスレーザーのガイドライン
(Roberts TL : UltraPulse 5000C resurfacing parameters ; Basic guidline.より引用)

取った後ドレッシングを行う．顔面全体や前頭部は創傷被覆材（LASER SITF™，PolyMedica 社製）などによる閉鎖療法，眼瞼部や眉間部は軟膏，シリコンガーゼ，ガーゼ，遮光テープ（Micropore™）で被覆している．

6. 麻酔

　顔面全体のレーザー治療は，麻酔科医の管理下で行っている．酸素マスクや経鼻カニューレによる持続的な2～3lの酸素投与は，引火する可能性があるため使用には注意が必要である．通常，プロポフォールの持続静脈注射と塩酸ケタミン（ケタラール®）の静脈投与を用いている．しかし，塩酸ケタミンは唾液分泌を亢進させる副作用があるため，照射部の汚染を防ぐために術前の口腔内の消毒および術中に唾液の吸引を行うようにしている．
　また，ラリンゲルマスクを用いる場合もある．下眼瞼，前頭部などの小範囲照射は，局所麻酔および神経ブロック（眼窩下神経ブロック（図7），前頭神経ブロック（図8））で行っている．

7. レーザー後治療

　顔面全体の治療時に被覆したLASER SITE™は，術後7日目で除去するが，新生表皮が薄いためドレッシング材に固着し，除去時にともに剥がれる場合がある．このため最近では，術後10日目以降に除去している．下眼瞼，眉間部に関しては，術後4日に来院させ，ガーゼ交換を行う．術後5日より，自己ケアを指導する．当初は，下眼瞼もLASER SITE™を用いていたが，流涙により剥がれやすくなったり，滲出液の貯留の不快感，眼瞼縁に痂皮が癒着し視野が障害されたり，眼瞼を動かすことにより痛みを生じる症例があったため，現在ではシリコンガーゼを使用している．LASER SITE™，シリコンガーゼ除去後は，副腎皮質ホルモン混合剤（リンデロンVG軟膏®）とビタミンA外用剤（ザーネ®）を混合したものを塗布し，術後14日からは，朝はザーネRとヘパリン類似物質（ヒルドイド®）混合剤，夜は1%コウジ酸クリームを使用している．また，昼間は紫外線防御のために，術前同様に，サンプロテクションクリームRを下地に使用し，化粧をするように指導している．術後28日目からは4%ハイドロキノン＋0.025%レチン酸＋0.05%デゾネート含有クリームを使用することを基本としているが，症例により随時変えている．また，併用療法としてINDEBA306™を使用しCapacitive Electric Transfer（CET）Deep HyperthermiaおよびAHAによるsuperficial chemical peelingを行うこともある．

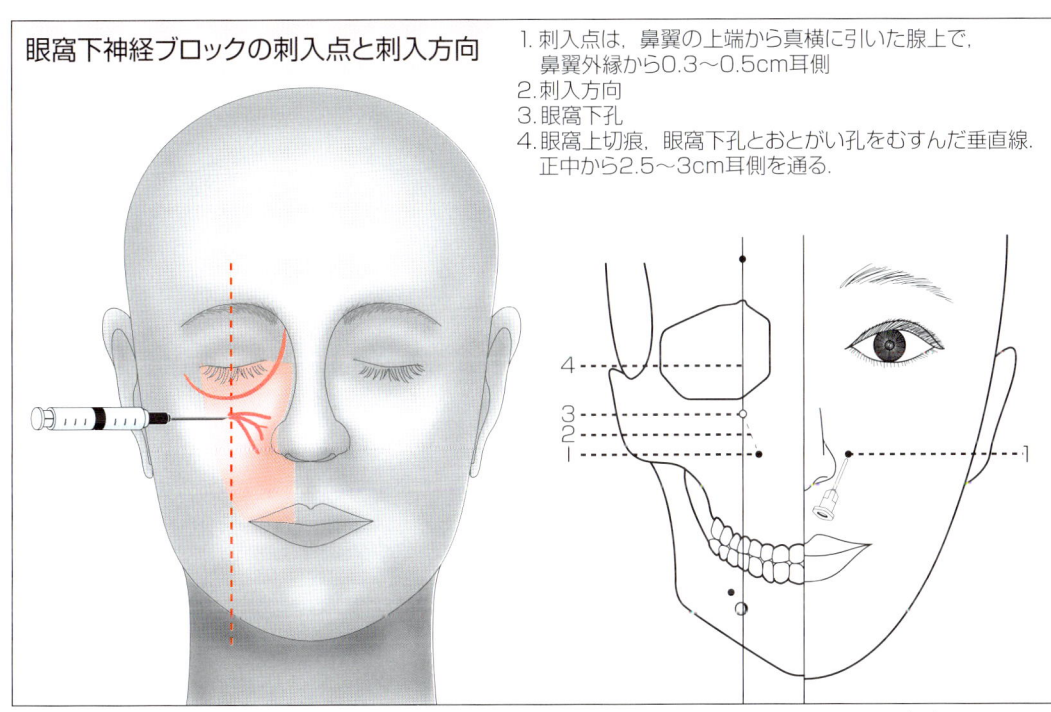

| 眼窩下神経ブロックの刺入点と刺入方向 | 1. 刺入点は，鼻翼の上端から真横に引いた線上で，鼻翼外縁から0.3〜0.5cm耳側
2. 刺入方向
3. 眼窩下孔
4. 眼窩上切痕，眼窩下孔とおとがい孔をむすんだ垂直線．正中から2.5〜3cm耳側を通る． |

▲図7　眼窩下神経の位置とブロック法　（若杉文吉監修：ペインクリニック 96-97, 1998より引用）

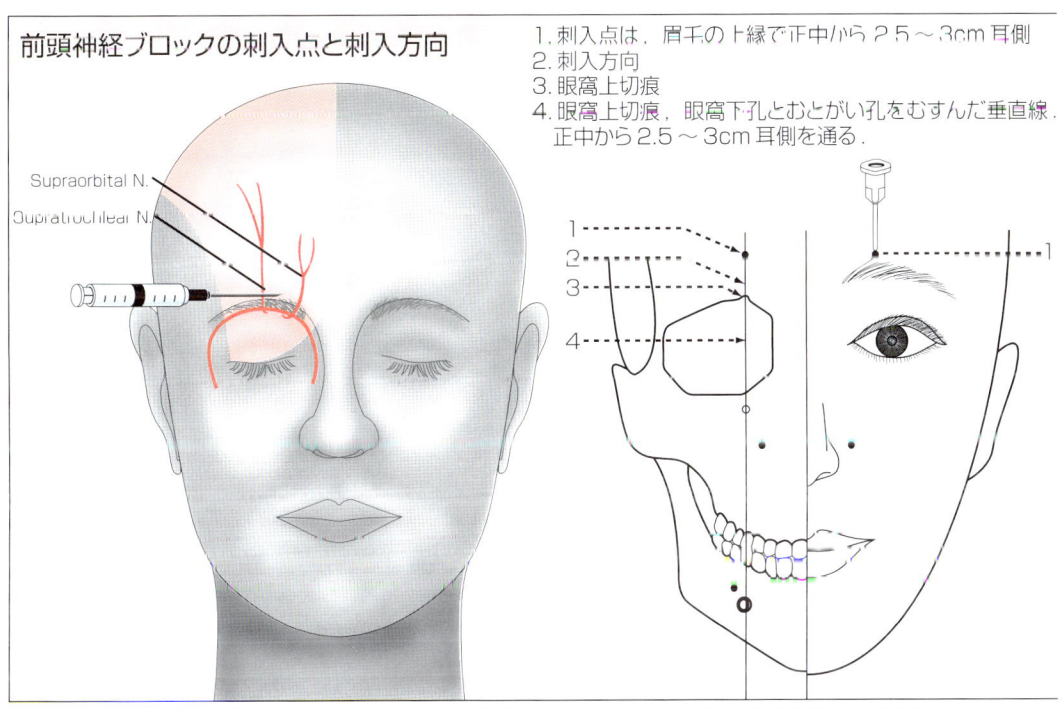

| 前頭神経ブロックの刺入点と刺入方向 | 1. 刺入点は，眉毛の上縁で正中から2.5〜3cm耳側
2. 刺入方向
3. 眼窩上切痕
4. 眼窩上切痕，眼窩下孔とおとがい孔をむすんだ垂直線．正中から2.5〜3cm耳側を通る． |

Supraorbital N.
Supratrochlear N.

▲図8　前頭神経の位置とブロック法（若杉文吉監修：ペインクリニック 92-94, 1998より引用）

8. 治療効果

　ウルトラパルス炭酸ガスレーザー照射の効果は，皮膚のpeeling作用とコラーゲンやエラスチンなどの線維組織の再生である[5)8)]．炭酸ガスレーザーは水分に吸収されるため，皮膚に照射すると，熱により水分が蒸発し，皮膚のコラーゲン線維が萎縮する[4)]．この作用により，新しいコラーゲン線維の生成を促し，線維の配列も規則的な水平配列となる．実際の所見として，レーザー照射回数を増していくと，皮膚が深達性II度熱傷創と類似し，一時的に白色調になる．これは，レーザー深度が真皮網状層に達したというサインであるが，これをこえて照射した場合，創面は黄色をおびた灰白色となる．真皮網状層と乳頭層の境界部まで達したというサインであり，ここまで照射をしてしまうと治癒が非常に遅れ，瘢痕を生じる可能性が高い．ただし，照射後10分間冷却すると，色調が改善されるため，皮膚色の変化は注意深く観察する必要がある．

　治療効果は，脂漏性角化症などの表在性皮膚病変には非常に有効であった．シワに対しては，レーザー照射後7～14日で表皮化が完了した．治療により，シワやたるみは改善し，さらに下眼瞼の細かいシワに対しては非常に有効であった．眉間部のシワは，現在，内視鏡的に皺眉筋と鼻根筋を切除する方法や，コラーゲンやボツリヌストキソイドの注射などが行われているが，laser resurfacingも簡易であり，照射後2年経過した症例でも後戻りがない．

9. 症　　例

症例1　57歳　女性

　顔面全体のシワと散在する疣贅の除去を目的に来院(図9a)した．レーザー前療法を施行1カ月後に，全身麻酔下にlaser resurfacingを施行した．術前，眼瞼部と下顎部にマーキングし(図9b)，CPGを用いて400mj/pulse，300mj/pulse，眼瞼部は250mj/pulse，200mj/pulseで各2回の照射を行なった後，疣贅部は3mm視準ハンドピースを使用した(図9c)．術後はLASER SITE™で被覆した(図9d)．術後1週後に被覆材を除去した(図9e,f)．術後4週後より色素沈着が出現してきたが(図9g)，後療法により術後3カ月で消退した(図9h)．術後10カ月を経過したが，再発，後戻りは見られない(図9i)．

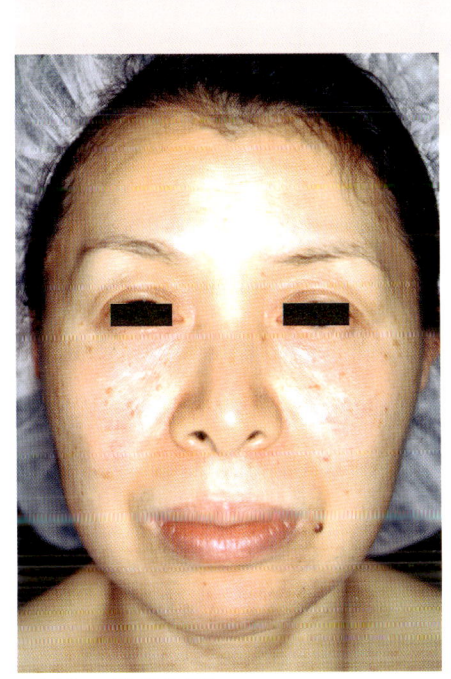

▲図9a　術前正面像．
顔面全体のシワと散在する疣贅を主訴として来院した．

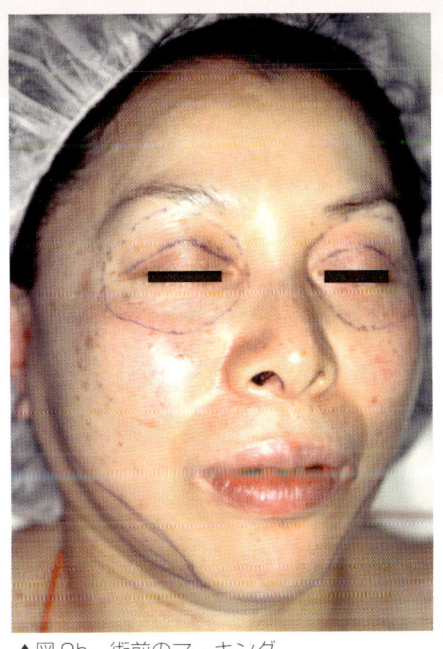

▲図9b　術前のマーキング．
CPGを用いて200〜400mj/pulseで2回の照射を行い，疣贅部は3mm視準ハンドピースを使用した．

▼図9c　術直後

▼図9d　LASER SITE™で被覆した．

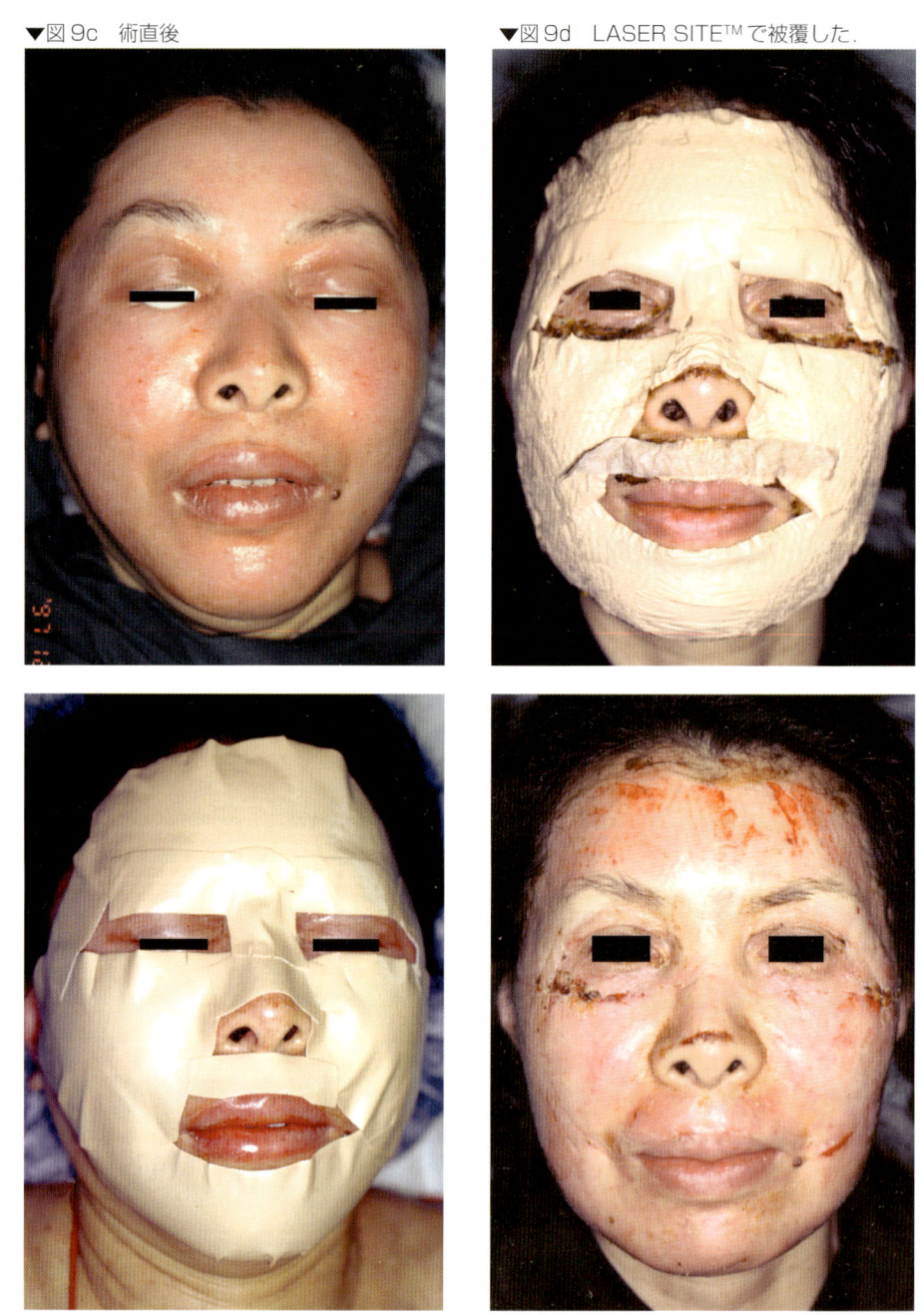

▲図9e, f　術後1週間．被覆材を除去した（被覆材除去前，除去後）

実践　皮膚レーザー療法

▼図9g 術後4週.
この頃より色素沈着が出現した
（図はポイントメイクのみした状態）.

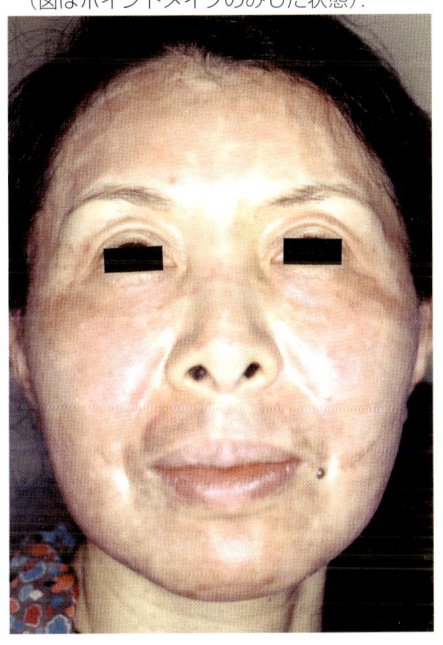

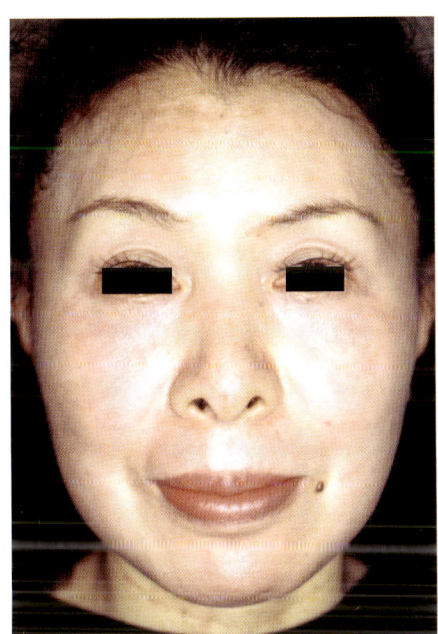

▲図9h 術後3カ月.
赤味は残存しているが，後療法により色素沈着は消退した（同ポイントメイクのみ）.

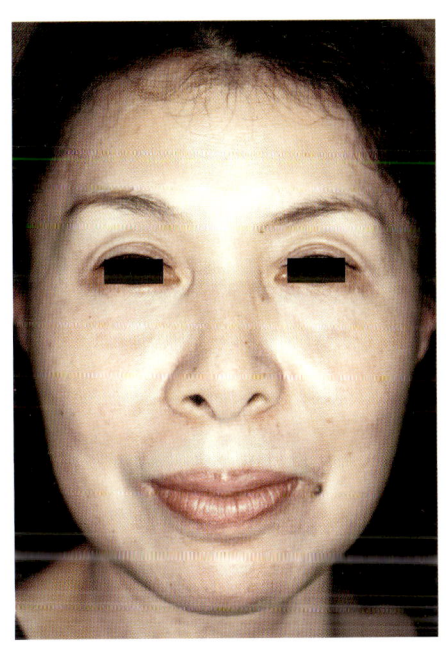

▲図9i 術後10カ月
（同ポイントメイクのみ）.

Skin resurfacingの適応と実際 ■ ウルトラパルス炭酸ガスレーザー

症例2 ｜ 62歳 女性

　顔面全体の除皺を主訴に来院したが，治療に対する不安，金銭的な問題により下眼瞼のみの治療を行った(図10a)．症例1と同様に前療法を1カ月間行った後，CPGを用いて250mj/pulseで1回，200mj/pulseで2回，計3回の照射を行った．術後，紅斑は1カ月持続したが，色素沈着などの合併症は生じなかった．術後6カ月経過したが，良好である(図10b)

▼図10a
　術前．顔面全体の皺を主訴として来院したが，下眼瞼のみ治療を行った．
　CPGを用いて200〜250mj/pulseで3回照射を行った．

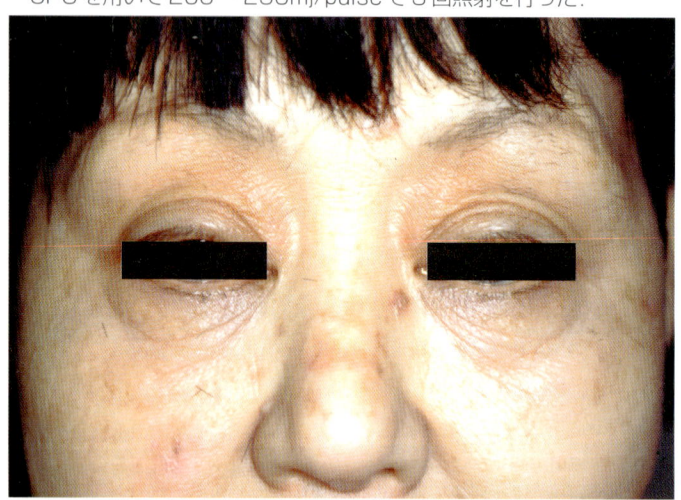

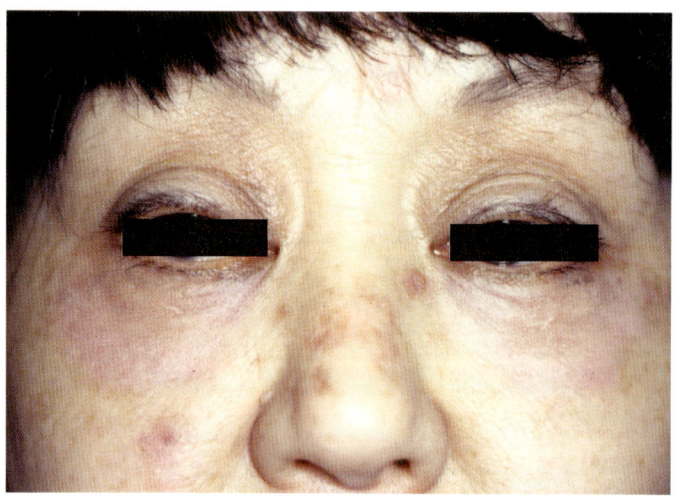

▲図10b　術後6カ月．色素沈着などの合併症は生じなかった．

症例3　52歳　女性

下眼瞼の汗管腫，シワを主訴に来院した（図11a）．

前療法を1カ月間行った後，CPGを用いて250mj/pulseで1回，200mj/pulseで2回，計3回，および汗管腫部を連続波で照射した．術後2週より色素沈着が出現したが（図11b），後療法により術後3カ月で消退した（図11c）．術後6カ月経過したが，汗管腫，シワともに消失した（図11d）．

▼図11a
下眼瞼の汗管腫およびシワを主訴に来院した．

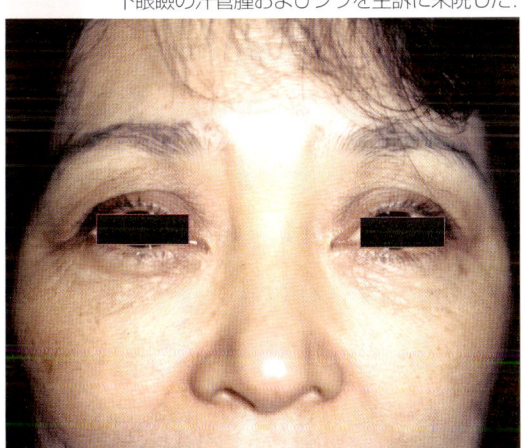

▼図11b
CPGを用いて200～250mj/pulseで3回および汗管腫部を連続波で照射した．術後2週より色素沈着が出現した．

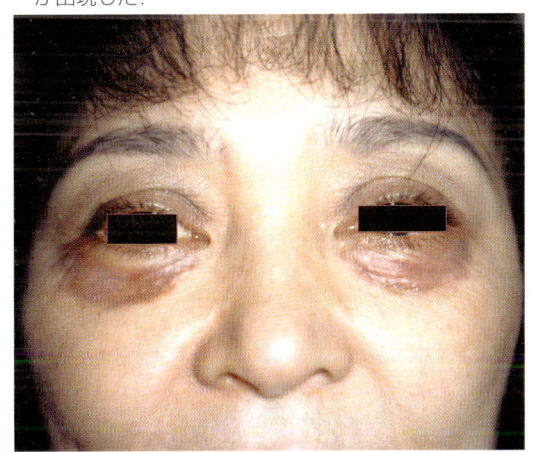

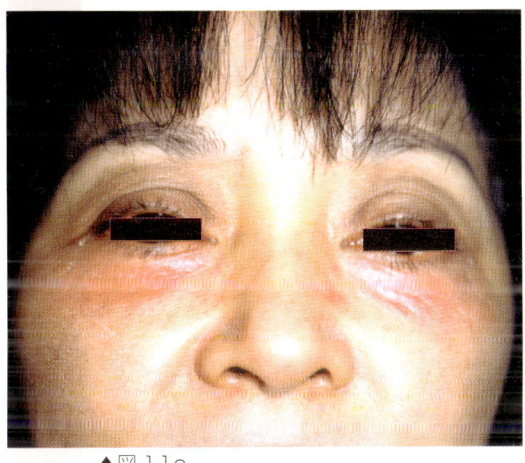

▲図11c
後療法により術後3カ月で消退した．

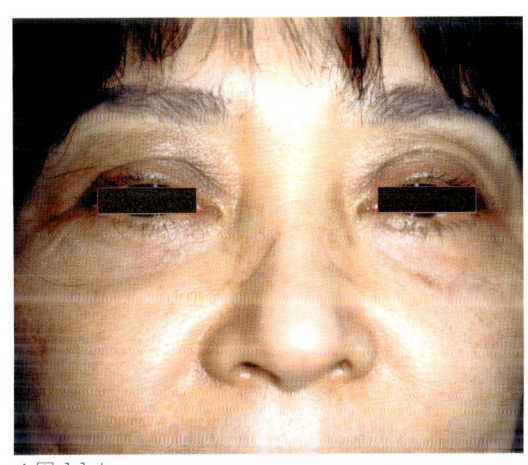

▲図11d
術後6カ月経過したが，汗管腫，シワともに消失した．

症例4　57歳　女性

　眉間部の除皺を主訴に来院した（図12a）．1カ月間の前療法後，CPGを用いて350mj/pulseで2回，300mj/pulseで2回，計4回の照射を行った．術後1カ月で色素沈着が生じたが，後療法により術後4カ月で消退した．術後6カ月で多少の赤味はあるが経過良好である（図12b）．

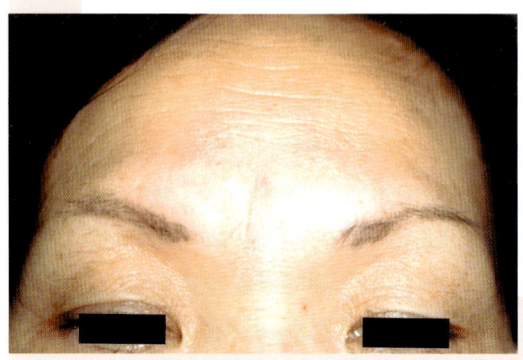

▲図12a　眉間部のしわを主訴に来院した．
　300〜350mj/pulseで4回の照射を行なった．

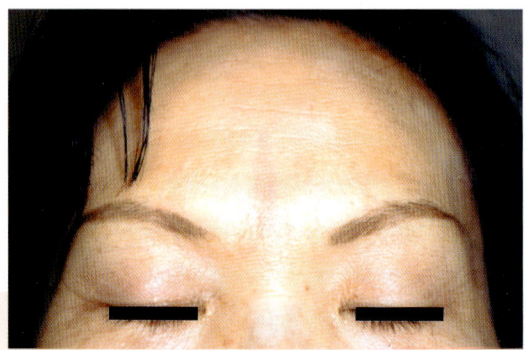

▲図12b　術後6カ月．
　術後1カ月で色素沈着が生じたが，後療法により術後4カ月で消退した．

症例5　63歳　女性

　眉間部の除皺を主訴に来院した（図13a）．1カ月間の前療法後，CPGを用いて350mj/pulseで2回，300mj/pulseで2回，計4回の照射を行った．術後1カ月で色素沈着が生じたが，後療法により術後3カ月で消退した．術後1年経過したが再発は見られない（図13b）．

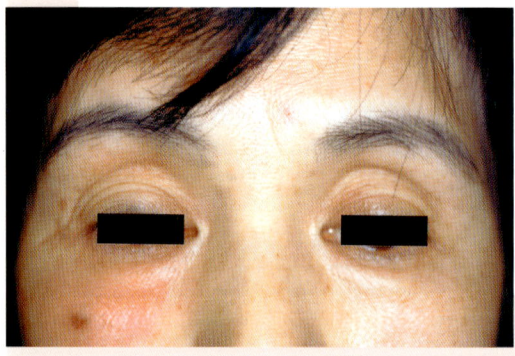

▲図13a　眉間部の除皺を主訴に来院した．
　CPGを用いて300〜350mj/pulseで4回の照射を行った．

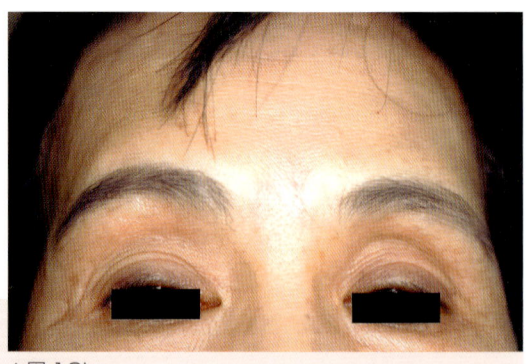

▲図13b　術後1カ月で色素沈着が生じたが，後療法により術後3カ月で消退した．術後1年経過したが再発は見られない．

症例6　54歳　女性

顔面の老化，前頭部の除皺目的に来院した（図14a）．1カ月半の前療法後，CPGを用いて，400mj/pulse，350mj/pulse，300mj/pulseで前頭部に計3回の照射を行った．術後1カ月に色素沈着が出現したが，後療法により術後2カ月で消退した．術後6カ月，経過は良好である（図14b）．

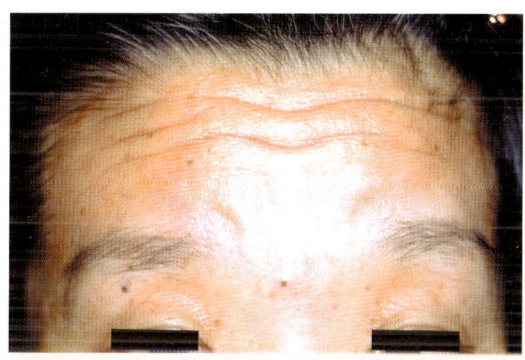

▲図14a
顔面の老化，前頭部のシワを主訴に来院した．
300～400mj/pulseで前頭部を3回照射した．

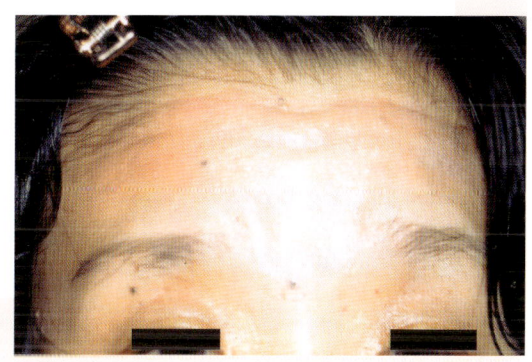

▲図14b
術後6カ月．術後1カ月に色素沈着が生じたが，
後療法により術後2カ月で消退した．

10. 合併症

　Laser resurfacingの合併症として，紅斑，毛細血管拡張，稗粒腫，色素沈着，色素脱出，瘢痕，創感染（ヘルペス，黄色ブドウ球菌）などが起こる可能性がある．最も問題なのは，黄色人種の場合は炎症性色素沈着であり，程度の差はあるが高頻度（60％～70％[10]）に出現する．多くの症例は術後1カ月までは，照射部は赤く，その後色素沈着が出現する．しかし，術後の適切な処置により1～2カ月で消退傾向を認める．紅斑も3カ月持続する症例もあるが，色素沈着ほど患者は問題視しない．しかし，重度な色素沈着を起こした症例でも照射後3カ月ごろより消退しはじめ，1年で残存している症例はない．レーザー前および後療法は重要であり[6]，特に紫外線防御を怠ってはならない．瘢痕の経験はないが，過度の照射，下顎下縁の照射には注意が必要である．

おわりに

　本邦においてのlaser resurfacingは，術後の炎症性色素沈着がおこる可能性が高いため，他のレーザー治療の急速な普及と比較すると足踏みしているのが現実である．

　しかし，手術方法以外のシワ治療，顔面若返り術の中心となる方法であるため，今後は，炭酸ガスレーザーとEr-YAGレーザーやnon-ablativeなNd-YAGレーザーの併用およびchemical peelingやスキンケアなどを組み合わせた方法が普及していくと考えられる．また，これらは今まで手術に対して恐怖感をもっていた患者にも受け入れられるようになり，高齢化社会を向かえる今後はさらに適応が広がっていくと思われる．

［山下　理絵］

文献

1) Arielle NBK, Heidi AW, Roy GG : A histopathological Comparison of "Char-free Carbon Dioxide Lasers. Dermatol Surg 22 : 343-348, 1996.
2) David BA:The ultrapulse Carbon Dioxide Laser with Computer Pattern Generator Automatic Scanner For Facial Cosmetic Surgery and Resurfacing. Ann of Plas Surg 36 :1522-529, 1996.
3) Fitzpatrick RE, Goldman MP : Advnaces in Carbon Dioxide Laser Surgery. Clin Dermatology 13 : 35-47, 1995.
4) James EF, Thomas B : Collagen Shrinkage(Selective Dermaplasty) with the High-Energy Pulsed Carbon Dioxide Laser. Dermatol Surg 24:37-41, 1998.
5) Jemy C, Antoinette Fh, Rene G, et all : Histologic Evaluation of Preauricular and Postauricular Human Skin After High-Energy, Short-Pulse Carbon Dioxide Laser. Arch Dermatol 132 : 425-428, 1996.
6) Nicholas JL, Gary L, Molly EG : Laser Skin Resurfacing :Pre-and Posttreatment Guidelines. Dermatol Surg 21:1017-1019, 1995.
7) Nicholas JL, Gary L, Molly EG, et al : Skin Resurfacing with the Ultrapulse Carbon Dioxide Laser;Observation on Patients. Dermatol Surg 21:1025-1029, 1995.
8) Tina SA, Arielle NBK, Roy GG : Histology of High-Energy Pulsed CO_2 Laser Resurfacing. Seminars in Cutaneous Medicine and Surgery 15 :189-193, 1996.
9) 山下理絵：レーザー治療後の炎症性色素沈着に対するスキンケア．日本美容外科学会誌 20：1-7, 1998.
10) 山下理絵：ウルトラパルス炭酸ガスレーザーを用いたresrufacing-Laser resurfacing：CO_2レーザー．形成外科 4：833-844, 1999.

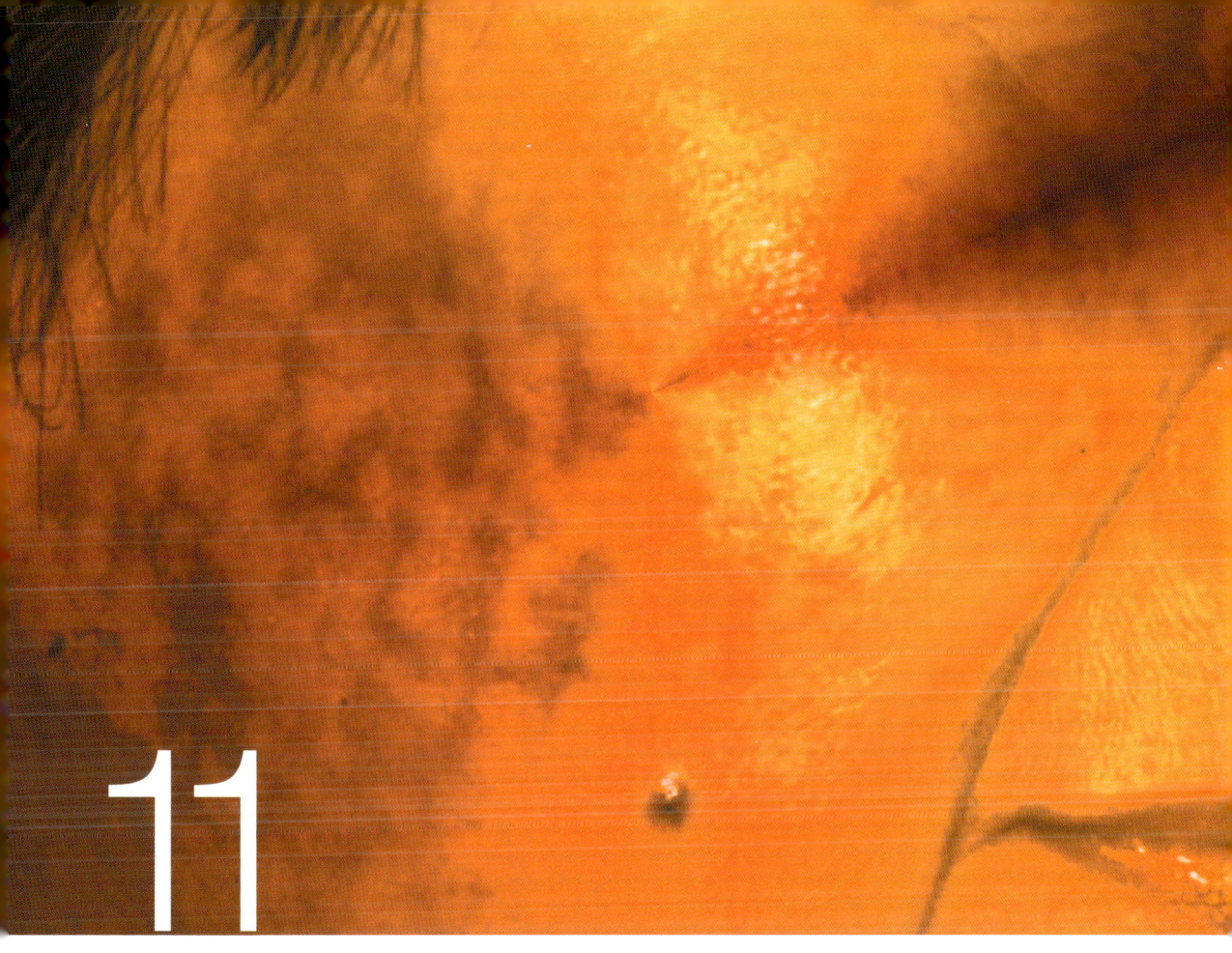

11 Skin resurfacing-2
Er-YAGレーザーの適応と実際

1. skin resurfacingの概念

　skin resurfacingの目的は，傷をつけることなく安全にレーザーで表皮を薄くablation（熱損傷を与えずに組織を蒸散すること）し，皮膚の再上皮化とコラーゲンの再構築を得ることである．その結果skin textureの改善，しわ取り効果が得られる．これによりfacial rejuvenationの立場からは，光老化の進んだ表皮は取り除かれ，肌理の細かい若々しい表皮が得られると同時に真皮に対する熱作用によりコラーゲンの再構築が見られることから皺の軽減も期待できる．またにきび痕や瘢痕の治療においてはablationされることによって皮膚表面の凹凸が平坦化し，ぼかし効果による改善が期待できる．

この場合従来の剝皮術に比べて周囲組織への熱損傷が少なくよりきれいな仕上がりが得られる(図1).さらに皮膚腫瘍などの隆起性皮膚病変に対しても最小限の傷跡で除去することができる.

現在では外科手術はできる限り患者にとって侵襲が少ないminimum surgeryの方向へ進みつつあり,種々の手術手技が開発されているが,skin resurfacingもその要求に応え得る皮膚レーザー治療における新しい手術手技である.

米国では既にskin resurfacingはfacial rejuvenationに対する中心的な治療の選択枝として定着している.その理由は以下の通りである.

① 皺の改善に対しては,限界はあるものの適応を選べばかなりの改善が得られる.
② 同時にphotoagingに対しても非常に高い効果が得られ,肌理の細かい若々しい肌が得られる事により,良好な若返り効果が得られる.
③ 元来,侵襲の少ないminimum surgeryであるがEr-YAGの登場によって侵襲の程度がさらに少なくなっている.
④ face liftやblepharoplasty等他の手術と組み合わせることが可能でそれによって今までにない高い治療効果が得られる(表1).

いうまでもなくskin resurfacingは選択的光熱溶解理論に基づいた高い組織選択性を持った皮膚レーザー治療であり,皮膚の熱緩和時間より短い照射時間で発振されたレーザー光による皮膚の蒸散作用や皮膚に対する熱作用によってresurfacing効果が得られるわけであるが,これまでは主にスーパーパルス炭酸ガスレーザーやウルトラパルス炭酸ガスレーザーなどの炭酸ガスレー

▼表1 Facial rejuvenationの各種治療法

・スキンケアー
・レチノイン酸などの外用療法
・ケミカルピーリング
・クリスタルピーリング
・Skin resurfacing
・Face lift,Blepharoplasty
・コラーゲン注入
・Botox(Botulinum Toxin Type A)注射

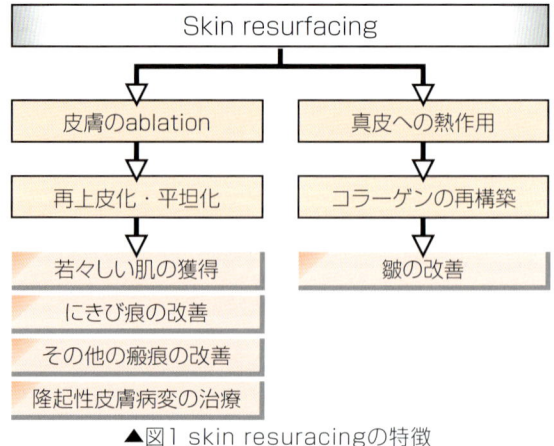

▲図1 skin resuracingの特徴

ザーが用いられてきた．しかし本法の普及に伴って，これらの炭酸ガスレーザーによるskin resurfacingにも様々な問題点が指摘されるようになってきた．そこで最近ではこれらの炭酸ガスレーザーよりさらに周囲組織への熱損傷が少ないEr-YAGレーザーが登場し，良好な成績が報告されるようになってきた．特にEr-YAGレーザーは欧米の白人に比べ皮膚の色調の濃い日本人にとってはより安全なレーザーであると言える．

2. Er-YAGレーザーの特徴

　Er-YAGレーザーは波長2940nm，パルス幅は約350μsecである．水に対する吸収率が高く，皮膚を非常に薄く各層毎に精緻なablationを行うことが可能である．また周囲組織に与える熱損傷が非常に少ない．このためEr-YAGレーザーは本来の意味での純粋なablation laserであるといわれている．スーパーパルスもしくはウルトラパルス炭酸ガスレーザーに比べてEr-YAGレーザーは周囲組織への熱損傷が少ない，創の上皮化が早い，術後の腫脹が少ない，術後の紅斑が軽度で期間も短く，色素沈着も生じにくいなどの特徴がある．炭酸ガスレーザーでは最初の1パスで表皮は50〜60μmの深さまでablationされ，さらにその周囲50〜75μmの範囲で組織が熱損傷を受けるため，1パスで計100〜120μmの範囲の組織が熱損傷を受ける．これに対してEr-YAGレーザーでは最初の1パスの照射で20〜25μmの深さまでablationされるが，周囲組織への熱損傷は殆どみられない（図2）．しかも同一部位を連続して照射した場合には各照射毎に同じ量がablationされる．

▼表2　Fitzpatrickのスキンタイプ

型	
I型	常に赤く焼ける，決して褐色にならない
II型	常に赤く焼ける，時々褐色になる
III型	ときどき赤く焼ける，常に褐色になる
IV型	たまに赤く焼ける，常に褐色になる
V型	中等度の色素沈着
VI型	黒い皮膚

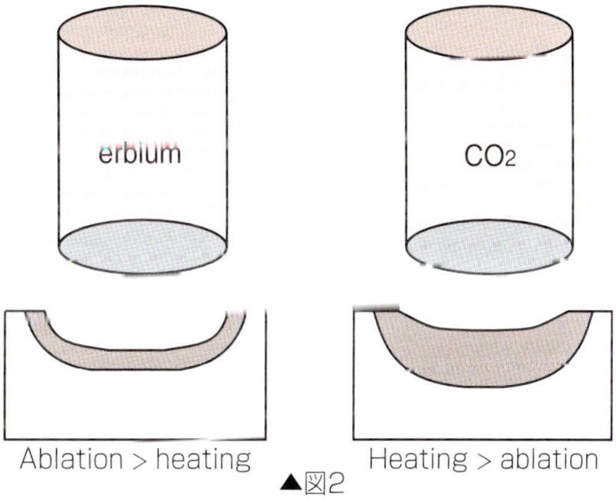

Ablation > heating　　　Heating > ablation
▲図2

従って，Er-YAGレーザーでは，ablationの際，目に見える層がablationされている層にほぼ一致するので，resurfacingの深さの調節が安全かつ容易にできる．またablation時には炭酸ガスレーザーと異なり，その都度生食ガーゼで壊死組織を拭う(wiping)必要はない．炭酸ガスレーザーのように表面が壊死組織で黒くなることもなく，ablationされた組織は瞬時に爆発的に飛ばされてしまうからである．さらに術後の色素沈着も少ないことから，FitzpatrickのスキンタイプV〜VI(表2)のように皮膚の色調が濃い患者に対しても良好なresurfacing効果が得られる．Er-YAGレーザーの出現により，従来炭酸ガスレーザーでは適応とされていなかった頸部や手背に対してもresurfacingが可能となった(表3)．

しかしその一方，炭酸ガスレーザーはEr-YAGレーザーに比べコラーゲンに対する熱作用が強いためコラーゲンの収縮作用，再構築の効果が高く，皺取り効果に優れている．さらにEr-YAGレーザーでは真皮乳頭層に達すると点状の出血が見られるようになるが，ablationする照射エネルギーレベルでは止血効果が殆どないため，出血によって術野が妨げられ手術操作がやりにくくなるという欠点がある．これに対し炭酸ガスレーザーでは止血効果が高いことから出血も少なく，術野の確保も容易であり，ablationされた皮膚の状態から比較的容易に侵襲を受けた層を把握できるので手術操作を終了すべきか否かの判断が容易である(表4)．手術時，炭酸ガスレーザーでは必ず麻酔が必要であるが，それに比べてEr-YAGレーザーでは疼痛が少ない．色素母斑や皮膚腫瘍の除去ではレーザー照射時少し熱い感じがするが多くの場合無麻酔下での治療が可能である．ただし皺取りやにきび痕等広範囲にわたる治療ではresurfacingによる疼痛，不快感も見られるので適切な麻酔を行うことが望ましい．

▼表3 炭酸ガスレーザーとEr-Yagレーザーの比較

	CO2	Er-YAG
再上皮化	遅い	早い
紅斑の期間	長い	短い
出血	少ない	多い
色素沈着の可能性	多い	少ない
色素脱失の可能性	多い	少ない
真皮への熱損傷	多い	少ない
疼痛	多い	少ない

▼表4 炭酸ガスレーザーでResurfacingされる層

表皮	赤味の強いピンク色
真皮乳頭層	灰色
真皮網状層	なめし革様の黄色

3. 適応と禁忌

　Er-YAGレーザーにせよ炭酸ガスレーザーにせよskin resurfacingの適応と禁忌は基本的には同じであるが，Er-YAGレーザーの方がその性質上若干適応範囲が炭酸ガスレーザーに比べて広くなるといえる．一般的には炭酸ガスレーザーでは頸部や手背のskin resurfacingは禁忌とされているがEr-YAGレーザーでは可能である．また適応を選べば，欧米の白人に比べ皮膚の色調の濃い日本人に対しても炭酸ガスレーザーに比べより安全にskin resurfacingする事が可能である（表5，6）．

▼表5　適　応

Sun damaged skin
皺
表皮色素異常
にきび痕・水痘の痕
外傷性瘢痕，線状瘢痕
隆起性皮膚病変（腫瘍,母斑など）

▼表6　禁　忌

創治癒の異常	1	数年にわたるイソトレチノインの治療
	2	ケロイド，肥厚性瘢痕
	3	膠原病
	4	免疫抑制剤の使用
皮膚付属器の減少	1	放射線療法
	2	deep phenol peel
	3	熱傷瘢痕
感　染	1	HIV
	2	C型肝炎
	3	単純ヘルペス
	4	反復性の感染
角化異常	1	乾癬
	2	高度な湿疹
	3	白斑症
内科的疾患	1	糖尿病
	2	重篤な高血圧
	3	心肺系疾患

(Cutaneous laser surgery, edited by Goldman, MP& Fitzpatrick, RE.p389. Mosby.St.Louis.1999より引用)

1　絶対的適応

1　光老化現象の見られる顔面皮膚

　光老化の著明な皮膚は最も良い適応となる．光老化に伴ってみられる皮膚の肌理の粗さなどskin textureの変化，actinic keratosis等の皮膚病変の改善が期待される．

2　皺

　皺の中でも比較的若い年齢層で，皮膚のたるみは軽度であるが光老化の明らかな皮膚に伴った眼瞼周囲，口唇周囲，頬部などの小じわ（静的な皺）が最もよい適応となる．この場合，Er-YAGレーザーでは炭酸ガスレーザーに比べ，より薄く表皮をablationでき，かつ周囲組織への熱損傷が少ないことから従来適応ではなかった皮膚付属器の少ない頸部や手背の皺に対してもskin resurfacingが可能となった．

3　にきび痕，水痘の痕

　にきび痕や水疱瘡の痕のように陥凹瘢痕で皮膚の凸凹が目立つ症例も良い適応である．

2　相対的適応

1　皺

　skin resurfacingでは一般に上記の静的な皺に対し，表情筋の動きに伴ってみられる前額部や鼻唇溝部の動的な皺では，ある程度の効果は期待できるがかなり限定されたものになる．しかし臨床的にはablation効果により新しい肌理の細かい皮膚が得られることにより，全体的には若返り効果は期待できる．Er-YAGレーザーでは真皮への熱作用が弱いためコラーゲンの収縮効果は炭酸ガスレーザーより劣ると考えられているが，長期的にはコラーゲンに対する作用も徐々に見られるとの報告もあり，今後さらに検討を要する点である．

2　外傷性瘢痕

　にきび痕などと異なり，外傷性の瘢痕や術後の瘢痕では適応が限られてくるが症例を選べばablationによるぼかし効果で改善し得る．線状瘢痕では術後早期の段階では瘢痕部分がかえって白く目立ってしまうことがある．

3　隆起性皮膚病変

　隆起性皮膚病変に対しては，従来から連続波の炭酸ガスレーザーを使用した蒸散治療が行われてきたが，標的組織への選択性が高く，周囲組織への熱損傷が少ないskin resurfacingの概念を応用することにより，これまで蒸散治療の適応となっていた疾患に対してもさらに高い治療効果が得られるようになった．ことに脂漏性角化症，隆起した母斑細胞母斑，表皮母斑，汗管腫や毛嚢系腫瘍等の皮膚付属器腫瘍などは良い適応である．ただし母斑細胞母斑については悪性化の可能性などを十分に検討し，適応は慎重にすべきである．さらに扁平母斑等の浅在性色素異常も適応となる．Er-YAGレーザーでは蒸散された組織は炭酸ガスレーザーと異なり，爆発的に飛ばされてしまうので壊死組織を拭う必要もなく，蒸散される経過が肉眼的に良く把握できるため, re-surfacingの深さの調節が容易である．しかし母斑細胞母斑では術後再び隆起することはないものの，毛嚢一致性に色素斑が再発してくる可能性がある．この場合にはルビーレーザーなどのメラニン色素を選択的に破壊するレーザーで治療する．

3 絶対的禁忌

1. **下眼瞼外反のある症例**
   過去のskin resurfacing，ケミカルピーリングなどで下眼瞼外反の見られる症例に対しては禁忌である．

2. **日焼けなどの炎症性色素沈着が著明な例**
   このような例ではskin resurfacing後の色素沈着が高度で改善するのに時間がかかる．

3. **活動性のにきびとにきび痕が混在している症例**
   にきび痕に対するresurfacingでは，にきびの炎症が完全に沈静化している必要がある．その場合にはまず皮膚科的な治療やケミカルピーリングが必要となる．

4. **反復性の細菌感染やウイルス感染が見られる例**

5. **ケロイド体質や自己免疫疾患**
   AIDSの様な免疫能の低下した疾患を有する症例

4 相対的禁忌

1. **皮膚のたるみが著明な皺**
   皺の場合でも，著しい皮膚の垂れ下がりを伴っている場合や，前額部，眉間や鼻唇溝の深い動的な皺に対しては治療効果に限界がある．このような場合にはface lift等他の手術療法との組み合わせが有効である．

2. **face lift, dermabrasion, chemical peelingなどの治療の既往がある場合**には注意を要する．ことに下眼瞼ではこのような治療によって皮膚に余裕がなくなっている場合があり，そのような場合にはskin resurfacing後眼瞼外反が生じる恐れがある．

3. **FitzpatrickのスキンタイプV〜VIなど皮膚の色調が濃い患者の場合**
   には術後の色素沈着が強い可能性が高い．

4. **口唇ヘルペスの既往がある例**では
   ヘルペスウイルス感染の危険性がある．術前に十分な抗ウイルス剤の投与が必要である．

4. 患者の選択

　resurfacingの適応があり，なおかつLaser resurfacingに対し，過度の期待を抱かず正しく理解している患者が第一選択となる．ことに術後の紅斑や色素沈着の可能性について十分認識している必要がある．また手術に際してはovertreatmentは避け，常に少し控えめの治療を行うことが合併症を防止するポイントであり，必要に応じて後日仕上げの治療をする可能性についても良く理解されなければならない．例えば皺の治療を目的とする例では，術後早期の段階では治療効果が不十分で患者の満足感が得られないことがしばしばある．特に炭酸ガスレーザーに比べてEr-YAGレーザーではその傾向が強いと思われる．そのような場合にも患者に良く説明をして治療効果の判定には最低3～6ヶ月必要であると話す．仕上げ治療の追加はその後行うべきであり，いたずらに早まるべきではないなどということを繰り返し説明しておく（表7）．

▼表7　患者の選択に際して重要なこと

1）resurfacingの適応であること．
2）resurfacingが可能な皮膚の状態であること．
3）精神的に不安定であったり，醜形恐怖症，不安神経症，精神分裂病などの精神疾患の兆候が見られないこと．
4）治療に対して過度の期待を抱いていないこと．
5）治療経過について十分理解できていること

5. 手術の選択

著者が使用しているEr-YAGレーザー(Coherent社製 The UltraFine™ Laser)によるskin resurfacingの実際について述べる(図3).

表8 Ultrafine Er-YAGレーザーの仕様

波　　長	2940nm
パルス幅	350μsec
パ ワ ー	21W
照射エネルギー密度	2～60J/cm²
パルスあたりエネルギー	0.3～2.0J

1. 治療機器について

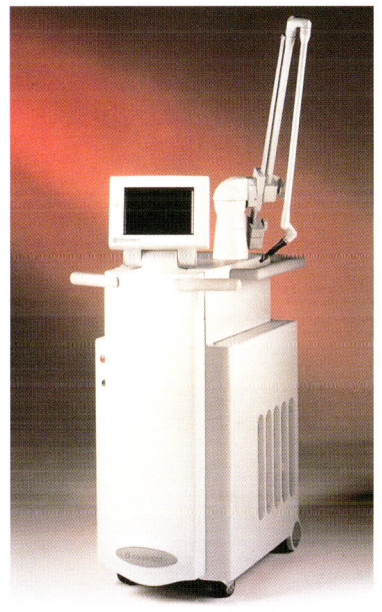

▲図3　Er-YAGレーザー(Ultrafine)

筆者が使用しているEr-YAGレーザーシステムThe Ultrafine™Laserは波長2,940nm, パルスあたりのエネルギーは0.3～2.0J, パワーは最大20W, 照射は毎秒1～33.3ショットまで可能でエネルギー出力は2～60J/cm²となっている(表8).

本装置の特徴はComputerized Pattern Generator(以下CPG)によるスキャンシステムによる照射が可能であることである(図4,5). このスキャンシステムによって広範囲の術野を一定の深さで均一にablationすることが可能となった. しかも手技的にも安全且つ容易で, 失敗なく安定した結果が得られる. 通常のハンドピースでは, Hz数が大きくなるとちょっとした操作で容易に深い陥凹ができてしまったり, resurfacingした表面が凸凹になってしまうなどの危険性があるが, CPGを用いればそのような恐れは全くなくなる. そのためごく狭い範囲の治療以外では

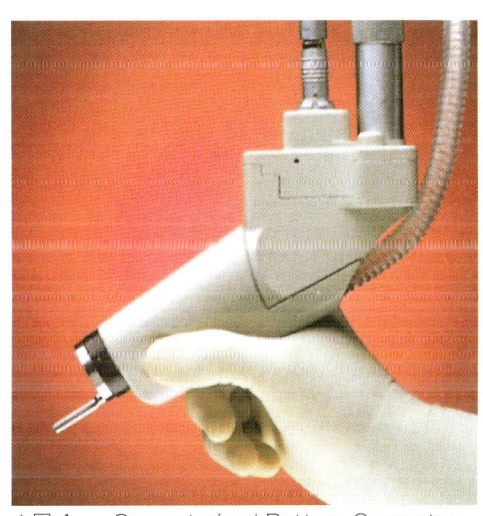

▲図4　Computerized Pattern Generator

ほぼ全例，まず始めにCPGで全体的にresurfacingする．このCPGは，コントロールパネル上でワンタッチで，形態，大きさ，照射密度，照射回数および照射間隔等を治療部位に合わせて適宜選択できるようになっており操作が容易である．また通常のハンドピースを用いる場合にはその照射野は直径2，3，4，5，6mmの5段階が選択できる．2mmのスポットサイズはにきび痕や皮膚腫瘍の治療の際には細部の仕上げに非常に有用である．

a) Computerized Pattern Generator(CPG)の仕様

スポットサイズ	毎秒照射回数	最大スキャン範囲	パターン数	サイズ数
4mm	1〜33Hz	20mm×20mm	5	5

b) CPGのパターン

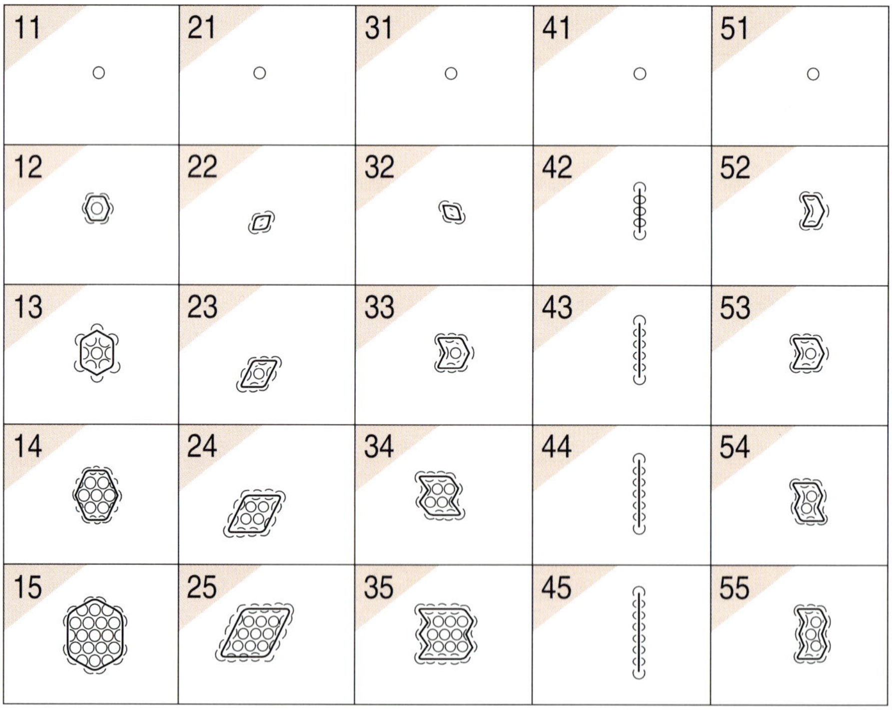

▲図5

2　照射方法

　通常のハンドピースで照射する場合は，ディスプレイ上で照射野に応じて適切なスポットサイズ(2〜6mm)，1秒あたりのレーザー発振回数(Hz)，照射エネルギー密度J/cm^{2}を選択する．この場合，スポットサイズが大きくなると最大照射エネルギー密度は低くなる．実際の治療ではエネルギー密度は2〜10J/cm^2，発振回数は2〜10Hzを用いることが多い．

　CPGを用いる場合も同様にディスプレイ上で治療部位に応じて使用するCPGのパターン，サイズ，density(直径4mmの照射スポットがオーバーラップする割合)を選択する．パターンとサイズは25通りの組み合わせからなる．また照射エネルギー密度が増加すると最大発振回数は減少する．これらの照射条件については自分が最も使い易い条件を選択すれば良い．筆者はパターン1，サイズ3〜4，density4〜5を好んで用いている．さらに複数回照射する場合には希望の照射間隔で照射回数を設定することができる．前額部，頬部など皮膚の厚い部位では2〜3パスを設定しておくと便利である．慣れないうちは照射間隔は長く2〜2.5秒前後に設定しておいた方が失敗が少ない．

　広範囲のskin resurfacingではまず始めにCPGで全体をresurfacingした後に，通常のハンドピースで細かい部分のresurfacingを行う．Ultrapulse炭酸ガスレーザーの場合にはCPGでresurfacingをすると，照射時皮膚がきゅっと収縮するのが肉眼的に認められるが，Er-YAGレーザーではこのような反応はみられない．しかしその一方，Er-YAGレーザーではresurfacingされた表皮は粉状となり爆発的に飛ばされてしまうので，Ultrapulse炭酸ガスレーザーのように照射の度に壊死組織を生食ガーゼで拭う必要がなく，resurfacingされた皮膚の層が直視下に良く観察できる．

皺

術前準備

①術前4週間，4%ハイドロキノン，2%コウジ酸，10%グリコール酸含有クリームまたは4%ハイドロキノン，0.025%レチノイン酸，0.05%デゾネート含有クリームを朝夕の2回外用する．

②日焼け止めクリームを併用し，日焼け防止に努める．

③口唇ヘルペスの既往のある場合には術前よりゾビラックスを投与する．通常は抗生物質の術前投与はしない．

デザイン

顔面の一部をresurfacingする場合にはエステティックユニットに沿ってデザインすることが重要である（図6）．

消毒・麻酔

術野の消毒にはアルコールは用いない．眼瞼部のresurfacingでは患者に防護用のアイガードシールドを装着する．眼瞼部以外のresurfacingの場合にも必ず濡れたガーゼで患者の眼を保護する．さらに術野周囲に濡れたタオルなどを置き，不要な皮膚の損傷を避けるように防護する．Er-YAGレーザーは一般に疼痛は少ないとはいえ，やはり不快感があるためリドカインクリームなどの表面麻酔，局所麻酔，神経ブロック等の麻酔を行った方が望ましい．眼窩上神経ブロック，滑車上神経ブロック，眼窩下神経ブロック，頤神経ブロック等に局所麻酔をわずかに追加すればほぼ顔面全体の

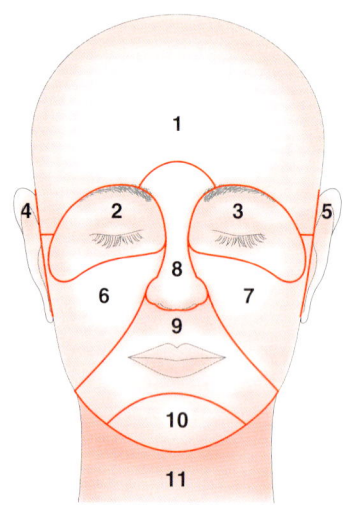

▲図6　エステティックユニット

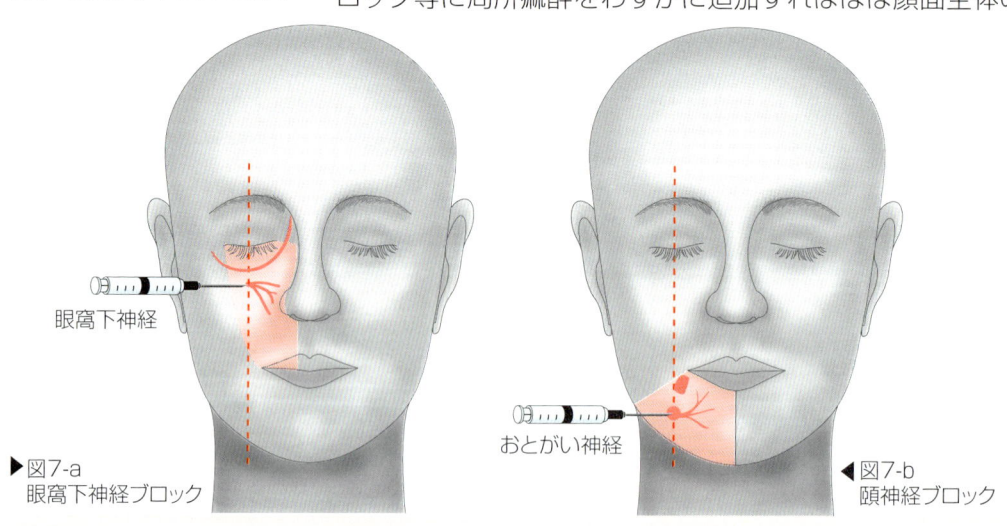

▶図7-a　眼窩下神経ブロック
眼窩下神経

◀図7-b　頤神経ブロック
おとがい神経

resurfacingが可能である．筆者は全身麻酔は行っていないが，その場合には引火性のガスの取り扱いに十分注意する必要がある（図7a,b,c,d）．

手術の実際

術野が広範囲の場合にはまずCPGで全体をresurfacingしてから通常のハンドピースで細かくresurfacingしている．CPGの場合，照射エネルギー密度は4〜5J/cm^2，発振回数は毎秒33.3Hzが使い易い．照射回数は前額部，頬部，口唇周囲では2〜4パス，眼瞼部では照射エネルギー密度を低めに設定して1〜2パスとする．通常のハンドピースでは照射エネルギー密度は眼瞼部で2から4J/cm^2，それ以外の部位では4〜6J/cm^{2}を用いる．この場合，Hz数は高くせず，2〜5Hz程度の方が安全に操作できる．照射回数は2〜4パス程度までが安全である．通常照射と照射の間には創部を濡れガーゼで拭うことはしない．筆者は表皮が除去されて真皮浅層がほんのりピンク色を呈しているところで操作を終了しており，出血が見られる真皮乳頭層まではresurfacingしないことが多い．この程度の深さのresurfacingでは表皮を薄くpeelingするだけという感じであるがそれでも日本人では十分若返り効果が得られ，かつ安全であると考えるからである．部分的なresurfacingの場合には境界部を低いエネルギー密度で軽くfeatheringしていくが，full faceに比べて境界が目立たないように十分に注意する必要がある．full faceのresurfacingの場合には，hair lineより1〜2cm，下顎部では頸部2〜3cmの範囲までfeatheringしておいた方が術後境界線が目立たず整容的な効果が高くなる．皺に対するresurfacingで最も重要なことは皺をとることにあまり執着しないことである．

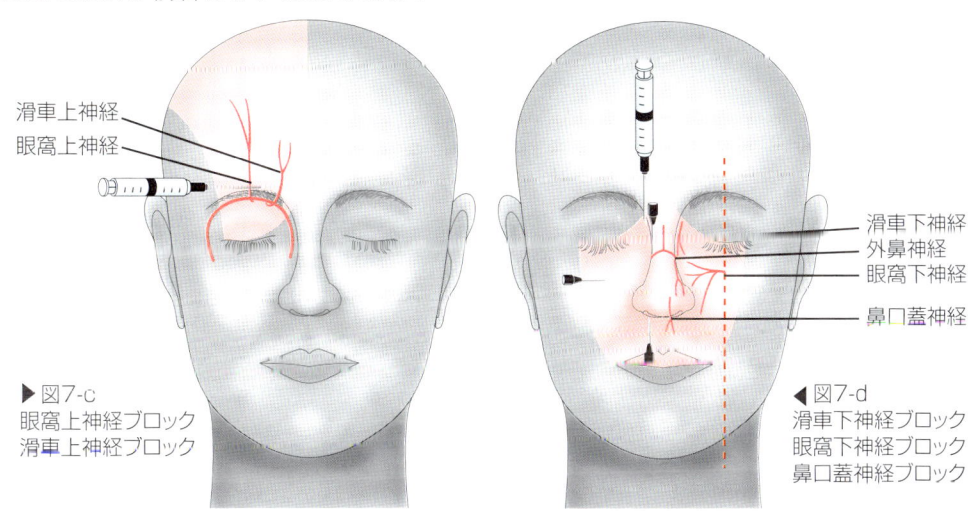

▶ 図7-c
眼窩上神経ブロック
滑車上神経ブロック

◀ 図7-d
滑車下神経ブロック
眼窩下神経ブロック
鼻口蓋神経ブロック

（図中ラベル：滑車上神経，眼窩上神経，滑車下神経，外鼻神経，眼窩下神経，鼻口蓋神経）

■ **術後処置と術後経過**（図8,9）

　術後処置は閉鎖療法と開放療法に大別されるが，創傷被覆剤の固定が難しい，創部を肉眼的に観察できない，滲出液の貯留，感染の危険性などの理由から筆者は創傷被覆剤は用いず，術後は混合死菌浮遊液含有ハイドロコルチゾン軟膏（エキザルベ軟膏）を塗布し，ガーゼで覆っている．術直後ひりひりした感じが強い場合には冷湿布を指示する．術後2日より石鹸洗顔，シャワーを許可する．コップ一杯の水にティースプーン一杯の酢を入れ，冷蔵庫で冷やしたものを消毒に用いてもよい．上皮化まで軟膏を塗布するが，通常術後3,4日で創部は上皮化する．上皮化した直後は多かれ少なかれ必ず紅斑が見られるのでメークアップで目立たないようにする．さらに術後3週

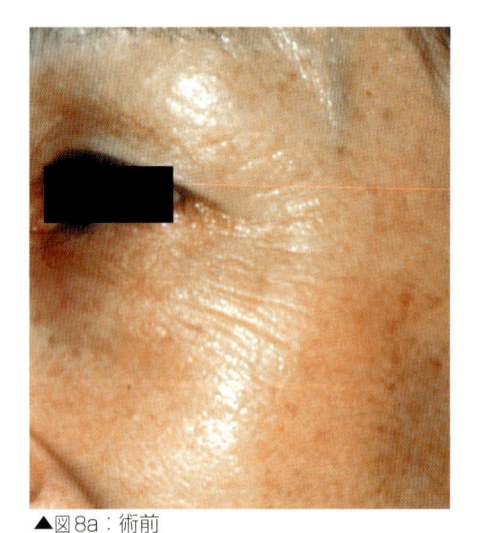

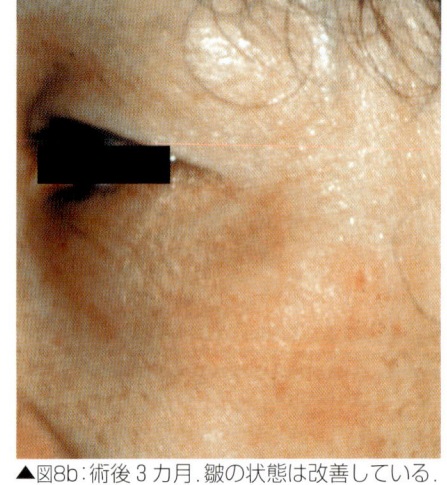

▲図8a：術前　　　　　　　　　　　▲図8b：術後3カ月．皺の状態は改善している．

図8　46歳，女．左外眼角部のcrow' feetに対してresurfacing施行

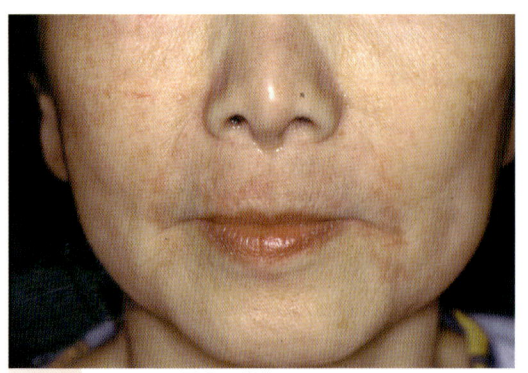

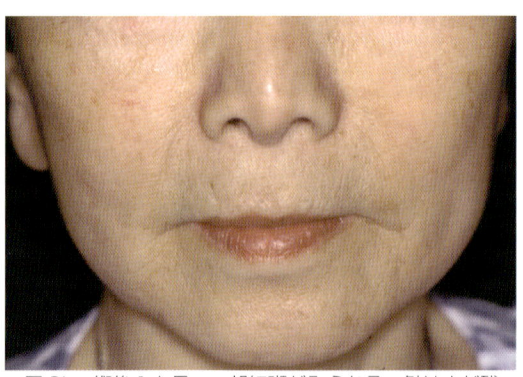

▲図9a：術前　　　　　　　　　　　▲図9b：術後1カ月．一部紅斑がみられる．皺はまだ残っているがskin textureは改善している．

図9　68歳，女．上口唇の皺に対しresurfacing施行．

頃より炎症性の色素沈着が出現する可能性がある．この場合，色素沈着は一度出現すると最低でも２～３カ月は続き，６カ月以上継続する場合もある．このため術後３週より術前処置に使用したコウジ酸，ハイドロキノン，グリコール酸含有クリームもしくはレチノイド含有クリームを使用する．色素沈着が見られない場合でも約３カ月程度使用するようにしている．同時にサンスクリーンを使用し，日焼け防止に努めることはいうまでもない．

にきび・瘢痕

術前準備

皺の場合と異なり，この場合には特に術前処置はしない．

デザイン

エステティックユニットに沿ってデザインする．

消毒・麻酔

皺の治療の場合と同様である．

手術の実際

広範囲の場合には皺の場合と同様にまずCPGで全体をresurfacingした後に通常のハンドピースで十分に輪郭を整える．治療範囲が狭い場合には直接通常のハンドピースでresurfacingするが，皺の場合より深くまでresurfacingすることが多い．真皮乳頭層までresurfacingしても問題ない．にきび後のresurfacingでは皺と異なり皮膚は厚く凹凸が著明なため，丹念にablationする必要がある．

術後処置

皺の場合と同様である．

術後経過（図10）

皺の場合より若干深くresurfacingするため創の治癒には６日前後かかることが多い．術後の紅斑，色素沈着は予想外に少ない．

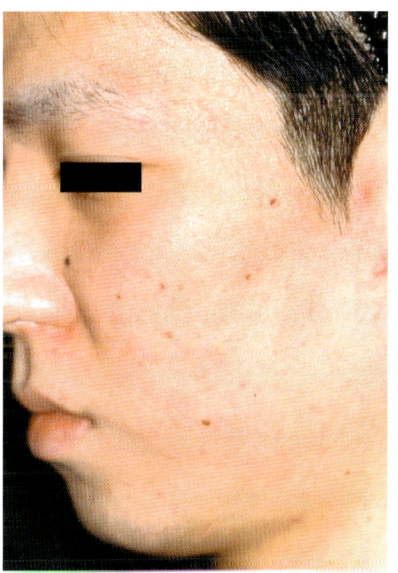

▲図10a：術前

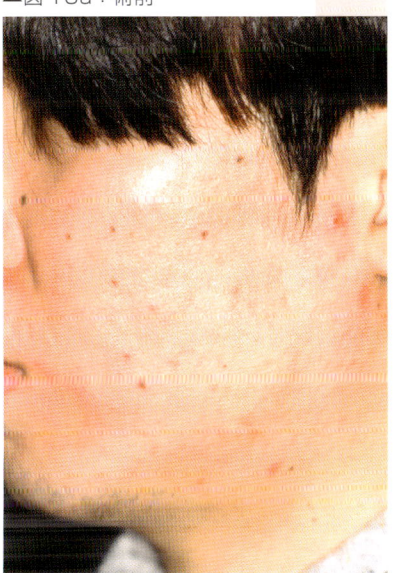

▲図10b：術後６カ月．
にきび痕は軽度改善している．

図10　25歳，男．左頬部のにきび痕に対しresurfacing施行．

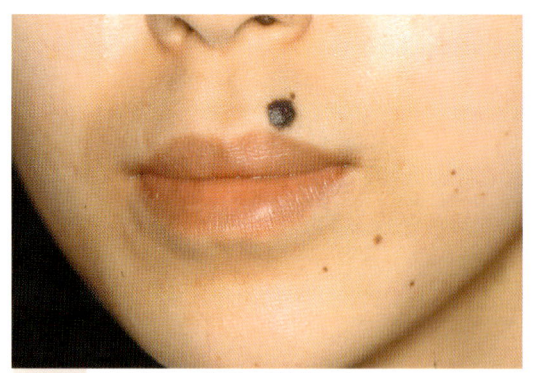

▲図11a：術前　27歳，女．
上口唇の母斑細胞母斑に対しresurfacing施行．

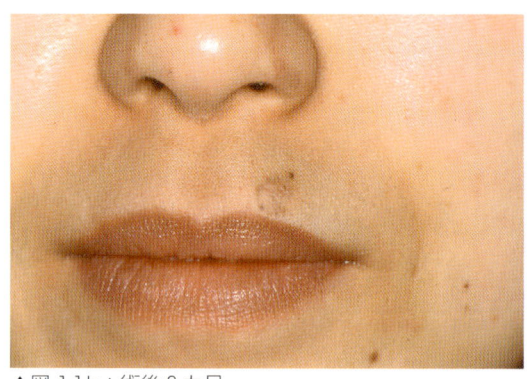

▲図11b：術後9カ月．
軽度陥凹瘢痕が見られ，一部に点状の再発が見られている．

隆起性皮膚病変

術前準備

特に必要ない．

消毒・麻酔

消毒は上記の場合と同じ．通常麻酔は必要ない．

手術の実際（図11）

病変の大きさに合わせて適切なスポットサイズを選択する．照射エネルギー密度は5～8J/cm^{2}前後を用いる．10Hz以上になると若干疼痛を訴えることが多いので，5Hz程度の方が患者の負担が少ない．中心部に比べて辺縁部の方が隆起していることが多いので，最後に2mmのスポットサイズで細部を十分trimmingする．真皮乳頭層に達すると出血が見られるようになり，それより深部では術野が確保しにくくなるので，場合によっては炭酸ガスレーザーとの併用も必要となる．

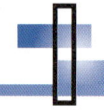

6. 主な合併症とその対策（表9）

▼表9　合併症

・紅斑
・色素沈着
・色素脱失
・感染
・にきび，稗粒腫
・瘢痕
・眼瞼外反

紅斑

対策

術中より創部を擦らないように愛護的に扱う．また術後痂皮が生じても無理にとらないように注意する．

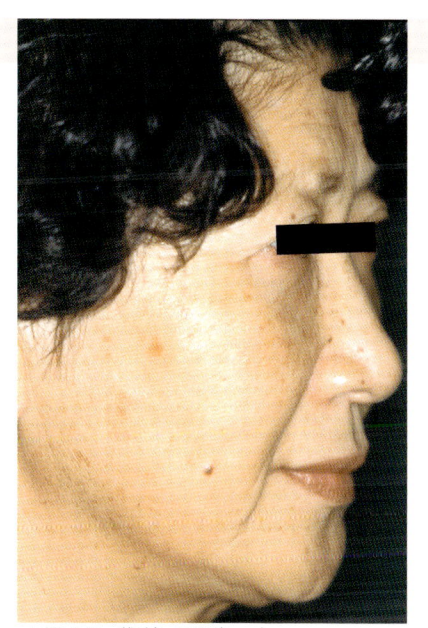

▲図12a 術前 58歳, 女.
右頬部のphotodamaged skinに対し
resurfacing施行.

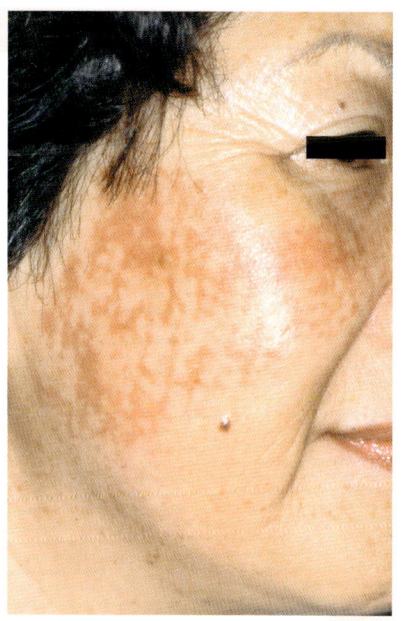

▲図12b：術後2カ月.
色素沈着が著しい.

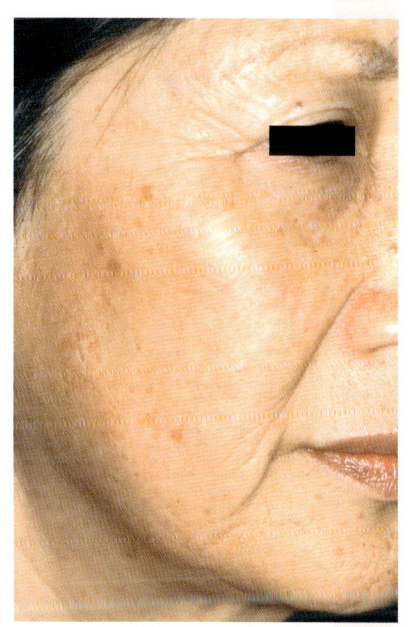

▲図12c：術後17カ月.
色素沈着は改善している.
resurfacing効果も明らかである.

色素沈着

対　策

　日焼けなどにより皮膚の色調の濃い患者には原則として skin resurfacingは行わない. 少しでも色素沈着の可能性が高い場合には術前に十分な前処置を行った上で, テスト照射を行うなど慎重に対処することが必要である. 色素沈着が生じたらブリーチング効果のある外用剤を使用し, 遮光を徹底する（図12）.

瘢痕形成

対　策

　患者の治療歴を正確に把握すると同時に過度のskin resurfacingを避ける. 術後感染に注意する.

感　染

対　策

　抗生物質の投与.

Skin resurfacingの適応と実際 ■ Er.YAGレーザー

7. インフォームドコンセントに必要な事項

　本治療法はまだその歴史が浅く，医師，患者双方にとって正しく理解されていない面がある．インフォームドコンセントは非常に重要で十分に時間をかけて説明をしなければならない．特に術後の皮膚の色調の変化，しわ取り効果については患者の十分な理解が不可欠である．
以下にインフォームドコンセントを得る場合に必要な事項を列挙する．

1 ■ 術後腫脹，疼痛，滲出液が見られる．
2 ■ 術後の紅斑は程度の差はあるが必ず見られ，2～4週続く可能性がある．
3 ■ 術後色素沈着が出現する可能性があり，その場合には消失するまでに数カ月を要する．遮光は長期間厳密に行う必要がある．
4 ■ 感染，瘢痕形成，眼瞼外反の可能性．
5 ■ 皺取り効果が見られるのに数カ月要するので，治療効果の評価はすぐ行なわず最低でも3カ月は経過をみなければならない．
6 ■ 瘢痕形成などの合併症を防止するという意味からも手術は控えめに行うべきであり，必要に応じて後日仕上げのskin resurfacingを追加する．
7 ■ skin resurfacingには限界がある．特に深い動的な皺に対する効果は非常に限定されたものになるが全体的に若々しい皮膚が得られることによる整容的効果は決して少なくない．

8. Skin resurfacing の限界

　Skin resurfacingは皮膚表面の若返り効果と皺取り効果が同時に得られる上に，メスを使用することもなく創の治癒も早いなど患者の負担も少ないことから欧米ではFacial rejuvenationの分野で急速に普及している．
特にEr-YAGレーザーの登場によってより一層侵襲の少ないskin resurfacingが可能となってきた．しかし同時にskin resurfacingにも限界があることを十分に認識しておく必要がある．ことに皮膚のたるみが著明な症例や深い動的な皺に対する治療効果はかなり限定されたものとなってしまう．さらなる治療効果を得るためにはskin resurfacingの利点を活かしながら他の術式との併用などを考慮する必要がある．また外傷性の瘢痕に対しては術後かえって瘢痕が目立ってしまうこともあるので慎重な対応が必要である．

9. 他の治療法との併用療法

　skin resurfacingは症例に応じて他の治療法との併用でより治療効果を高めることができる．ことに最近ではウルトラパルス炭酸ガスレーザーとEr-YAGレーザーを同時に使用することにより，創の治癒が早い，術後の紅斑や色素沈着が少ない，皺取り効果が高いなど両者の利点を活かしたより効果的なskin resurfacingが試みられている．
　またface liftやblepharoplastyとskin resurfacingとの併用も報告されている．
　にきび痕の場合には陥凹の高度な部分の切除やコラーゲンの注入との併用治療も報告され良好な治療効果が得られている．

[新　橋　　武]

文　献

1) Alster, TS : Cosmetic lasersurgery. 57-84, Weiley-Liss, NewYork, 1999
2) 新橋武 : Er-YAG laserを用いたlaser resurfacing. 形成外科 42 : 845-855, 1999
3) Weinstein, C : Erbium laser resurfacing : Current concept. Plast Reconstr Surg. 103 : 602-616, 1999
4) Goldman, MP : Cutaneous lasersurgery. 408-412, Mosby, St Louis, 1999

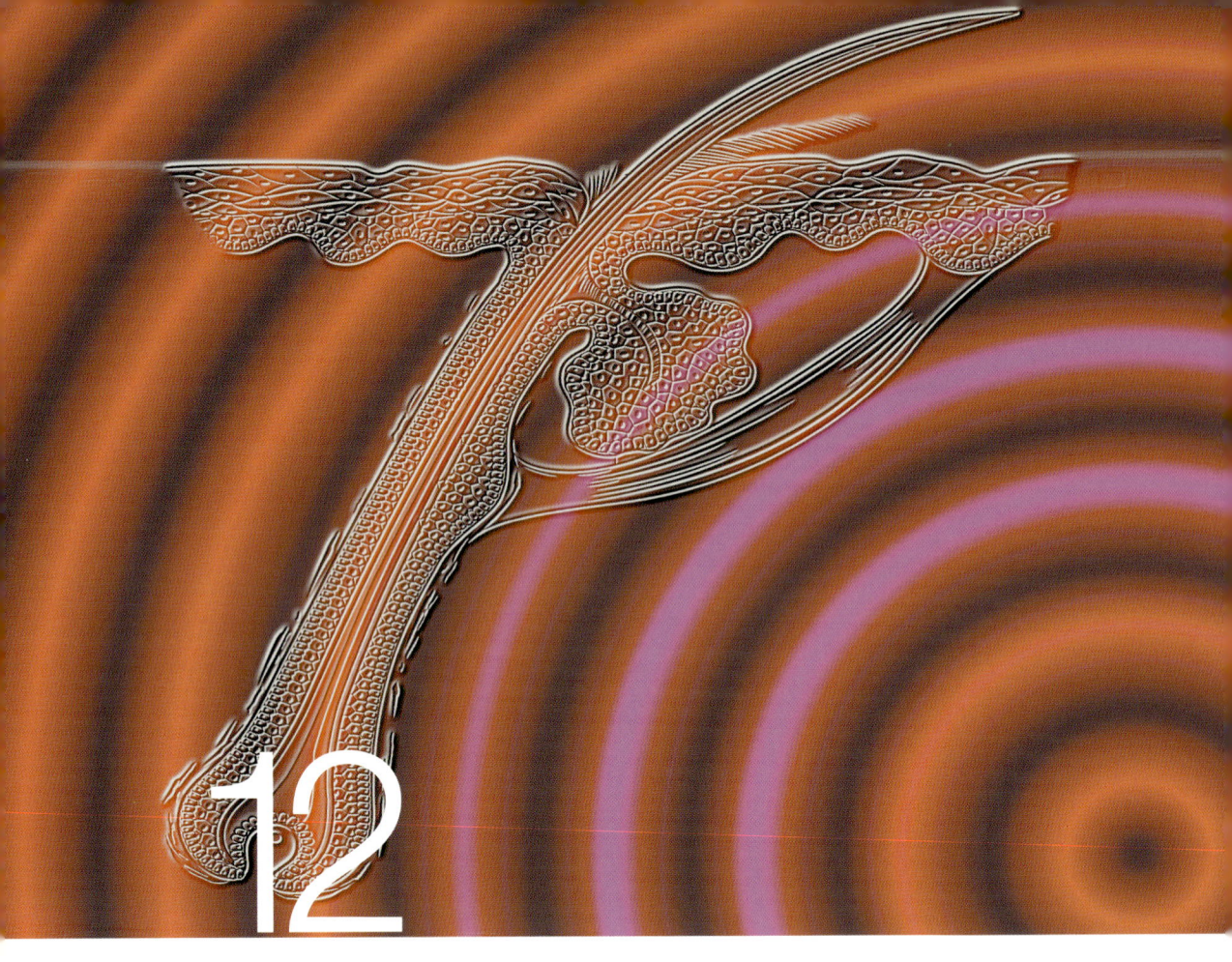

12 レーザー脱毛の原理と可能性

　ムダ毛の処理には長い間多くの人々が悩まされてきた．これまでにも様々な脱毛法が開発されてきたが，多くは一時的な脱毛法であり，唯一永久脱毛法とされてきた電気針脱毛も臨床的には必ずしも満足のいく結果が得られるとは言い難い．より安全に，より高い脱毛効果が短期間に得られる治療法の開発が待ち望まれてきたが，レーザー脱毛はこの期待に応え得る，従来の脱毛法とは全く異なる概念による画期的な治療法として，非常に短期間のうちに爆発的に普及しつつある．
　本項ではこのレーザー脱毛の基本的な原理および治療の実際について述べる．

1. レーザー脱毛の原理

　レーザー脱毛は，レーザー光を照射することにより，表皮を損傷することなく，毛包のみを選択的に破壊する脱毛法である．これは選択的光熱溶解 (selective photothermolysis) の概念を基礎としており，Grossmanによって1996年に初めて報告された．この場合，レーザーエネルギーは毛包中のメラニンにまず第一に吸収され，そのメラニンからの放熱によって毛包が破壊される．

　このようにレーザー脱毛では，表皮を傷つけることなく，毛包のみを選択的に破壊する必要があり，このためには適切な波長，パルス幅，照射エネルギー密度が選択されなければならない．

■ 波　長

　レーザー脱毛における適切な波長とは毛包には優先的に吸収されるが周囲組織には吸収されず，且つ皮膚深部の標的に到達して毛包を不活性化することができる波長でなければならない．レーザー脱毛における最も重要な吸収体はメラニンである．レーザーエネルギーがメラニンに十分吸収されることによって，毛包が選択的に破壊され，毛の成長が障害される．この条件を満たす波長は700nmから1,000nmの間である．

■ パルス幅

　表皮を損傷せずに脱毛効果が得られるためにはパルス幅が非常に重要である．表皮の熱緩和時間 (thermal relaxation time) よりも短く，毛包の熱緩和時間よりも長いパルス幅が望ましい．Grossmanは，表皮の熱緩和時間が3～10msec，直径200～300μmの毛包の熱緩和時間が40～100msecとして，10から50msecのパルス幅が最も表皮の損傷が少なく，選択的に毛包の破壊が得られるとした．

■ 照射エネルギー密度 (J/cm^2)

　標的組織を十分破壊するだけの強さが必要であり，強ければ強い程脱毛効果はあがる．しかし一方では照射エネルギー密度が増加すればする程周囲組織の損傷の可能性もでてくるので，皮膚の色調に応じて適切な選択が必要となる．

　これらの3つの重要な条件が満足されて初めてレーザー脱毛が可能となるわけである．

▲図1　毛包の解剖

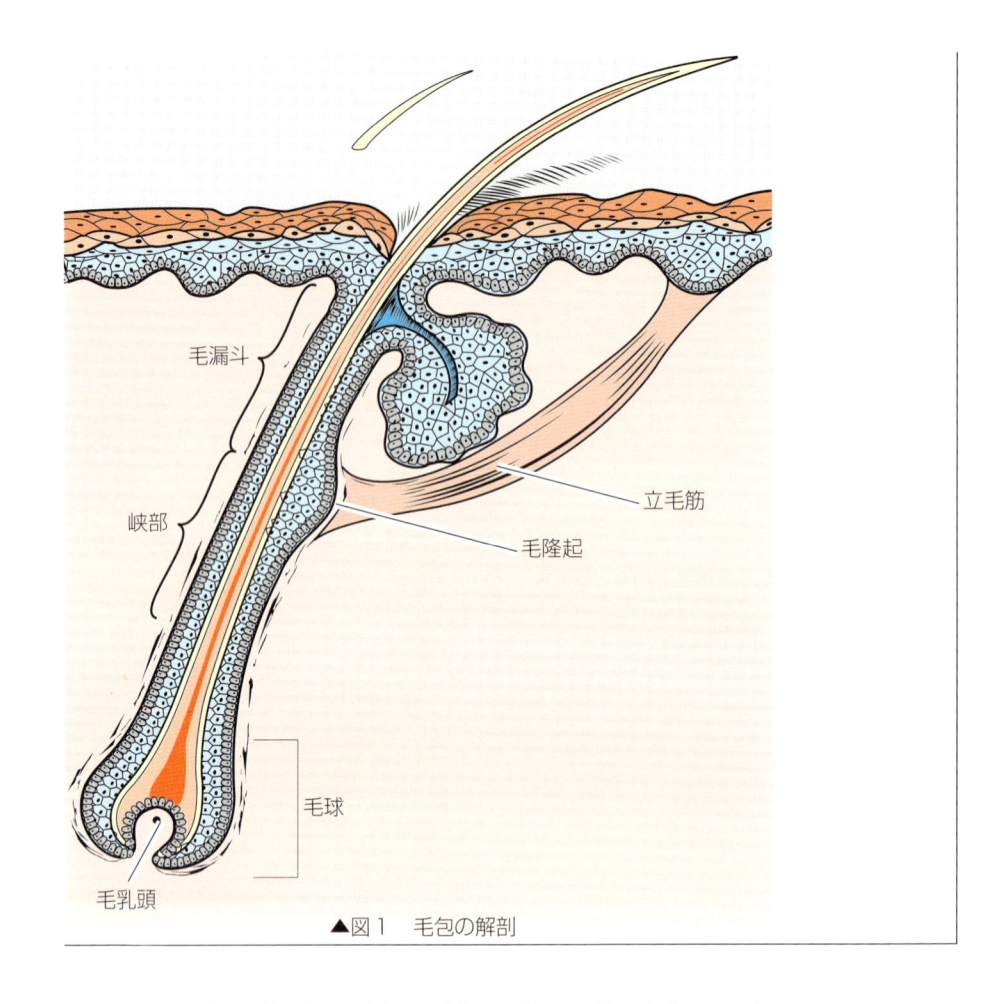

1 ■ レーザー脱毛は毛包のどの部位に作用するのか？

　毛は解剖学的に毛球(bulb)，峡部(isthmus)，毛漏斗(infundibulum)の3つの部分に分かれる．毛包のうち毛球(bulb)と毛隆起(bulge)周囲の細胞が毛の発育を促進し，メラノサイトもこれらの細胞の周囲に存在する．毛隆起は皮膚表面から1～1.5mmの深さに存在するが，毛球は皮膚表面から4mmの深さにあるのでレーザー光はこの深さにまで到達する必要がある．現在ではレーザー脱毛におけるレーザー光の標的は主に毛乳頭と毛隆起の2カ所とされている．これらの部分が両方とも破壊されて初めて永久脱毛が可能になる(図1)．

2 ■ レーザー脱毛は毛周期のどの時期に有効に作用するのか？

　毛の周期は成長期(anagen)，退行期(catagen)，休止期(telogen)の3期に分かれる(図2)．成長期にはメラニンが多く含まれるので，レーザーはこの時期の毛包に作用する．

実践　皮膚レーザー療法

成長期▽Anagen　　退行期▽Catagen　　休止期▽Telogen

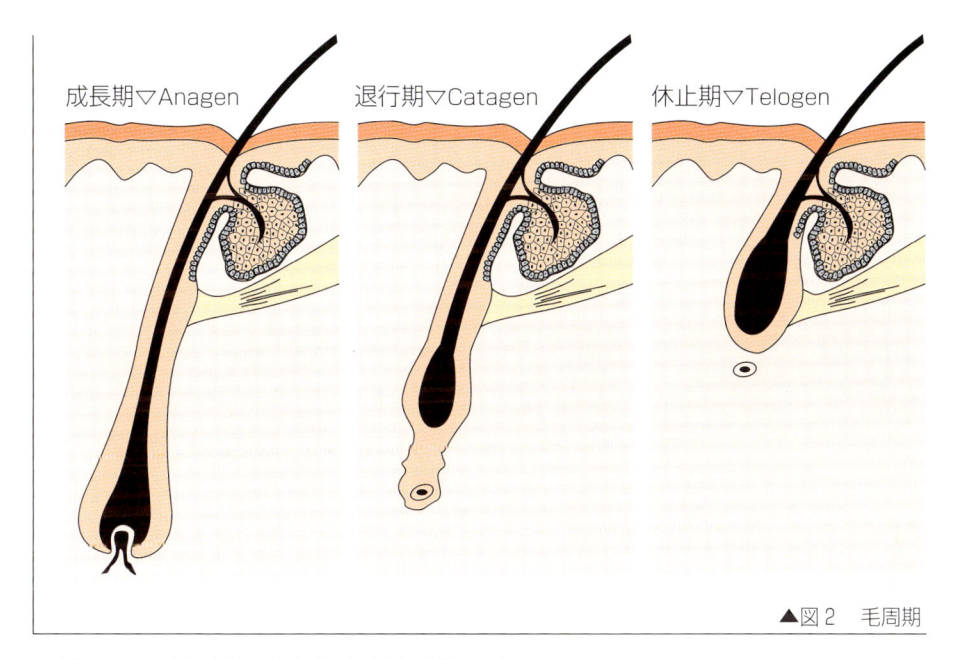

▲図2　毛周期

3 ■レーザー脱毛は永久脱毛なのか？

　米国電気脱毛協会による「最終脱毛から1カ月後の毛の再生率が20％以下であればよい」とする定義からすればレーザー脱毛は十分に永久脱毛の条件を満たしていると言える．

　しかし永久脱毛とは本来，自然の毛周期より長い期間一定量の毛が十分脱毛されていることであるとすれば，この治療法が開発されてからまだ数年しか経過していないので，完全な意味での永久脱毛であると言い切れるだけの十分な長期観察結果が得られていないのが現状である．しかし臨床的には，従来のあらゆる脱毛法と比較しても，格段に高い脱毛効果が得られる方法であることは異論のないところであろう．しかも安全性が高く，患者にとって肉体的時間的な負担が大変軽減したことは疑いのない事実である．

2.レーザー脱毛の特徴

1　高い安全性

　表皮を傷つけることなく，毛包のみを選択的に破壊することから，皮膚が正常な状態であり，皮膚の色調に十分注意しつつ治療を行えば非常に安全な脱毛法であると言える．特にレーザー脱毛は皮膚レーザー治療の一環であり，全て医療機関でのみ行われ，必ず医師により管理されることから安全性は一層高いものとなる．

▲図3a：症例：男，鬚．治療前

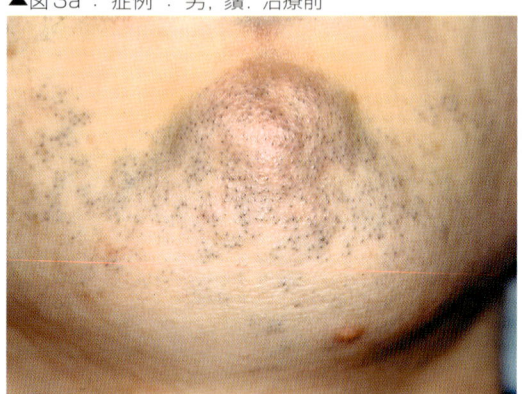

▲図3b：5回治療後2カ月

2　短時間で治療が可能

従来の永久脱毛に比べて一度に広範囲を短時間で治療することが可能である．例えば両下腿全周で約1時間，両大腿全周で約1時間半，両腋窩では5分足らずで脱毛可能である．

3　治療回数が少ない（図3）

毛周期は様々であるので，通常，1回の治療では満足のいく脱毛効果は得られない．男性のヒゲ以外では，個人差もあるが平均すると3～6回程度で十分な脱毛効果が得られることが多い．男性のヒゲでは治療回数が10回程度に及ぶことも珍しくない．しかし全体的には従来の脱毛法に比較すると著しく短期間のうちに良好な脱毛効果が得られる方法であるといえる．

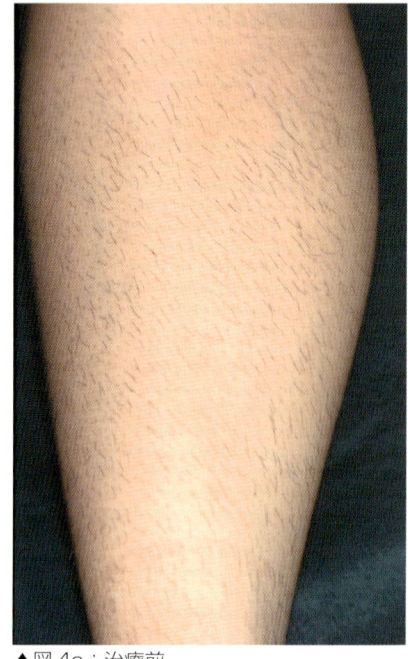

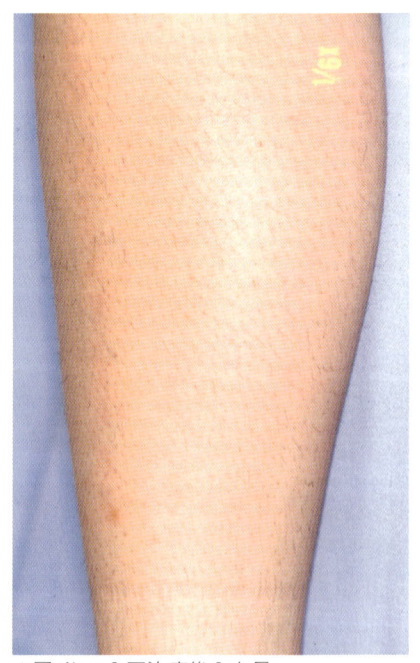

図4　症例：女．右下腿

▲図4a：治療前　　　　　▲図4b：1回治療後1カ月

4 　高い治療効果（図4）

あらかじめ，十分な脱毛効果が得られるまでには複数回の治療が必要であり，必要とされる治療回数にはかなり個人差があるということが患者に良く理解されていれば，ほぼ全例に満足のいく脱毛効果が得られるものと思われる．

5 　美容的効果

多くの場合，脱毛治療の回数が進むにつれて毛が再生する速度が遅くなり，毛の直径も細く，色も薄くなってくる．このため治療開始後は剛毛が細く華奢な毛になり，毛深いというイメージが払拭される．さらに脱毛治療が終了した時点で，脱毛した部位の皮膚の毛穴も縮んで目立たなくなり，皮膚表面がツルツルしてくる．この変化が最も顕著に感じられるのがいわゆるスネ毛である．

3. 主なレーザー脱毛治療機器

現在脱毛用レーザーとして米国FDA(The Food & Drug Administration)に認可されているレーザーには，Nd-YAGレーザー，フラッシュランプ，ルビーレーザー，アレキサンドライトレーザー，半導体レーザーなどがある．このうち最も広く用いられているのはアレキサンドライトレーザーであり，ことに本邦では，日本人に対しても安全に使用でき治療効果も高いことから，レーザー脱毛が導入されるきっかけとなった機種としてロングパルスアレキサンドライトレーザーが現在のところ最も普及している．さらに最近ではパルスの短いアレキサンドライトレーザーや最新の半導体レーザーなども導入されるようになってきており，今後はこれらの機器による治療成績の比較検討が必要となろう．ルビーレーザーは白人に対しては良好な治療結果が得られているが，日本人に対しては表皮を損傷する可能性が高いと考えられる点や，Nd-YAGレーザーやフラッシュランプは長期の脱毛効果が低いもしくは明らかでないことなどを考慮すると，少なくとも現時点では，皮膚損傷の可能性の低さ等の安全性，脱毛効果などの点から，日本人に対してはアレキサンドライトレーザーか半導体レーザーが安全に使用できるレーザーであろうと考えている．

ロングパルスアレキサンドライトレーザーとしてはPhoto Genica LPIR (Cynosure社製)(図5a)が現在わが国で最も普及している脱毛レーザーであり，その安全性，治療効果については高い評価が得られている．波長は755nmであり，波長694nmのルビーレーザーと比較して皮膚への深達度は約33%高くなっており，表皮下1〜1.5mmの深さにある毛隆起や3〜7mmの深さに存在する毛球を共に破壊するためにより効果的な波長である．さらに本装置はThermokinetic selectivityの理論に基づいて開発されているレーザー装置である．この理論は同じ色素を持っていても，表皮と異なり毛包のように体積の大きな構造物は表面積/体積比が低いため，吸収した熱エネルギーを放熱しにくいというものである．この結果，十分なパルス幅があれば標的組織を過熱し，最終的には毛球，胚細胞，毛隆起などの隣接する組織に対する直接的な熱破壊が可能となる．従ってパルス幅は表皮の熱緩和時間よりも長く，標的組織の熱緩和時間よりも短いことが必要である．10〜40msecのパルス幅が，表皮を損傷せずに毛包を破壊することができるパルス幅として最適である．PhotoGenicaLPIRのパルス幅は20msecを選択することができ，このThermokinetic selectivityの条件を満足する．さらに最近では表皮が損傷されることなく照射し得る出力をより高くし，毛包からの高い放熱効果によって毛包周囲の損傷をより強力にするという考えから40msecのパルス幅も採用されている．同時にスポットサイズが大きくなればなるほどレーザー光の皮膚への深達度が高くなることから最近では初期の直径7mm，10mmに加えて，12.5mm，16mmのスポットサイズのハンドピースも採用されている．これにより，広範囲の脱毛に要する時間も短くなると共にさらなる脱毛効果が期待されるようになった．

　PhotoGenicaLPIR以外に現在本邦で発売されているアレキサンドライトレーザーとしてはGentleLASE™(Candela社製)がある．これPhoto Genica LPIRと比べ，波長は同じであるがパルス幅が3msecとなっている．このパルス幅での脱毛効果については，短パルス(2msec：Epitouch，Sharpla社製)のアレキサンドライトレーザーとロングパルス(20msec：PhotoGenica LPIR，Cynosure社製)のアレキサンドライトレーザーとを比較しても脱毛効果には差が見られなかったとする報告もあり，今後さらに比較検討される必要がある．

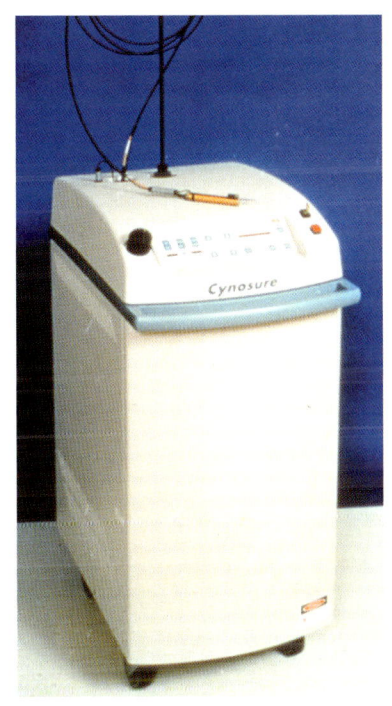

▲図5a：
ロングパルスアレキサンドライト
脱毛用レーザー装置
PhotoGenicaLPIR(Cynosure社製)

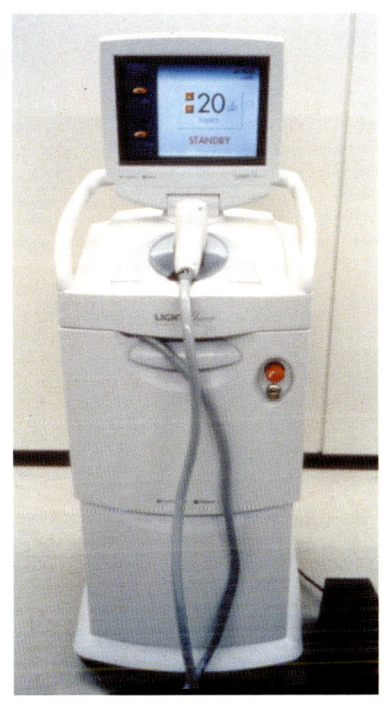

▲図5b：
半導体脱毛用レーザー装置
Light Sheer™SCDiode Laser System
(Coherent社製)

　一方，脱毛用半導体レーザーとしてはLight Sheer™ SCDiode Laser System(Coherent社製)(図5b)がFDAに承認されている．このレーザーは波長800nm，パルス幅は5～30msec，照射エネルギー密度は10～40J/cm^2，スポットサイズは9mmである．またこの装置にはハンドピース部分にクーリングシステムが内蔵されており，熱伝導の高いサファイヤ ウィンドウ(Chill Tip)が直接皮膚に接触し，レーザー照射前，照射中，照射後に皮膚を冷却する．冷却効果と同時にレーザー光の散乱抑制効果により，表皮の損傷が防止される．さらにこのChill Tipによって皮膚が圧迫されることにより血管が圧迫され，メラニンとともにレーザーの標的となる酸化ヘモグロビンが逃げる．また圧迫によって表皮が扁平となり，毛根が表皮に近づくことよりレーザー光の吸収効率が高くなるなどの利点があるとされている．脱毛効果に関して米国では一時的な脱毛は100％に見られるか，長期にわたる脱毛も89％に見られると報告されているが，本邦での報告は検索しえた限りではまだ見られない．

4. レーザー脱毛の実際

1 患者の選択

1 皮膚の色

　本来，レーザー脱毛は皮膚が白く，毛が黒い場合に最もよく脱毛効果が得られる．皮膚の色調が濃ければ濃い程脱毛効果が低下すると同時に，皮膚に損傷が生じる可能性がある．ことにFitzpatrickのスキンタイプ(表1)Ⅴ～Ⅵでは注意が必要である．診察時に既に日焼けをしている場合には色素沈着が改善するまで治療を延期すべきである．場合によってはハイドロキノンなどのブリーチングクリームを使用する．日焼けをしてさらに毛を脱色している場合には治療効果も全く期待できないので，良く説明して治療ができないことを患者に理解してもらう．またよく見られることであるが，診察までに様々な脱毛を試みており，繰り返し皮膚が損傷され，その結果炎症性の色素沈着が見られる場合がある．そのような時には色素

▼表1　スキンタイプ

Ⅰ型	常に赤く焼ける，決して褐色にならない
Ⅱ型	常に赤く焼ける，時々褐色になる
Ⅲ型	時々赤く焼ける，常に褐色になる
Ⅳ型	たまに赤く焼ける，常に褐色になる
Ⅴ型	中等度の色素沈着
Ⅵ型	黒い皮膚

▼表2　多毛をきたす疾患

1. 多毛症（Hypertrichosis）	2. 男性型多毛症（Hirsutism）
1）䘑毛性多毛症	多囊胞性卵巣症候群
2）全身性多毛症	卵巣腫瘍
3）母斑性多毛症	先天性副腎過形成
4）症候性多毛症	Cushing病
ポルフィリア	Prolactinoma
表皮水疱症	性器発育異常
Hurler症候群	男性ホルモン療法
先天性歯肉肥大症	
Cornelia de Lange 症候群	
Winchester 症候群	
Trisomy 18	
5）内分泌障害	
甲状腺機能亢進症	
甲状腺機能低下症	
6）胎児性アルコール症候群	
7）その他	
神経性食欲不振症	
栄養障害	
皮膚筋炎	

(Rook's Textbook of dermatology, 5th ed. edted by Champion RH, Burton JL, Ebling FJGBlackwell scientific publicationsを参照)

▼表3　多毛をきたす薬剤

Cortisone
Diphenylhydantoin
Penicillamine
Diazoxide
Minoxidil
Streptomycin
Psoralen,
Hexachlorobenzene
Interferon
Topical steroid

沈着部分を避けて照射するが，治療期間中にまた自分で脱毛治療をしないように注意する．

2 既往症

多毛症を呈する種々の疾患や内分泌障害（表2）の存在に注意する．

自己免疫疾患，反復性の皮膚局所の感染や単純ヘルペス等が見られる場合には病態を把握し，適切な治療を行った上で十分注意して治療する．禁忌ではないが，ケロイド体質の有無についてもチェックしておく．尋常性乾癬などの皮膚疾患が見られる場合にもテストをするなど十分な注意が必要である．この他，毛の成長を促進する薬剤，ホルモン剤など（表3）にも注意する．

3 禁忌

光感受性の強いもの，悪性腫瘍のあるもの，HIV陽性のもの，妊婦，心疾患，出血性疾患のあるもの

2 前処理

治療前には剃毛をするが，決して毛抜きやワックスを用いないように指示しておく．レーザー脱毛では皮下に毛包が十分存在している必要があるからである．それ以外には通常前処置は必要ないが，治療期間中は日焼けしないように注意する．

3 治療の実際

ここでは著者が使用しているCynosure社製ロングパルスアレキサンドライトレーザーPhotoGenicaLPIRによる脱毛治療の実際について述べる．著者が使用している初期の機種ではハンドピースの種類は直径7mmと10mmの2種類である．（新しいタイプでは12.5mm, 16mmまである．）通常は10mmのサイズを用いるが，顔では部位によっては7mmが使い易い．

レーザー照射に際しては，患者，術者，介護者など治療室内にいるものは全てレーザー防護用のアイプロテクターを装着する．周囲に可燃物をおかないなど，十分安全に配慮しなければならない．

脱毛する部位の皮膚の状態に問題がないことを確認した上で，まず剃毛する．毛が皮膚表面より伸びている状態でレーザーを照射すると皮膚を損傷する危険性があるのできちんと剃毛する．次いで冷たいゼリー(例えばK-Yゼリー，ジョンソンアンドジョンソン社製)を皮膚表面に塗布し，さらに皮膚表面をアイスノンで冷却しながらレーザーを照射していく．最近では冷却空気を吹き付けるタイプの冷却機器も発売されており効果的に冷却することができる．

　皮膚の色調の点から少しでも皮膚を損傷する恐れがある場合にはまず始めに10～12J/cm^{2}程度の低い照射エネルギー密度でテスト照射を行う．テスト後15～30分程度観察し，特に問題がなければ低めのエネルギー密度で治療を開始する．基本的には皮膚に損傷をきたさない範囲内で最大限高いエネルギー密度を使用した方が脱毛効果は高いが，十分な注意が必要である．著者は通常，四肢や腋窩，軀幹では15～18J/cm^{2}から開始し，治療回数が進むにつれて20～21J/cm^{2}まで使用している．顔面では10～12J/cm^{2}からはじめ，15～17J/cm^{2}の範囲で照射している．

　麻酔を必要とする場合は殆どないが，どうしても必要な場合にはEMLAクリームのような表面麻酔で十分な効果が得られる．しかし実際にはレーザー照射時の痛みは皮膚損傷のバロメーターとなることもあるので，著者は通常の冷却のみでは耐えられない痛みがある場合には表面麻酔で痛みをとるのではなく，痛みがなくなるレベルまで照射エネルギー密度を下げて照射した方が安全であると考えている．

　レーザー照射操作そのものは極めて単純であり，ガイド光がでるのでそれに合わせて皮膚に直角にハンドピースをあてて照射していけばよい．レーザーは1秒毎に1回照射される．この場合重複して照射していく必要はない．脱毛の範囲が広い場合にはマーキングが必要となるが，著者の経験ではマーカーは使わずに，透明なサージカルテープでいくつかの区域に分けて照射した方がトラブルがなく照射できる．また長時間連続して使用する場合には，時々キャリブレーションをして，照射エネルギー密度を調整した方が確実である．

　レーザー照射後5分程すると，十分なエネルギーが毛包に吸収された結果毛包を中心に発赤と浮腫が見られる．

　照射が終了したら塗布したゼリーを拭き取り，抗生物質加ステロイド軟膏を塗布する．治療当日は照射部位はシャワーのみとし，シャワー後同様に軟膏を塗布する．通常，治療翌日には毛包部の発赤と浮腫は消失するので，以後は特に何の処置も必要としない．

時に治療後数日のうちに毛が伸びてくることがあるのであらかじめ患者に説明しておくのがよい．この場合には剃毛で経過をみていく．

レーザー脱毛でも殆どの場合，1回の治療では十分な脱毛効果が得られず，数回の治療が必要となる．

治療間隔については各施設毎に異なっているのが現状であり，最も効果的な治療間隔はまだ確立されていない．レーザーは成長期初期に良く反応するため，毛が生えてきたらすぐに照射すると脱毛効果が高いという意見もあるが，実際には部位による差や個人差もあるので，そのときどきの状況を勘案し，柔軟に対応していかざるを得ない．著者の施設では，初回治療後4～6週後に2回目の治療を行う．その後は患者が自分で十分な量の毛が再生してきたら3回目以降の治療を行うこととし，特定の時期を決めていない．その方が患者自身も納得できるようである．治療回数は3～5回が最も多いが，男性のヒゲに関しては10回を数えることも珍しくない．

脱毛効果については欧米の報告でも明らかなように，1回の治療よりも2回以上の複数回治療した方がより高い脱毛効果が得られる．しかしレーザー脱毛が本当の意味での永久脱毛であるのかということも含めて，その長期経過については，この治療法が開発されてからまだ日が浅いこともあり，今後の検討に待たざるを得ない．

4　治療の合併症

レーザー脱毛における合併症としては瘢痕形成，感染，色素沈着・色素脱失が挙げられる．濃い色調の皮膚に強いエネルギー密度で照射した場合には表皮を損傷する恐れが強いため，色調の改善が得られるまで治療を延期するか，かなり低いエネルギー密度で照射するなど，十分な注意が必要である．このように表皮が損傷されると治療後に色素沈着や色素脱失などの色調の異常が見られることが多い．

感染は殆ど問題とならないが，治療当日は治療部位はシャワーのみとする．水泳や他のスポーツは治療後2日目以降にするよう指導している．

5　インフォームドコンセントについて

レーザー脱毛に際して，患者に事前に説明しておかなければならない事項を列記する．

> 1 ■ 日焼けしている場合には，基本的には色がさめるまで治療は延期する．必要に応じてブリーチングクリームを使用する．
> 2 ■ レーザー脱毛は1回では十分な脱毛効果が得られないため，殆どの場合複数回の治療が必要となる．治療回数が多くなればなる程治療効果も高くなるが，その程度にはかなり個人差がある．何回治療すれば終了するかということを予め患者に告げることは不可能である．
> 3 ■ 通常初回治療後1ヶ月前後で毛が生えてくるが，場合によっては治療後数日のうちに毛が生えてくることがある．
> 4 ■ 治療終了後は，レーザーを照射した部位は，毛穴を中心に赤く腫れるが，通常は翌日には消失する．
> 5 ■ 治療部位に皮膚の感染症が見られる場合には治療を避ける．
> 6 ■ 治療後，レーザー照射部位の赤味や腫れがひかなかったり，傷になったり，痛みやかゆみが生じるようであれば医師に連絡をする．
> 7 ■ 術中痛みや不快感が生じたら我慢しないで，すぐに医師もしくは看護婦にその旨を伝える．

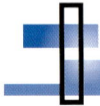

5. 今後の展望

　レーザー脱毛が安全で治療効果の高い治療法として脱毛治療の主流となることは疑いのないところである．さらに皮膚レーザー治療装置が日々目覚ましい発展を遂げている現在，近い将来にはスキャナーの開発，パルス幅，スポットサイズ，ヘルツ数等の照射条件が同一装置の中でより自由に変換できるなど多くの目覚ましい進歩が得られるものと思われる．

[新橋　武]

文献

1) Grossman MC : Damage to hair follicles by normal-mode ruby laser pulses. J Am Acad Dermatol. 35 : 889-894,1996
2) Fuchs M:Thermokinetic selectivity-A new highly effective method for permanent hair removal.Derm Prakt Dermatologie. 5 :1-7, 1997
3) Finkel B:Pulsed alexandrite laser technology for noninvasive hair removal. J Clin Laser Med Surg. 15 : 225-229. 1997
4) DiBernardo BE: Laser hair removal:Where are we now?. Plast Reconstr Surg. 104 : 247-257.1999

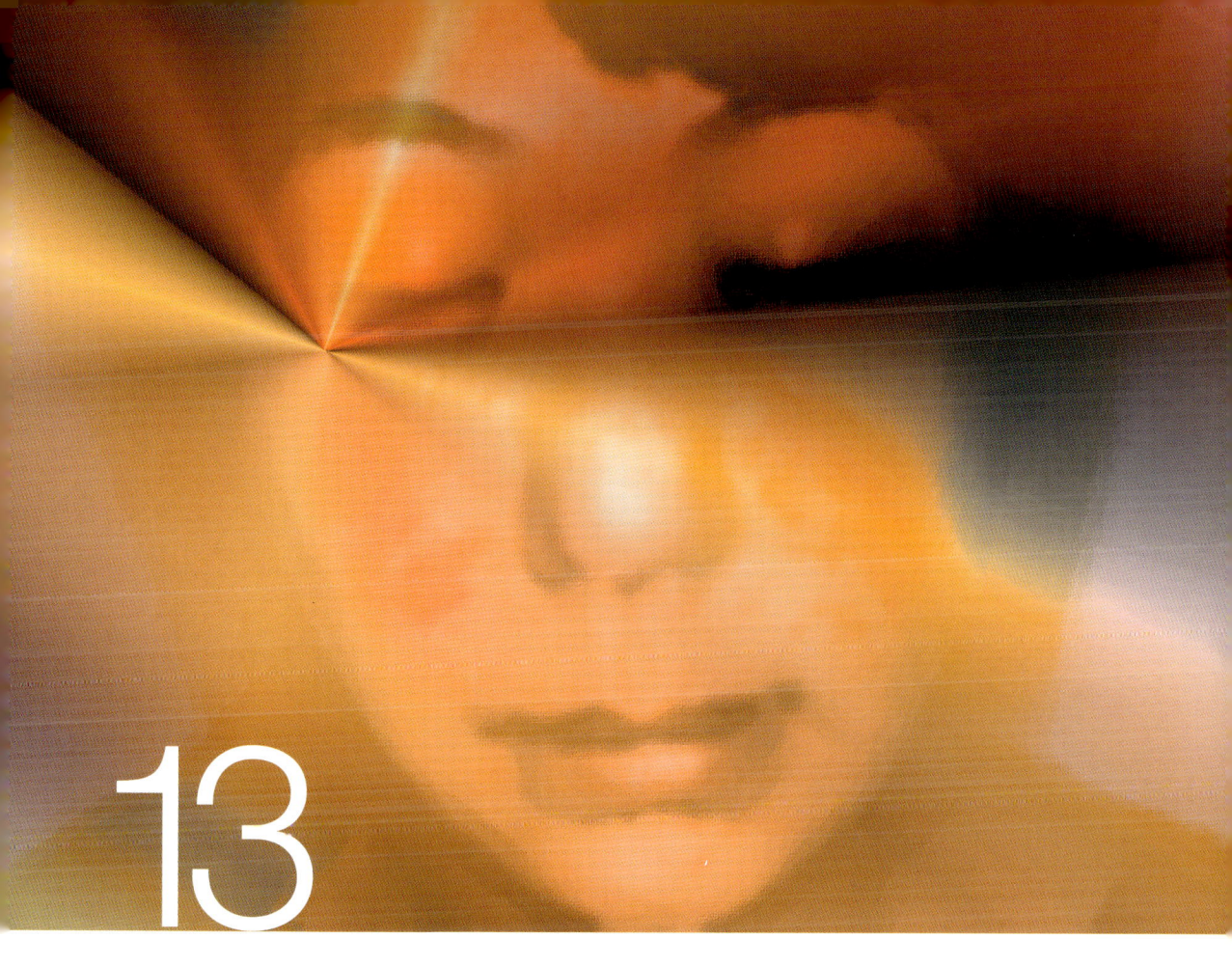

13 レーザー治療前後のスキンケア

　レーザー治療の効果を充分に得るには治療前後のスキンケアが大切である．患者の多くは治療を受けると，すぐに病変が消失すると期待していることが多い．しかし，実際にその効果は数カ月から，疾患によっては数年以上もかかって明らかになる．したがって，治療前に現在の皮膚の状態，治療後に予想される皮膚の状態について説明し，スキンケアの方法を詳しく指導する必要がある．

1. レーザー前のスキンケアについて

　レーザー治療前後の注意点と，具体的なスキンケアの方法について述べる．
　レーザー治療の効果を充分に得るには，レーザー光が，皮膚疾患を形成する細胞のみに選択的に反応し，その細胞のみが破壊されることが望まれる．もし，皮疹部に炎症を起こしていたり，日焼けを起こしていると治療後の色素沈着を増強させてしまう．レーザー治療にふさわしい皮膚の状態で治療を行うために，注意の必要なケースを以下に示す．

1　日焼けをしている患者の老人性色素斑，雀卵斑の場合

　日焼けをした皮膚は表皮基底層の細胞がメラニン色素を多く含んでいるため，レーザー光に強く反応してしまい，治療後の色素沈着を増強する．そのため，日焼けが充分におさまるのを待ってから治療したい．この間のスキンケアは紫外線予防と美白作用を目的としたものである．
　日中は日焼け止めクリームを必ず外用させる(日焼け止めクリームの使用方法については後述する)．つばの広い帽子や，日傘の使用も望ましい．また，就寝前には美白効果のあるクリームを全体に塗り，治療したい皮疹部には5％ハイドロキノンを最後に外用させると良い．この際，ハイドロキノンは皮疹にのせるような感覚でつけ，決してすりこまない．まれに，ハイドロキノンでかぶれを起こすこともあるので注意が必要である(図1)．
　さらに，内服薬としてビタミンCやトラネキサム酸1,000～1,500mg/日を2～4カ月，ビタミンCとEの併用も効果がある．ただし，トランサミンは血栓のある患者(脳血栓，心筋梗塞)には注意が必要である．

2　炎症を起こしている皮膚腫瘍の場合

　これらの治療を継続することにより，患者によってはレーザー治療をせずとも満足の得られる結果となるケースもある．
　脂漏性角化症や色素性母斑などの皮膚腫瘍の場合，しばしば患者がひっかいて出血していたり，二次感染を起こしていることがある．このような時はまず抗生剤の入った軟膏を外用し，周囲に炎症が波及している時は抗生剤の

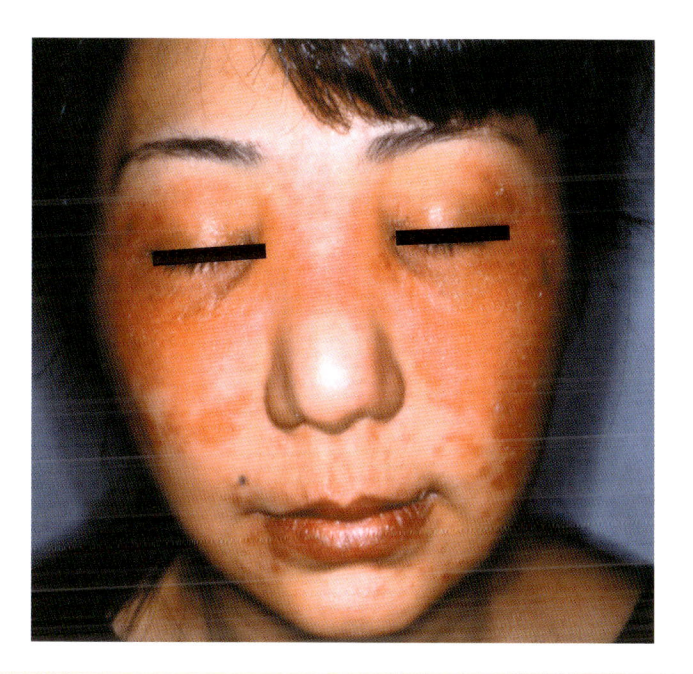

▲図1　ハイドロキノンによる接触性皮膚炎　　　（写真提供：久保田潤一郎）

内服をして炎症がおさまってから治療を行うべきである．また，悪性の皮膚腫瘍との鑑別も忘れてはいけない．

3　アトピー性皮膚炎や，湿疹のできている患者の場合

治療後に湿疹病変が悪化したり発赤が生じる可能性があるので，できるだけ軽快してから行うことが望ましい．非ステロイド軟膏，またはステロイド軟膏外用により，痒みや発赤がおさまり，色素沈着が軽快してから行いたい

4　血管系のあざや太田母斑のスキンケアの場合

これらの疾患の治療には長期間を必要とするので，この間，患者が快適な日常生活を送れるように，カバー化粧料の使用を勧めている．カバー化粧料は通常の化粧品とは異なり皮膚の色を自然に出せることが大切，かつ水に強く，皮膚に負担をかけないことが望まれる．

特に幼少時期にはあざを隠すことで精神的なケアにもつながる．例えば，オリリーのカバー化粧料はカバー力に優れており，外用の指導もしてくれるので患者に勧めやすい．

2.レーザー治療後の皮膚の状態について

　先に述べたように，レーザー治療の後は，多くの症例でその部分に色素沈着が生じる（図2a,b,c）。その色素沈着は炎症性，一過性のもので病理学的にはbasal melanosisつまり，表皮基底層のメラノサイトのメラニン産生が増加したものである。例えば，QスイッチＮｄ-ＹＡＧレーザーで老人性色素斑を治療した場合，約44％の症例に炎症性の色素沈着が生じたという報告がある。色素沈着の出現は早い症例では治療後10日後より，多くは2週間目から出現し3～4週間で最も濃くなる。この持続期間は治療後3カ月で53％，4カ月で16％，6カ月以上持続する例は3％である。1年以上継続した例は0.8％にすぎない。治療後のスキンケアをきちんと行った場合このように良い結果が得られる（図3a～d）。

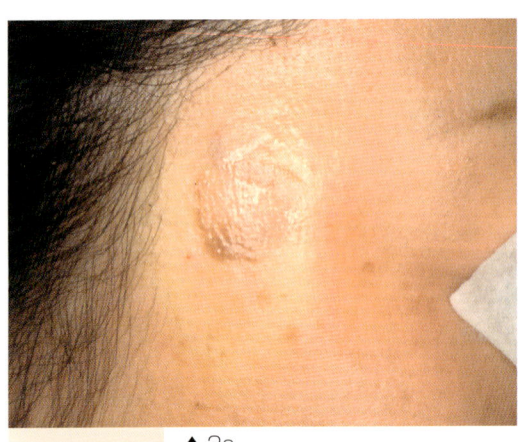

　では，日常生活におけるスキンケアについて大切な項目を挙げたい。

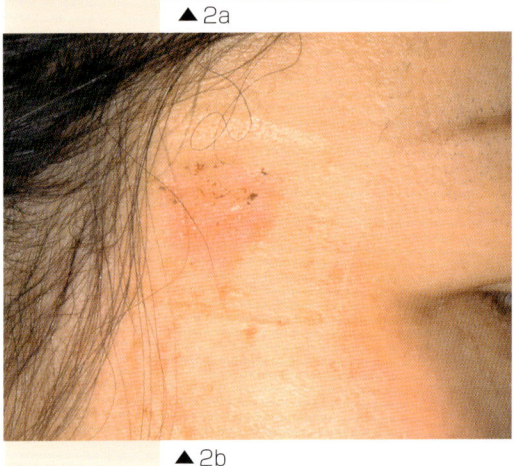

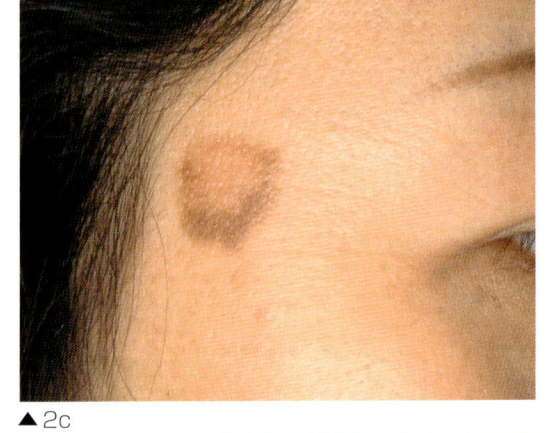

▲2a

▲2b　　　　　　　　　　　　　　▲2c

▲図2　老人性色素斑のレーザー治療後に色素沈着を認めた症例　　　　　（写真提供：久保田潤一郎）

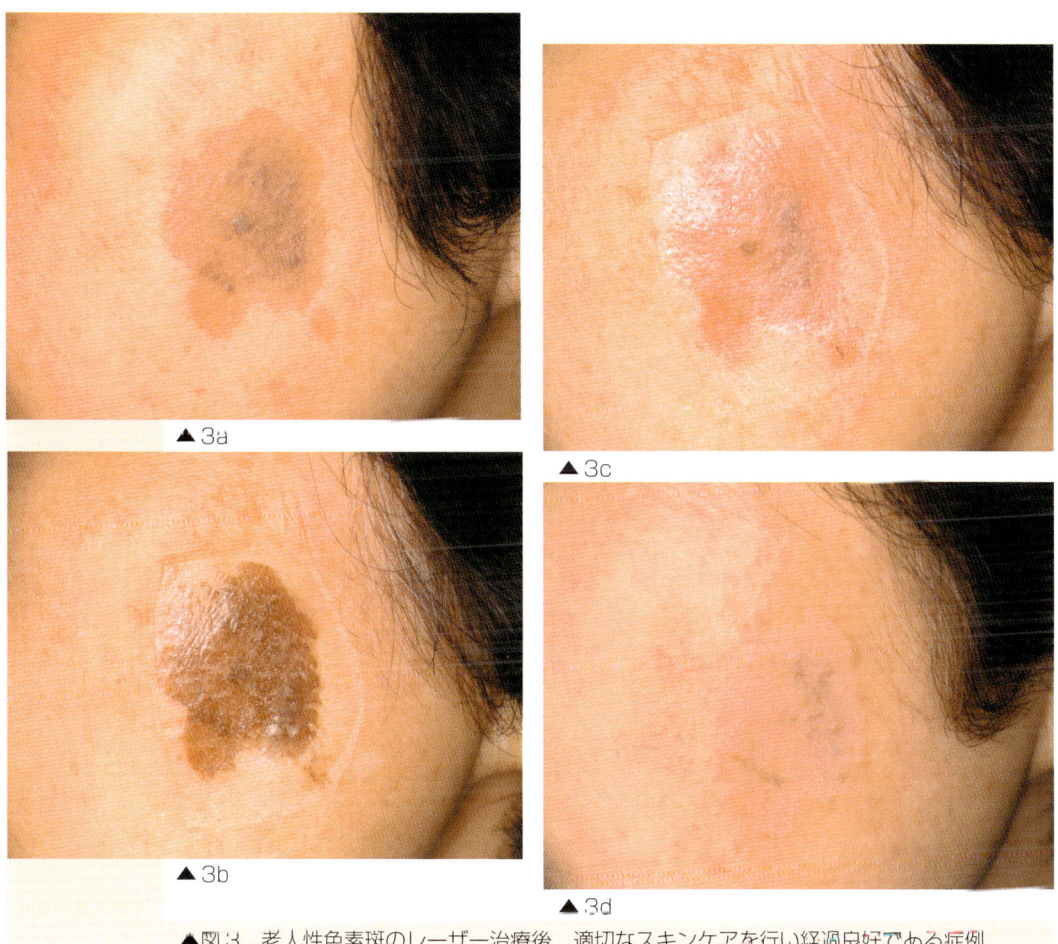

▲図3 老人性色素斑のレーザー治療後，適切なスキンケアを行い経過良好である症例

(写真提供：久保田潤一郎)

1 サンスクリーン剤の種類と使用方法

　紫外線には長波長（320～400nm）のUVA，中波長（290～320nm）のUVB，短波長（10-290nm）のUVCの3種類である．UVCはUVBよりも紅斑を若起しやすいが，オゾン層によって吸収されるので地上に届くのはUVAとUVBである．しかし，オゾン層破壊の問題があり，今後は一層紫外線による皮膚障害についての関心が高まるところである．UVAはすぐに黒くなる日焼け，サンタンを起こす．また，真皮にダメージを与え，肌の弾力の低下やたるみを起こす．一方，UVBは皮膚を赤くし表皮にダメージを与える．後で黒くなる日焼け，サンバーンを起こす．皮膚にとってはどちらも障害となる．従って，サンスクリーンを選ぶ際はどちらも防ぐものであった方が良い．

サンスクリーン剤にはSPFやPAといった数値がきちんと示されたものを使用すべきである．SPF(sun protection factor)はUVBを照射した時に皮膚が赤くなるのを防ぐ効果を示す．20分照射で赤くなる最小紅斑量（MED）20分の人がサンスクリーンを塗ったあとで赤くなるのに100分の照射を必要とした場合，そのサンスクリーンのSPFは100÷20＝5となる．PA (protection grade of UVA)はUVA防止効果を示し，

　（1）PA＋　　　　　　：UVA防止効果がある，
　（2）PA＋＋　　　　　：UVA防止効果がかなりある，
　（3）PA＋＋＋　　　　：UVA防止効果が非常にある，

の3段階で表される．これらの数値を参考に環境によってサンスクリーンを選ぶ必要がある．

　通常の日常生活ではSPF10前後，PA＋程度のもので良いが，スポーツやレジャーの際はより効果の高いものを選ぶべきである（図4）．最近ではSPFのかなり高い製品がでているようだが，SPFが40以上になるとUVB遮断率にほとんど差はなく，より数値の高いものを選ぶ必要はない（2000年からSPF測定法の改定により，表記できるSPFの上限が50までに設定された．）むしろ，外用するときのポイントとして，充分な量を塗ること，汗や皮脂でとれてしまうので3～4時間ごとに塗り替えることが大切である．

　SPFは皮膚1cm^{2}当たり2mg外用した場合で測定しており，実際に使用する量が少量だと，SPF値も低くなってしまうため，たっぷり塗ってほしい．特に，レーザー治療後はガーゼがとれてからは必ず外用すべきであり，少なくとも3カ月は必要でその後も新たな色素斑の予防のためには継続することを勧める．ところで，サンスクリーン剤に配合される成分には紫外線吸収剤と紫外線散乱剤がある．吸収剤としてはパラアミノ安息香酸やベンゾフェノン

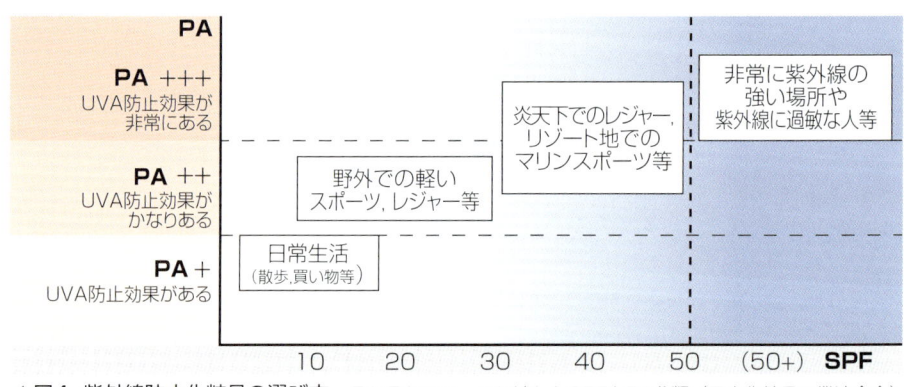

▲図4　紫外線防止化粧品の選び方　それぞれのシーンに適したSPFとPA分類（日本化粧品工業連合会）

などの有機化合物が使用されており，紫外線を皮膚表面で吸収し皮膚の内部に吸収されるのを防ぐ．紫外線散乱剤は二酸化チタンや酸化亜鉛などの無機化合物が使用され，紫外線を皮膚表面で散乱，反射させる．吸収剤は伸びが良く外用しても白くなりにくいが，光アレルギーを起こすことがあり，サンスクリーンによる接触性皮膚炎を生じた場合疑う必要がある．

　一方，散乱剤はUVA防止効果に優れており安全性も高いが，含有量が多すぎると皮膚が白くなり，塗り心地が悪い．最近の傾向では散乱剤の様々な開発がされ，吸収剤を含まないサンスクリーンが開発されている．剤型としてクリーム，乳液，ローションなどが一般的であるが，特にレーザー治療部位や日光照射しやすい頬部にはサンコントロールスティックなどがカバー力があって良い．また，塗り替えるのが困難な時には新しいタイプとしてスプレー式も使いやすい．スキンタイプとしてオイリータイプの人にはオイルタイプではなくローションタイプの方が使いやすい．使用目的や患者のスキンタイプ，使用感によって選択すべきであろう．

2　メラニン生成と美白剤について

　皮膚のメラニンは図5に示すメラニン生成経路により，チロシンを基質として生成される．メラニンはほとんどすべての溶媒に不溶な黒色から褐色の有機

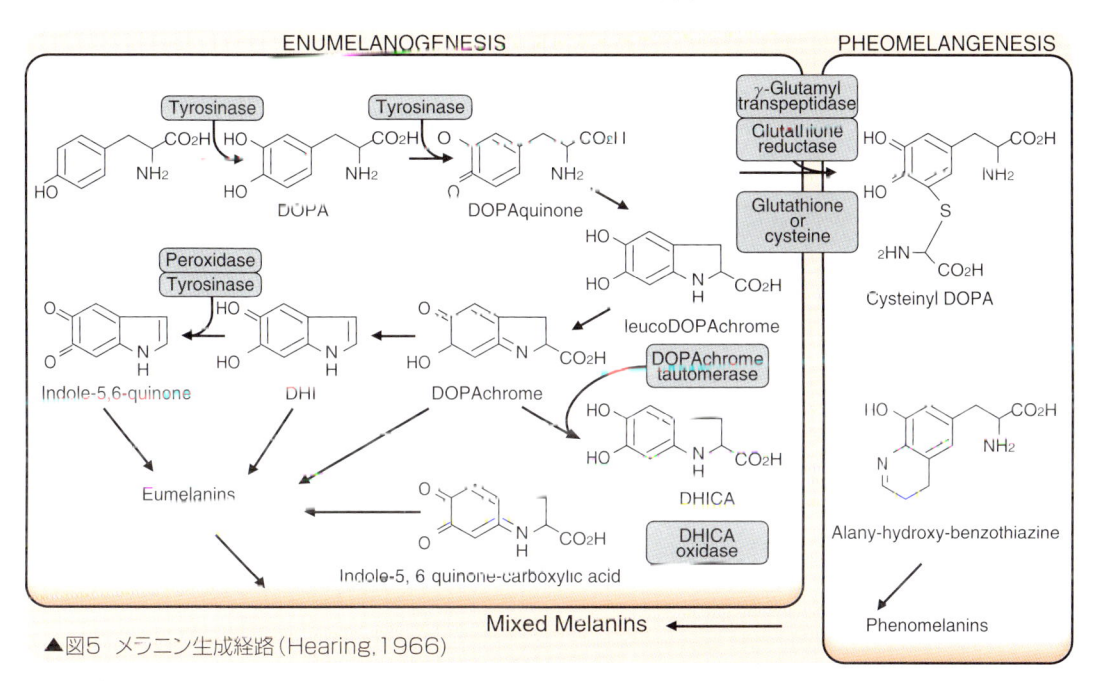

▲図5　メラニン生成経路（Hearing, 1966）

化合物である．チロシナーゼは，チロシンからドーパ，ドーパからドーパーキノンへの反応を触媒する．現在使われている美白剤の幾つかはこのチロシナーゼの活性を阻害しメラニンの生成を抑制するものである．美白剤と呼ばれる中にはこのようなチロシナーゼ活性阻害剤以外に，メラニン合成阻害剤，角質剥離促進剤などがある．

　レーザー治療後に炎症性の色素沈着が出現してきたら，この美白効果のある外用剤を就寝前に使用するようにすすめる．

　美白剤の種類とそれぞれの特徴を以下に述べる．

1　チロシナーゼ活性阻害剤

ハイドロキノンモノベンジルエーテルおよびハイドロキノン

　なめし皮工場の作業員のゴム手袋着用部位に白斑が集団発生したことから，手袋中の酸化防止剤として使われていたハイドロキノンハイドロキノンモノベンジルエーテルが皮膚を白くする作用があることがわかった．そして，それより弱い脱色素作用を持つハイドロキノンがアメリカを中心に使用されてきた．5％ハイドロキノン外用による肝斑に対する有効率が70％との報告がある．

アルブチン

　主にコケモモなどの植物に含まれているハイドロキノンのグルコース配糖体である．

コウジ酸

　コウジ酸は古くから味噌，醬油，日本酒などの醸造に使われており，それらの工場でコウジを扱う職人の手が白く美しいことから発見された美白剤である．

グラブリジン

　油溶性甘草エキスに含まれ，ハイドロキノンより強いチロシナーゼ活性阻害作用を持つといわれる．

2　メラニン合成阻害剤

ビタミンCおよびその誘導体
　ビタミンCはドーパキノンをドーパに還元すること，また，濃色酸化型メラニンを淡色還元型メラニンに変換する作用がある．外用薬として安定性を得るために，アスコルビン酸マグネシウムなどのビタミンC誘導体が合成され効果を発揮している．

3　角質剥離促進剤

プラセンタエキス
　牛由来の胎盤抽出物で，成分はアミノ酸などを含む多様な混合物である．メラニンの前駆体であるドーパークロムの生成を80～95%阻害し，ドーパーからメラニンの生成，チロシンからドーパーへの反応を阻害する．他に，保湿作用，角質溶解作用，血行促進作用もあり，皮膚の物質代謝が亢進されると考えられる．

α-ヒドロキシ酸
　乳酸，酒石酸に含まれ表皮のターンオーバーを促進，角質層剥離も促進する．

ビタミンA酸（レチノール酸）
　ビタミンA酸は皮膚のターンオーバーを亢進させ角質層の剥離，メラニン色素の排出につながる．最近含有化粧品が話題を呼んでいる

　以上が代表的な美白効果のある物質であるが，本邦においてはハイドロキノンは化粧品への配合が承認されておらず，医師の処方により投薬されている．当院では肝斑，老人性色素斑，雀卵斑，レーザー後の炎症性色素沈着の治療に5%ハイドロキノン軟膏を外用させている．使用方法は就寝前に化粧水や乳液を外用したのちにシミの気になる部位にのせるようにつける．通常は夜1回の外用だが色素沈着が強い場合は朝も外用させることもある．サンスクリーンとの併用で，効果は早いときは1カ月ほどで表れる．

3 スキンタイプ別の日常のケアについて

注意の必要なスキンタイプ別に洗顔方法，石鹸の選び方，保湿剤などについて述べる．

1 乾燥肌およびアトピー性皮膚炎のドライスキン

皮膚の保湿成分は，皮脂，角質細胞間脂質，天然保湿因子の3つから成り立つ．これらが不足していると，乾燥肌やアトピー性皮膚炎でみられるドライスキンとなる．乾燥した皮膚は角質層のバリアが壊れており汗や汚れ，細菌が刺激物質となって侵入しやすい．そのため，皮膚の汚れをしっかり落とし，かつアレルゲンとなりやすい物質の入っていない低刺激性の石鹸を使いたい．当院では泡立ちも良いのでノブの低刺激性ソープを勧めることが多いが，それ以外にもコラージュやアトピコスキンケアソープも良い．

洗顔は必ず洗髪をした後に行わないと，皮脂がとれたばかりの皮膚にシャンプーが着いてしまい皮膚炎を起こすこともある．洗顔後は皮膚に水分が残っているうち，できるだけ15分以内に保湿剤を外用することが大切である．保湿剤の成分には尿素，ヘパリノイド，水溶性コラーゲン，ヒアルロンサンなどがあるが尿素製剤は刺激感があるので，皮膚の乾燥が著しい時は使用しにくい．尿素含有20％のケラチナミンはかかとや膝には良いが，体に塗るときは10％のウレパールローションの方が使いやすい．しかし，刺激性を考えると顔にはあまり勧められない．ヘパリン類似物質軟膏のヒルドイドは以前は特有のにおいがあって使いにくかったが，ヒルドイドソフトが開発され顔にも塗りやすくなった．

これらのスキンケアを守っていても症状が改善されない場合は，洗顔料や保湿剤による接触性のアレルギーを考え，パッチテストを行うと良い．背中か上腕屈側にパッチ版（鳥居薬品）を貼り，48時間後に剥がして判定，72時間後にも再度判定し，紅斑や発赤，痒みなどが生じた場合は外用を中止させるべきである．

2 脂性肌およびニキビ肌

　ニキビ（尋常性痤瘡）は毛包脂腺系の炎症性疾患であり，その原因として，右記が挙げられる．脂性肌およびニキビ肌を改善させるには，これらの原因を減少させることが必要である．

1	皮脂腺の分泌亢進
2	毛孔の過角化と角質貯留
3	Propioni-bacterium acnesの関与

　ニキビの臨床像を大きく2つに分けると，初期は毛穴に皮脂と角質が混じって固まった面皰という状態．面皰は毛穴が閉じているときは黄白色にみえ，白ニキビと呼ばれるが，毛穴が開き先端が黒く見えると，黒ニキビと呼ばれる．それらが進行して，面皰を栄養としたP.acnesが繁殖し炎症を起こすと紅色丘疹や膿疱といった状態になる．

　では，具体的に日常のスキンケアはどのようにすればよいか．最も大切なのは洗顔である．洗顔は水ではなく，やや熱めのぬるま湯で毛穴が充分に開らいてから石鹸で洗うと良い．蒸しタオルで暖めるのも効果がある．石鹸は脱脂力に優れたものを用い，アルカリ性のPH10くらいのものがよい（P.acnesの至適生育はPH5〜8.5のため）．また，過度のマッサージは皮脂の分泌を亢進させるため行うべきでない．洗顔の回数は2〜3回/日でよい．洗顔後は乾燥を防ぐためにローションや乳液を塗る．油成分はだめ．脂性肌でも保湿することは必要である．また，化粧はできるだけさけ，ポイントメイ

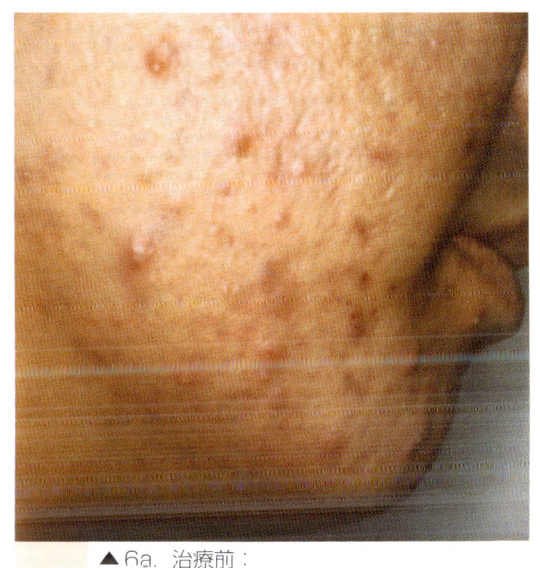

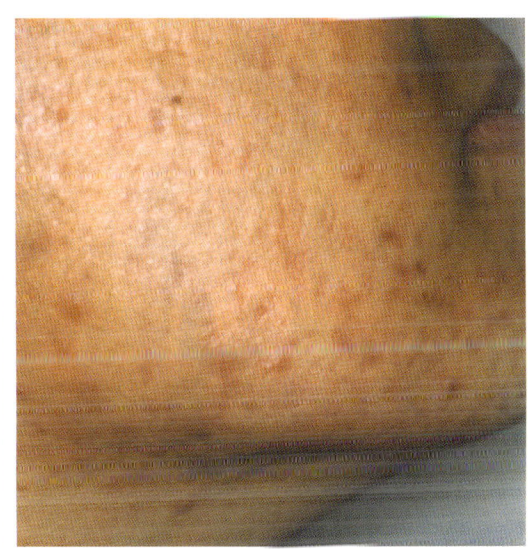

▲6a. 治療前：
　　膿疱, 丘疹が多数混在している．

▲6b. 治療1カ月後：
　　丘疹は減少し, 肌の凹凸も目立たなくなった．

▲図6　尋常性痤瘡

クにした方が良い．日焼け止めクリームはやはり必要である．日焼けをすると皮膚の角化が高まってニキビを悪化させるからである．そのほか，日常生活ではバランスの良い食事（中性脂肪をつくる食品は控えめに），睡眠を充分とる，ストレスをためない，頭髪を清潔に保つなども大切である．

日常でのスキンケアはもちろんだが，患者への処方として，外用薬ではイオウカンフルローションやアクアチムクリームがある．皮脂の分泌が多いときには，イオウカンフルローションは有効であり，就寝前には容器を良く振ってコットンや綿棒につけて外用し，朝は，振らずに上澄みだけを塗ると良い．イオウは角質剥離作用があるので，つけすぎると皮膚が乾燥してしまう．皮脂があまり多くないときは，イオウカンフルローションは就寝前のみ，または，アクアチムクリームを2回/日外用する．アクアチムクリームにはP.acnesに対する抗菌作用がある．

また，内服薬として皮脂の分泌を抑制するとされるビタミンB6，ニコチン酸，ビタミンEの内服．炎症の強いときには抗生物質（テトラサイクリン，エリスロマイシンなど）の内服が有効である．例えば，皮疹が著明な時は，ミノサイクリン200mg/日を1〜2週間，軽快してきたら50〜100mg/日を継続するとよい．ミノサイクリンは副作用としてめまいが有名であり，出現した場合はすみやかに中止するか，他の抗生剤に変更すべきである(図6a,b)

いずれのスキンタイプにも共通する注意事項として，

1 化粧をしている場合は必ずクレンジング剤を使用してから洗顔料を使うこと．クレンジング剤はふき取るタイプではなく，洗い流すタイプの方が皮膚を擦らなくて良い
2 洗顔料は良く泡立ててから使い，決して擦らないこと．特に頬は擦りやすいので注意．ブラシやスポンジは使わない．ただし，スポンジで泡立てた泡だけを使用するのは良い．
3 洗顔料は良く洗い流し，髪の生え際などに残らないようにすること．
4 洗顔後は保湿剤をすみやかに外用すること．
5 外出時は必ず日焼け止めクリームを外用すること．

4　レーザー脱毛後のスキンケア，および多汗症のスキンケア

　レーザーによる脱毛治療を行った後はできるだけ紫外線の暴露を避けなければならない．特に治療1〜2週間のうちに海水浴へ行ったり屋外スポーツをするのは避けるべきである．個人差はあるが1カ月くらい経って，伸びてきたむだ毛は気になる時は軽くひっぱって抵抗なく抜けるものは抜いても良いが，それ以外はかみそりか電気シェーバーで剃る．脱毛テープやワックスで無理に脱毛するのは皮膚を痛めることになるので避けたい．

　また，腋毛を脱毛する患者の中には，多汗や腋臭症を気にする方も多いが，アルミニウムの配合された制汗剤を使用するのも良い．当院では20％塩化アルミニウム水溶液にミントの香料を加えたものを夜の入浴後に外用させ，朝洗い流すという方法をとって効果を得ている．

　以上，特にレーザー治療前後に関係のある日常のスキンケアについて述べた．良い皮膚の状態を保つために，正しいスキンケアを患者に指導することが大切である．

[折　原　　緑]

INDEX

ア
- α-ヒドロキシ酸　169
- α-樹枝状細胞　24
- アクロコルドン　57
- アトピー性皮膚炎　163,170
- アートメイキング　75
- アポクリン汗腺　30,33,34
- アルブチン　168
- アレキサンドライトレーザー　153
- 圧作用　16
- 脂性肌　171

イ
- いぼ　49
- インフォームドコンセント　146,159
- 疣状母斑　55
- 異所性蒙古斑　60,61
  - 治療成績　68
- 異物沈着症　73
- 苺状血管腫　88
- 医療刺青　75

ウ
- ウイルス感染　21
- ウルトラパルス炭酸ガスレーザー　111

エ
- エクリン汗腺　29,33,34
- エラスチン　27
- 炎症　162
- 炎症後色素沈着症　40

オ
- 太田母斑　60,61,163
  - 色素退色の理論　70
  - 治療成績　67

カ
- 顆粒細胞　25
- 顆粒層　24,25
- 外傷性刺青　73,74
  - 治療の適応　76
  - 手技・コツ　78
- 外傷性瘢痕　134
- 角層　24,25

キ
- 合併症　69,144,159
- 乾燥肌　170
- 感染　145
  - エクリン感染　29
- 汗管腫　57
- 汗孔　28
- 汗腺　33,34
  - アポクリン汗腺　30,33,34
  - エクリン汗腺　33,34
- 肝斑　37

キ
- QスイッチNd-YAGレーザー　44,63,77,110
- Qスイッチアレキサンドライトレーザー　43,64,77
- Qスイッチ発振　9
- Qスイッチルビーレーザー　43,63,77
- Qスイッチレーザー　41
- 基底細胞　25
- 基底層　24,25
  - 光顕的基底層　26
- 気体レーザー　10

ク
- グラブリジン　168

ケ
- ケラチノサイト　24
- ケラトヒアリン顆粒　25
- 毛　28,32
- 血管系のあざ　163
- 血管腫　80
  - 単純性血管腫　81
  - 苺状血管腫　88

コ
- コウジ酸　168
- コラーゲン　27
  - 再構築　129
- 光子　1
- 光線性花弁状色素斑　39
- 光老化　133
- 紅斑　144

サ

サンスクリーン…………………………165
最少紅斑量(MED)……………………166
細胞接着因子……………………………27

シ

シ　ミ……………………………35,36
し　わ………………………………134,140
しわ取り効果……………………………129
指　紋……………………………………24
紫外線…………………………………165
紫外線吸収剤……………………………166
紫外線散乱剤……………………………166
脂　腺……………………………29,33
脂肪漏性角化症…………………………56
脂　漏……………………………………34
自律神経…………………………………31
遮　光……………………………………35
遮光用コンタクトシェル………………64
酒　さ……………………………………97
掌　紋……………………………………24
照射後創管理……………………………66
照射後白色変化…………………………65
色素レーザー…………………………101
　　照射法………………………………90
色素性母斑…………………………51,53
色素脱失…………………………………69
色素沈着…………………49,69,145,164
深在性神経叢……………………………31
真　皮………………………………26,32
真皮メラノサイト………………………71
真皮メラノサイト増殖症…………44,60
尋常性疣贅………………………………58
雀卵斑（そばかす）……………………36

ス

スキンケア………………………………66
　アトピー性皮膚炎……………163,170
　脂性肌………………………………171
　炎　症………………………………162
　太田母斑……………………………163
　乾燥肌…………………………163,170
　血管系のあざ………………………163
　多汗症………………………………173
　ニキビ肌……………………………171
　日焼け………………………………162
　レーザー治療後のスキンケア……161
　レーザー脱毛後のスキンケア……173

スキンタイプ……………………131,156
　注意事項……………………………172

セ

青色母斑…………………………………71
青年性扁平疣贅…………………………59
浅在性神経叢……………………………31
線維芽細胞………………………………27
選択的光熱溶解………………………149

ソ

組織球……………………………………27
爪　郭……………………………………30
爪　甲……………………………………30
爪　床……………………………………30
爪半月……………………………………30
爪　母……………………………………30
装飾刺青……………………………73,75

タ

多汗症…………………………………173
多　毛…………………………………156
脱　毛…………………………………148
　レーザー脱毛………………………149
単純性血管腫……………………………81
炭酸ガスレーザー………41,50,110
知覚神経…………………………………31

チ

爪…………………………………30,32

ツ

電磁界作用………………………………16

ト

ドライスキン…………………………170
透明層………………………………24,25

ニ

にきび…………………………………143
ニキビ肌………………………………171
肉様筋……………………………………32
乳頭下層…………………………………26
乳頭層……………………………………26

ネ
熱緩和時間…………………………149
熱作用………………………………16

ハ
ハイドロキノン………………162,168
ハイドロキノン軟膏………………169
パルス発振……………………………9
瘢　痕………………………………143
瘢痕形成………………………69,145
半導体レーザー………………11,153

ヒ
ビタミンA…………………………169
ビタミンC…………………………169
皮下組織………………………28,32
　3層構造…………………………24
皮　丘………………………………24
皮　溝………………………………24
皮　脂………………………………29
皮　表………………………………24
皮膚の構造…………………………24
皮膚の機能
　吸収機能…………………………34
　合成機能…………………………34
　体温調節機能……………………33
　知覚機能…………………………34
　保護機能…………………………33
　免疫機能…………………………34
皮膚の再上皮化……………………129
皮　野………………………………24
肥厚性瘢痕……………………49,54
肥満細胞……………………………27
美白剤…………………………35,167
光作用………………………………16
日焼け………………………………162
表情筋………………………………32
表　皮…………………………24,32
表皮色素異常症……………………35
表皮母斑……………………………55
表面冷却法…………………………85

フ
プラセンタエキス…………………169
フラッシュランプ…………………153
フラッシュランプダイレーザー…43
副作用………………………………69

ヘ
ヘリウムネオンレーザー……………5
偏　光…………………………………8

ホ
ほくろ（黒子）………………49,51
母　斑………………………………49
防護眼鏡……………………………22

マ
摩擦黒皮症…………………………39

メ
メラニン………………………42,167
メラニン顆粒………………………25
メラノサイト……………24,25,26,32
　真皮　増殖症………………44,60
メラノソーム………………………70
メルケル細胞………………………24

モ
毛　球………………………………154
毛細血管拡張症……………………95
　治療法の種類……………………100
　組　織……………………………99
　病態生理・成因…………………96
　分　類……………………………97
毛周期………………………………29
毛小皮………………………………28
毛髄質………………………………28
毛乳頭………………………………28
毛皮質………………………………28
毛　母………………………………28
毛　包………………………………28
毛隆起………………………………154
網状層………………………………26
蒙古斑………………………………32

ユ
有毒ガス……………………………20
有棘細胞……………………………25
有棘層…………………………24,25
誘導輻射…………………………1,2

INDEX 177

ラ

ランゲルサイト……………………24
ランゲルハンス細胞………………26

リ

リドカインテープ…………………64
立毛筋………………………………32
隆起性皮膚病変……………………144
良性皮膚腫瘍………………………49

ル

ルビーレーザー……………4,42,153

レ

レーザー
　合併症………………69,144,159
　照射後の処置……………………46
　生体作用…………………………16
　皮膚に対する障害………………20
　副作用……………………………69
　目に対する障害…………………18
レーザー機器
　安全基準…………………………17
　安全性……………………………15
レーザー光…………………………15
レーザー脱毛………………………149
レーザー媒体………………………3
レーザー反応
　圧作用……………………………16
　電磁界作用………………………16
　熱作用……………………………16
　光作用……………………………16
レクチリン…………………………27
レチノール酸………………………169

ロ

ロングパルスアレキサンドライト
　レーザー…………………………153
老人性色素斑………………………38
老人性疣贅…………………………56

A
ablation ················· 129

B
computerized pattern generator
 ······································ 137

C
defocused beam ······· 41,52,55
dermal abrasion ················ 73
dermal melanocytosis ·········· 60

E
Er-YAGレーザー ····· 42,59,110,131

F
facial rejuvenation ············ 129
forcused beam ················· 52

H
helium neon lase ················· 5

J
Japanese skin typing(JST) ······ 114

K
Klippel Weber型血管腫 ·········· 82

L
Langer割線 ····················· 24
laser medium ···················· 3
laser resurfacing ·············· 109
laserdiode LD ··················· 11

N
Nd-YAGレーザー ········ 91,111,153
　腫瘍内照射法 ·················· 91

P
PA(protection grade of UVA) ··· 166
photoaging ···················· 130
photon ··························· 1
polarization ····················· 8
pulsed oscillation ················ 9

Q
Q switched oscillation ············ 9
Q-switched Alexandrite laser
 ······························ 64,77
Q-switched Nd-YAG laser
 ······················ 44,63,77,110
Q-switched ruby laser ····· 43,63,77

R
radiation ························· 1

S
skin rejuvenation ············· 109
skin resurfacing ·········· 109,129
　限　界 ······················ 147
　適応と禁忌 ·················· 132
　併用療法 ···················· 147
skin typing system (Fitzpatrick)
 ································ 114
stimulated radiation ············· 2
Sturge Weber血管腫 ············ 82
sun protection factor(SPF) ······ 166

U
UVA ··························· 165
UVB ··························· 165
UVC ··························· 165

W
whitening phenomenon ········· 65

実践　皮膚レーザー療法　上手な使い方と治療法のコツ
ISBN4-8159-1595-4 C3047

平成13年2月10日	第1版第1刷	発行	
平成15年6月10日	第1版第2刷	発行	
平成18年7月20日	第1版第3刷	発行	＜検印省略＞

編　著 ──── 久保田　潤一郎
印　刷　所 ──── 有限会社 マインズ開拓事務所
発　行　所 ──── 株式会社 永 井 書 店

〒553-0003　大阪市福島区福島8丁目21番15号
電話大阪(06)6452-1881(代表)/Fax(06)6452-1882

東京店
〒101-0062　東京都千代田区神田駿河台2-10-6
御茶ノ水Sビル
電話(03)3291-9717/Fax(03)3291-9710

Printed in Japan　　　　　　　　　　©KUBOTA Junichiro, 2001

・本書の複製権・翻訳権・上映権・譲渡権・公衆送信権（送信可能化権を含む）は
　株式会社永井書店が保有します
・**JCLS**　＜（株）日本著作出版権管理システム委託出版物＞
本書の無断複写は著作権法上での例外を除き禁じられています．複写される場合に
は，その都度事前に(株)日本著作出版権管理システム（電話 03-3817-5670, FAX 03-
3815-8199) の許諾を得て下さい．